李国栋 编著

气解伤寒论

经方三部六病新解

中国中医药出版社

·北京·

图书在版编目（CIP）数据

气解伤寒论：经方三部六病新解 / 李国栋编著 .—北京：中国中医药出版社，2020.1

ISBN 978 – 7 – 5132 – 4649 – 1

Ⅰ.①气⋯　Ⅱ.①李⋯　Ⅲ.①《伤寒论》—注释　②《伤寒论》—研究　Ⅳ.① R222.2

中国版本图书馆 CIP 数据核字（2017）第 309707 号

中国中医药出版社出版

北京经济技术开发区科创十三街 31 号院二区 8 号楼

邮政编码　100176

传真　010-64405750

廊坊市晶艺印务有限公司印刷

各地新华书店经销

开本 880×1230　1/32　印张 11.25　字数 281 千字

2020 年 1 月第 1 版　2020 年 1 月第 1 次印刷

书号　ISBN 978 – 7 – 5132 – 4649 – 1

定价　59.00 元

网址　www.cptcm.com

社 长 热 线　010-64405720

购 书 热 线　010-89535836

维 权 打 假　010-64405753

微信服务号　zgzyycbs

微商城网址　https://kdt.im/LIdUGr

官 方 微 博　http://e.weibo.com/cptcm

天猫旗舰店网址　https://zgzyycbs.tmall.com

如有印装质量问题请与本社出版部联系（010-64405510）

序　言

　　《伤寒论》立论于"六病时位"，辨"六病"脉证并治，蕴含了时空的变化对"六病"发病特点的影响，这是《伤寒论》独到的境界。

　　"六病时位"，是"六病"和"六时"的对应关系及发病特点。"六病"，以"六证"为主要表现。"六证"即太阳证、阳明证、少阳证、太阴证、少阴证、厥阴证。太阳证为表阳病，阳明证为里阳病，少阳证为中阳病，太阴证为里阴病，少阴证为中阴病，厥阴证为表阴病。"六时"，是一天中的黎明以后、中午前后、傍晚以前、天黑以后、午夜前后、黎明以前等六个时间段。《伤寒论》将"六时"按地支顺序划分为巳午未，申酉戌，亥子丑，子丑寅，丑寅卯，寅卯辰等六个时段。太阳病，为感受风寒者在巳午未时辰上发病或病状明显。这是因为，巳午未上，天之太阳为气盛在天顶，人之太阳为气盛在头顶，此乃人之阳气受天之阳气的感应。如第1条太阳之为病，头项强痛。这是在太阳时辰上，人之阳（卫）气受天之阳气相引而升浮到头项，与邪气在头项分争，由于阳气强，所以表现为头项强痛。阳明病，为感受风寒者在申酉戌时辰上发病或病状明显。这是因为，申酉戌上，天之阳明为日行西下，人之阳明为气下腹中。如180条阳明之为病，胃家实。这是在阳明时辰上，人之外气入于腹中，邪气亦跟进，正邪在腹中分争，由于胃气强，所以表现为胃家实。

　　经曰"太阳之为病""太阳受之""太阳初得病时"之"太阳"，

都是指人体表部的阳气。太阳之为病，是人体表部的阳气病；太阳受之，是人体表部的阳气受之；太阳初得病时，是人体表部的阳气初得病时。总之，人体表部的阳气病，就是太阳证。推衍之，就有阳明之为病，阳明受之，阳明初得病时。阳明之为病，是人体里部的阳气病，也就是阳明证。余以此类推。

经文冠名"太阳病"，是在太阳时辰上发病，多表现为太阳证，也有表现为他证的。冠名"阳明病"，是在阳明时辰上发病，多表现为阳明证，也有表现为他证的。"太阳之为病"之"太阳"，是指人体表部的阳气；"太阳病"之"太阳"，是指太阳时辰。"阳明之为病"之"阳明"，是指人体里部的阳气；"阳明病"之"阳明"，是指阳明时辰。余皆仿此。

"伤寒"之"阳明病"发病时辰在申酉戌上，申酉戌属阳明。如经曰："日晡所发热者，属阳明也。""日晡所"的时间范围即为申酉戌上。申酉戌为阳明病时辰，巳午未为太阳病时辰。如经曰："阳明病欲解时，从申至戌上。""太阳病欲解时，从巳至未上。"经曰"六病"欲解时，医家多解释为"六病"欲解除时。其实"六病"欲解时，应为"六病"发病时。如第3条："太阳病，或已（巳）发热，或未发热，必恶寒、体痛、呕逆、脉阴阳俱紧者，名为伤寒。"或已发热，应为或巳发热。这样，巳和未，都是太阳时辰，或巳发热，或未发热，都算太阳时辰上发热。在太阳时辰上发热者，多为太阳证。太阳证，法当发汗。所以，"太阳病证"，就是"病发于阳"。如经曰："病有发热恶寒者；发于阳也；无热恶寒者，发于阴也。""病在阳，应以汗解之。"

"病有发热恶寒者，发于阳"，这个"阳"，既含病时，也含病位和病性，是发于太阳时辰上的表阳病。因为"发于阳，七日愈"，是说发于阳，有七日愈的一般规律。而阳明病和少阳病，没有七日愈的一般规律。"病在阳"，是说病位在表，病性为阳。所以说，病有发热恶寒者，是发于太阳病。那么，"太阳病，或未（没有）发热，必恶寒"，就和"病有发热恶寒者，发于阳也"，两相矛盾了。因为"无热恶寒者，发于阴"，是发于天黑时。发于阴，就不能叫作太阳病。假如发于阳，也有未（无）热恶寒者，发于阴，也有无热恶寒者，那么发于阳和发于阴，就难以鉴别了。事实上，临床表现为"恶寒、体痛、呕逆、脉阴阳俱紧者"，必为已经发热者。无热恶寒者，必不会出现"体痛、呕逆、脉阴阳俱紧"的表现。"或已发热"之"已"，应为"巳"。或巳发热，或未发热，都算太阳时辰上发热，这样才说得通。否则的话，无论从原文中，还是从临床上，都说不通。或已发热之"已"，应为"巳"，是臧东来先生在《中医药研究》杂志上发表的论文"试论六病时位是伤寒论的证治程序"中提出来的，这是对《伤寒论》"时位辨证"的重大发现。

《伤寒论》"六病"的外因是外界六淫袭人，"六病"的内因是体内阴阳不和。"六病"的辨别和治疗，是以外因为得病的条件，内因为治病的根据。研究和掌握"六病"之阴阳气变化的规律性，才能学好经典，用好经典，救人危难，起死回生。

李国栋

2019 年 5 月

引　言

　　《伤寒论》是以阴阳学说为基本指导思想，以三阴三阳六病时位为辨证体系。六病和六证的概念并不相同。"三部六病"学者臧东来先生在"试论'六病时位'是《伤寒论》的证治程序"（《中医药研究》杂志 2001 年 6 月第 17 卷第 3 期）一文中提出"六病"欲解时是"六病"发病时的论点。认为："伤寒"病发时辰是具体的，而病愈时辰则是不具体的；"六病欲解时"是要了解"六病"含有的病时概念；第 3 条中的"已"字当为"巳"字，"或巳发热，或未发热"都是发热开始的时辰。臧先生的这一论点，有《伤寒论》原文支持。如 240 条曰："日晡所发热者，属阳明也。脉实者，宜下之；脉浮虚者，宜发汗。""六病"欲解时是"六病"发病时，这一论点，揭开了千百年来罩在《伤寒论》上的神秘面纱，还原了《伤寒论》朴实的面貌。

　　"三部六病"学说，是刘绍武老师毕生研习《伤寒论》，在长期大量的临床实践中创立起来的。"三部六病"学说是对《伤寒论》的基本框架和辨治法则的发现、运用和传承。"三部六病"学说，根据《伤寒论》经旨和人体生理结构，对《伤寒论》"六病证"的病位、病性、病状和治法做了系统的归纳。明确了"六病证"之病位的深浅、病性的寒热和病状的虚实，才能明确与之相适应的治疗方法。

　　"三部六病"学说，将人体划分为三部，即表部、里部和中（半表半里）部三个部位；将疾病概括为六病，即三阳病和三阴病等六种病证。表部，为胸腔、腹腔以外的皮肤、肌肉、骨骼，包括头与四肢等部位及肺；里部，为消化道，包括胃、小肠、大肠等部位；中（半表半里）部，为胸腔、腹腔、盆腔，包括心、肝、脾、肾、胆、胰、子宫等部位。表部的热证、实证为表阳病，即太阳病证；表部的寒证、虚证为表阴病，即厥阴病证。里部的热证、实证为里阳病，即阳明病证；里部的寒证、虚证为里阴病，即太阴病证。中（半表半里）部的热证、实证为中（半表半里）阳病，即少阳病证；中（半表半里）部的寒证、虚证为中阴病，即少阴病证。"六病证"各有治法：太阳病证的治法为发汗解表；厥阴病证的治法为解肌平冲；阳明病证的治法为攻下除热；太阴病证的治法为温里补虚；少阳病证的治法为和中清热；少阴病证的治法为温中扶阳。

伤寒六病证的变化，从根本上都是人体阴阳气失和的变化。阴阳气失和，就会出现发热、头痛、眩晕、咳逆，呕吐、腹泻等病理变化。这些病理变化，也是人体自愈机能自我调节阴阳气以使阴阳恢复平和的本能运动。阴阳气运动的过程，就是损强扶弱、祛除邪气、平复正气的过程。所以，病理变化，就是异常的生理变化。病理变化和生理变化，都是阴阳气自我调节的变化。只不过病理变化有痛楚，生理变化无痛楚。例如汗出通常为热，为阳气强。病理变化汗出和生理变化汗出一样，通常都是有热，都是阳气强。但是病理变化汗出会有或发热，或头痛，或恶寒恶热，或胸腹满痛，或呕吐腹泻等病痛表现，生理变化汗出只是感觉身热，而并没有发热、头痛等病痛表现。病理变化汗出和生理变化汗出都是散发阳气的表现，而散发阳气就是损阳。阳气强就是阳气不和，阳气不和必然会造成阴阳不和。阳气强者，只有通过损阳的方式，才能使阳气得和，也才能使阴阳气平和。如《金匮要略》曰："以血虚下厥，孤阳上出，故头汗出。所以产妇喜汗出者，亡阴血虚，阳气独盛，故当汗出，阴阳乃复。"所以，无论是病理变化还是生理变化，都是人体损强扶弱，以求阴阳平和的自然反应。只有阴阳气恢复平和的状态，阴阳气才能流通顺畅，身体也就没有郁滞之处，也就没有邪气停留之处，邪气就会被正气代谢出体外，身体就会得到康复。人体内的正气，就是平和的阴气阳气。如《黄帝内经》曰："阳强不能密，阴气乃绝，阴平阳秘，精神乃治。"《伤寒论》治疗六病证的基本原则就是损强扶弱，就是"随其实而取之""随其实而泻之"，不得泻其虚处。如表部之气不和而里部之气和者，不得攻其里；下部之气不和而上部之气和者，不得犯其上，且始终注意保护胃气，不以伤损胃气作代价。胃气是后天生命之本，故《伤寒论》曰："胃气尚在，必愈。"戕伐胃气就是戕伐生命。胃气不和，病必不除。所以治病有两个基本原则：一是保护胃气，二是损强扶弱。保护胃气是首要的。保护胃气要注意两点：一要注意不能随意伤损胃气，二要注意胃气虚衰者不可攻邪，只有胃气充实才可攻邪。胃气大实者可以大攻，胃气小实者可以小攻，胃气不实者不可以攻。如果不慎攻邪于胃气虚衰者，则恐病人撒手归西。如 315 条"下利，脉微"为胃气虚，还不是胃气虚衰，与白通汤攻表，则变成了"利不止，厥逆无脉"的濒危证。

再如太阳病麻黄汤证和桂枝汤证的不同，从根本上来说，也是胃气的强弱程度不同。麻黄汤证胃气不弱，故脉浮紧；桂枝汤证胃气稍弱，故脉浮缓。太阳病桂枝汤证胃气稍弱并不是胃气弱，更不是胃气虚。胃气虚者就有痞满或吐利了，胃气弱者是容易引起吐利。如果不明白这个道理，就不能做到如太阳中风桂枝汤的服法那样，"若（一服）不汗，更服，依前法；又不汗，后服小促其间，半日许令三服尽。若病重者，一日一夜服，周时观之，服一剂尽，病证犹在者，更作服；若汗不出，乃服至二三剂"。若汗不出，乃服至二三剂，就是服至四至九次，如果不明白桂枝证的病机表现和治疗桂枝证的道理，那么在服用六次桂枝汤后，对于汗不出、发热不解者，还敢继续守方服用至七至九次吗？仲师敢于守方服用到七至九次，就是因为病人没有出现营气增强的脉浮紧，也没有出现胃气弱的心下满、小便不利。这是严谨细致的方证思维。若不做此深入细致的研究，就不能明晰方证的实质含义。

这里还有一个问题，就是既然确定是桂枝证，在服完桂枝汤1剂3次后，对于汗不出、表不解者，张仲景为什么继续守原方剂量，乃至服用到七至九次，却不加大药物的用量呢？这是因为原方剂量，是安全有效的用量，如果加大用量，可能会出现不汗出而营气增强的烦热，甚至出现表热入里的烦躁。为了避免服桂枝汤出现病情加重的变证，所以仲师不加大桂枝汤的用药量，只要汗不出，就一次一次再服，并且周时观之，直到汗出病瘥为度。

为什么说烦热是营气增强呢？这个问题有24条印证："太阳病，初服桂枝汤，反烦，不解者，先刺风池、风府，却与桂枝汤则愈。"24条服桂枝汤出现反烦不解，是服桂枝汤不汗出，反而使营气增强了，表热有入里之势。这是服汤后表邪加重了，故需先刺风池、风府泄表。再如38条："太阳中风，脉浮紧、发热、恶寒、身疼痛、不汗出而烦躁者，大青龙汤主之。"38条应是桂枝汤证由发热汗出脉浮缓变成了发热不汗出脉浮紧并且烦躁的大青龙汤证。脉浮而烦，是邪气在表；脉浮而烦躁，就是表热入里而表里并病了。烦躁为表热传里，如第4条曰："颇欲吐，若躁烦，脉数急者，为传也。"桂枝汤证或麻黄汤证出现烦而无躁，是表邪还没有传里。如46条："……其人发烦目瞑，剧者必衄，衄乃解。所以然者，阳气重故也。麻黄汤主之。"麻黄汤证的发烦，是阳气重的原因。阳气重，是表部血液过多因而表部郁滞重。阳气重发烦不难理解，而目瞑、衄血是怎么回事呢？从《黄帝内经》所论："阳气尽，阴气盛，则目瞑"。可知目瞑是阳气入内，阴气盛。由此而联系衄血也是营阴盛。卫阳入营则营阴强，营阴强则无汗，无汗则表邪无从解，血热流溢而衄血，衄乃解。为什么会衄乃解呢？这是因为血汗同源，衄血同汗出一样，都是损阳的一种方式。麻黄汤证阳气重不汗出会有衄血，桂枝汤证营弱卫强若不汗出而使营气增强者也会有衄血，如56条："若头痛者，必衄。宜桂枝汤。"再从经曰"阴阳气不相顺接便为厥"可知，静脉血为阴气，动脉血为阳气。动脉血从心脏流出到身体四肢，且流速快，属于阳气；静脉血从身体四肢流入心脏，且流速慢，属于阴气。阴阳气不相顺接便为手足厥冷，这明显是动脉血和静脉血不能从毛细血管相顺接而到手足。

如此分析，可知人体内之阳气不是气态。《黄帝内经》曰："阴之与阳也，异名同类。""血之与气，异名同类焉。故夺血者无汗，夺汗者无血。"人体内之气的变化，就是血液和津液的变化。后天之气，是由水谷入胃，经脾胃、脏腑等功能运动之气化而产生。所谓气化，就是由人体内阴阳气升降出入的运动而带来的各种变化。《伤寒论》全书都是以阴阳气升降出入的运动变化为依据，对人体得病的始末，体内阴阳气或盛或衰的病理变化全过程进行系统的论述。如《伤寒论》第一证，太阳中风桂枝汤证的病理机制，《伤寒论》明言，是"阳浮而阴弱，阳浮者，热自发；阴弱者，汗自出"。阳浮者是阳气有余，阴弱者是阴气不足。阳气有余则发热，故曰"阳浮者热自发"；阴气不足不能收敛阳气入里，故曰"阴弱者汗自出"。脉中的阳气为血浆，脉中的阴气为血细胞，这样认识，就清楚了"阳浮者热自发，阴弱者汗自出"的病机原理。那么，桂枝汤方的作用，就是损有余之阳气而补不足之阴气。桂枝就是发泄有余之阳而解表热的，芍药就是补益不足之阴而谐和阴阳的。通过损强扶弱，使阳气不浮、阴气不弱，恢复阴阳气谐和，其病则愈。这样就知道了桂枝汤方的作用是调和不谐和的阴阳气。在正常情况下，阴气和阳气是谐和交通的，也就是静脉血和动脉血是谐和交通的，行在脉中的血液（营气）和行在脉外的组织液（卫气）也是谐和交通的。动脉血经过毛细血管进入静脉，也就是阳气入阴；静脉血经过心脏进入动脉，也就是阴气出阳。组织液由毛细血管静脉端渗入血管内，变成血液，也是阳气入阴；血浆由毛细血管动脉端渗出血管外，变成组织液，也是阴气出阳。或者说这种交通，是建立在静脉血和动脉血相互谐和或血液和组织液相互谐和的状态下完成的。若一方强一方弱，或双方俱强、俱弱，静脉血和动脉血或血液和组织液就失去了相互谐和的状态，就不能正常进行这种交通。那么或血液，或组织液就会发生郁滞，就不能正常运行，也就不能正常给全身脏腑组织输送营养，同时也不能正常排泄身体内的各种代谢产物，这样就出现了病理状态。血液和组织液郁滞在哪里，哪里就会出现病痛。在体表郁滞，就会身痛、身痒；在头部郁滞，就会头痛头晕；在关节郁滞，就会关节疼痛，屈伸不利；在胃肠郁滞，就会胃痛、腹满、腹泻或便秘；在胸膈郁滞，就会胸闷、胸痛、心烦、心悸；在肺部郁滞，就会咳嗽、气喘；在胁膈郁滞，就会胁满、胁痛；在少腹郁滞，就会少腹满、少腹痛。总之，一切疾病，都是血液或组织液发生了郁滞。血液和组织液发生郁滞的基本原因，就是阴阳不和。阴阳不和的基本状态就是阴气和阳气一方弱一方强，或双方俱强、俱弱。中医治疗疾病的基本原则，就是损强扶弱，谐和阴阳，使血液和组织液恢复谐和的状态，这样就能恢复血液和组织液的正常出入，恢复静脉血和动脉血的顺利相接，保障营养的输送和废物（邪气）的排泄，人体就恢复了健康。所以，桂枝汤方是调和不谐和的阴阳气，其他各方也是调和不谐和的阴阳气。因此，参考"三部六病"学说，对病证的部位和性质有一个明确的认识，明白一切治疗手段，都是损强扶弱谐和阴阳气，这样才能深刻理解经方方证的组方意义，从而扩展经方的应用范围。

《伤寒论》序曰："虽未能尽愈诸病，庶可以见病知源，若能寻余所集，思过半矣。"仲师之思，在于"见病知源"。怎么做到见病知源呢？那就是循《伤寒论》所集，前后互参，勤于学习，勤于临证，才能悟伤寒之方，师伤寒之法。若不能循《伤寒论》所集，前后互参，很多问题都是不容易弄明白的。如第 7 条"发于阳，七日愈；发于阴，六日愈"之发于阳是发于太阳，有 131、141 条为证；发于阴是发于厥阴，有 131、327 条为证。

另据《伤寒论》一书是论说文体，所以对书中 10 条以问答文体出现的条文不做解释。因为《伤寒论》一书中，论说文体和问答文体提出了不同的观点。

如论说文体第 29 条："伤寒脉浮，自汗出，小便数，心烦，微恶寒，脚挛急，反与桂枝，欲攻其表，此误也。得之便厥、咽中干、烦躁吐逆者，作甘草干姜汤与之，以复其阳。若厥愈足温者，更作芍药甘草汤与之，其脚即伸；若胃气不和谵语者，少与调胃承气汤；若重发汗，复加烧针者，四逆汤主之。"29 条可以充分读出论说文体准确、平实、简明的特点。"伤寒脉浮，自汗出，小便数，心烦，微恶寒，脚挛急"，这是脉证。接下来，"反与桂枝"，明确指出与桂枝汤"欲攻其表"是用"反"了，是错误的。"得之便厥、咽中干、烦躁吐逆者"，这是伤阳了，应当"作甘草干姜汤与之，以复其阳"。"若厥愈足温者，更作芍药甘草汤与之，其脚即伸"，一环接一环。"若胃气不和谵语者，少与调胃承气汤"，论说明确。"若重发汗，复加烧针者，四逆汤主之"，之前反与桂枝，已经伤阳了，又重发汗，复加烧针，出现了阴阳俱伤的四逆汤证。句句准确、平实、简明。

问答文体第 30 条："问曰：证象阳旦，按法治之而增剧，厥逆、咽中干、两胫拘急而谵语。师曰：言夜半手足当温，两脚当伸。后如师言，何以知此？答曰：寸口脉浮而大，浮为风，大为虚；风则生微热，虚则两胫挛。病形象桂枝，因加附子参其间，增桂令汗出，附子温经，亡阳故也。厥逆、咽中干、烦躁、阳明内结、谵语烦乱，更饮甘草干姜汤，夜半阳气还，两足当热，胫尚微拘急，重与芍药甘草汤，尔乃胫伸；以承气汤微溏，则止其谵语。故知病可愈。"30 条语句混乱，语义不明确。如"附子温经，亡阳故也"，这是语义不明。再如"厥逆、咽中干、烦躁、阳明内结、谵语烦乱，更饮甘草干姜汤"，阳明内结，谵语烦乱，怎么能更饮甘草干姜汤呢？这是语句混乱。还有"两胫拘急""胫尚微拘急，重与芍药甘草汤"，这是描述错误。芍药甘草汤是用于挛急，不是用于拘急。

论说文体第180条："阳明之为病，胃家实是也。"180条同样准确、平实、简明。

问答文体第179条："问曰：病有太阳阳明，有正阳阳明，有少阳阳明，何谓也？答曰：太阳阳明者，脾约是也；正阳阳明者，胃家实是也；少阳阳明者，发汗、利小便已，胃中燥、烦、实、大便难是也。"179条不够简明，也不够准确。如"太阳阳明者，脾约是也"，脾约是不是胃家实呢？没有说明。太阳阳明者，后人有解读为是由太阳病发汗不当，转为阳明。这在论说文体185条已作论述："本太阳，初得病时，发其汗，汗先出不彻，因转属阳明。伤寒发热、无汗、呕不能食而反汗出濈濈然者，是转属阳明也。"185条曰"本太阳，初得病时，发其汗，汗先出不彻，因转属阳明也"，这还是胃家实。"伤寒发热、无汗、呕不能食而反汗出濈濈然者，是转属阳明也"，这是少阳柴胡证转属阳明，仍然是胃家实。论说文体247条："趺阳脉浮而涩，浮则胃气强，涩则小便数；浮涩相搏，大便则硬，其脾为约，麻子仁丸主之。"247条之脾约，也是胃家实，此条明确指出脾约证是胃气强。胃气强约束脾的输布功能，不能水精四布，因而津液偏渗膀胱，小便数，大便则硬。

《伤寒论》是论说文，论说文的语言特点，是直接说明事理，阐发见解，宣示主张。论说文阐说的问题可以归纳为三类：一是什么？即类别和性质方面的问题；二为什么？即原因和目的方面的问题；三怎么办？即方法和途径方面的问题。《伤寒论》就是围绕这三类问题进行论说。如第12条桂枝汤方证就是规范。对比《伤寒论》中论说文体的条文和问答文体的条文，可以明确看出，论说文体之条文是《伤寒论》原文，而问答文体之条文，不符合《伤寒论》的语言特点。且问答文体只有 10 条，仅占《伤寒论》条文的 1/40，所以怀疑问答文体的条文是后人所加。故凡问答体条文，均不做解。

笔者不揣浅陋，试以人体内"气"的变化为基点注释《伤寒论》，并以"三部六病"学说为指导，解析《伤寒论》条文，错误在所难免，旨在与同道交流探讨，期望贤者批评指教，敬请大家不吝斧正。

李国栋

2019 年 5 月

目录

一、辨太阳病脉证并治上

傷寒論卷第一

漢　張仲景述　晉　王叔和撰次

宋　林億校正

明　趙開美校刻

沈琳仝校

辨脉法第一

平脉法第二

辨脉法第一

問曰。脉有陰陽。何謂也答曰。凡脉大浮數動滑。此
名陽也。脉沈濇弱弦微。此名陰也。凡陰病見陽脉
者生。陽病見陰脉者死。

● 1. 太阳之为病，脉浮、头项强痛而恶寒。

太阳之为病，就是太阳病证。本条是太阳病证的提纲证。

《伤寒论》所谓太阳，有三个含义：一为太阳病时，二为太阳病位，三为太阳病性。太阳病时为巳午未，太阳病位为人体表部，太阳病性为实证和热证。太阳之为病的意思是：在太阳时辰上，人体表部受邪，表现为表部的实证和热证，具有脉浮、头项强痛而恶寒的特点。

太阳病证简称太阳证。如48条："二阳并病，太阳初得病时，发其汗，汗先出不彻，因转属阳明……若太阳病证不罢者，不可下。"220条："二阳并病，太阳证罢……下之则愈。"太阳证，也是本太阳病。如185条："本太阳，初得病时，发其汗，汗先出不彻，因转属阳明也。"266条："本太阳病不解，转入少阳者，胁下硬满……"279条："本太阳病，医反下之，因尔腹满时痛者……"

脉浮发热，是太阳证的特征。太阳证，多在巳午未时辰上开始发热。这是因为，太阳病发热时辰为巳午未上，即巳午未发热者属太阳。如240条曰："日晡所发热者，属阳明也。""日晡所"的时间范围即为申酉戌上。"伤寒"之申酉戌上发热者属阳明，"伤寒"之巳午未上发热者属太阳。如193条曰："阳明病欲解时，从申至戌上。"9条曰："太阳病欲解时，从巳至未上。"经曰"六病"欲解时，医家多解释为"六病"欲解除时。其实"六病"欲解时，应为"六病"发病时，具体理由和依据，可参见第9条注解。

巳午未上，天之太阳为气盛在天顶，人之太阳为气盛在头顶。此乃天人相应，人之气，法天之道。故太阳之为病，法当头项强痛。申酉戌上，天之阳明为日行西下，人之阳明为气下腹中。如180条阳明之为病，法当胃家实。巳午未时辰上，风寒袭人，必犯人体表部。表部受邪，则胃气必然向表部冲击，人体气血也自然向表部集中，以抵御表邪入里。这是本能。因为胃气是后天奉养生命之本，也是抗病之本。若胃气不弱者，就有能力抵御表邪入里，以防邪气入里伤胃，而导致不能食。不能食则气血化生无源，人体必虚，虚则无力抗邪，病必加重。故人体抵御邪气伤胃也是本能。

巳午未上，太阳之时，人之太阳之气得天之太阳之气相助，则奋力抗邪，故表现为脉浮，头项强痛而恶寒。太阳证是表阳病，表阳病反应了阳气强，阳气强者才能脉浮。脉浮，为表部血液充实。表部血液充实，表邪就不能轻易越过表部而入里。脉浮也反应了表不和，也就是邪气在表。如《伤寒论》反复说："浮为在外。""脉浮，解之当汗出愈。""脉浮，宜以汗解。""脉浮者，可发汗。"

脉浮为什么要发汗呢？因为脉浮是人体集中体内的血液流向表部抗邪，以拒邪入里，这是人体的本能反应。这种反应阻止了表邪入内，但是也造成了表部郁滞，不发汗就不能疏解表部的郁滞，气血就不能在表部顺利运行，也就不能解除表部郁滞，故需以发汗的方法疏解表郁。表郁得疏，气血在表部运行得以通畅，表邪也就失去了在表部停留的条件，必然会被正气代谢出体外，表邪去则表证解，太阳病证则愈。

头项强痛，也是太阳证的特征。强痛之"强"，读音犟，不读墙。此"强"是强硬的意思。头项强痛，也是头痛项强，如166条"病如桂枝证，头不痛、项不强"。头项位置最高，邪气在高处或邪气在表者宜发越之。如48条曰："阳气怫郁不得越，当汗不汗，其人躁烦。"故头项为表，头项强痛者宜解表去痛。

恶寒，是因为邪气在表，气血在表部运行受阻，人体表部的组织不能得到气血的温煦，故恶寒。太阳证发热恶寒，发热是由于表郁而引起的，恶寒是因为气血不能温煦表部。恶寒不是因为身体发热和外界的温度差引起的。如阳明证发热汗出，是恶热而不是恶寒，就可以佐证太阳证发热恶寒，不是因为身体的温度和外界的温度差所引起的。太阳实证发热恶寒，覆盖再多的衣被，也照样恶寒。

恶寒是表证的特征，是不是里证不恶寒呢？不是。少阴之内寒证也恶寒。但是少阴证之恶寒必伴有手足厥冷，甚或蜷卧，这是里虚寒甚的表现。太阳证（表阳病）之恶寒，必无手足厥冷和蜷卧。厥阴证（表阴病）也会有手足厥冷，但是厥阴证没有腹泻、蜷卧、嗜睡等里部症状。

太阳证邪气在表，是邪气停留在人体表部。停留在人体表部的邪气是什么东西呢？是水气。人体感受风寒，为什么会有水气停留在人体表部呢？这是人体内外的温度差造成的。体外温度低，体内温度高，体内温度高的津液流经温度低的体表时，在人体皮肤内就会出现水气。这就像冬季乘车，车窗玻璃内面会出现水雾一样，是车内外的温度差造成的。车窗内温度高的空气流经温度低的玻璃时，在玻璃上就出现水雾。水雾必须清除，车窗玻璃才能透亮，否则玻璃上的水雾会越结越厚。人体皮肤内的水气，也是皮肤内的暖津液，遇到凉皮肤变成的。津液是有机物，也是正气；水气是无机物，也是邪气。故人体感受风寒而在表部出现的水气必须祛除，病痛才能解除。祛除表部水气的方法就是保暖促汗，汗出才能使表郁得解，表部的水气也才能得以散开，并随着血液循环从尿液中排出体外。表部的水气不能得到发散，就会出现表部的病痛，如发热恶寒、头项强痛、身体疼痛、关节疼痛等表部的痛楚。

需要明白的是，津液和血液在活体内为液晶状态，水气不是液晶状态。比如用放射线检查，可以发现体内积液，积液呈灰黑色而不发亮，血液或津液发亮。不发亮的体液是水液，水液不是液晶状态；发亮的体液是血液或津液，血液或津液是液晶状态。水气和水一样，是无机物，血液和津液是有机物。

本条提示：太阳为表，脉浮为表，头项强痛为表，恶寒为表。

太阳为表，这是人为规定的。就像男女、热冷、明暗等一样，都是人为规定的词语。脉浮是气血向外抗邪，故脉浮为表。恶寒为邪气在表，邪气入里则不恶寒，故恶寒为表。头项强痛为表，怎样来理解呢？头的部位在人体最上部，是上为表吗？那是不是凡头痛都要解表呢？也不是。如56条曰："伤寒不大便六七日，头痛有热者，与承气汤；其小便清者，知不在里，仍在表也，当须发汗。"这也就是说，伤寒，脉实（不浮）、小便黄，头痛发热者，属阳明。为什么以小便清者，知在表呢？因为脉不浮，无法以脉鉴别表里。

● 2. 太阳病，发热、汗出、恶风、脉缓者，名为中风。

太阳病，在太阳时辰上发病，具有发热、汗出、恶风、脉缓等症状表现者，取名为中风，或叫太阳病中风。

给病证取名，也是费思量的。此条病证取名为中风，既联系了发病的外在原因，又联系了发病的内在表现。太阳病中风的外在原因是中了外界的风寒之邪，内在表现是人体表现为汗出、恶风、脉缓等风性开泄的状态。此条把太阳病中风发病的时辰、外因、脉证等，依次简明扼要地表述出来。

● 3. 太阳病，或已（巳）发热，或未发热，必恶寒、体痛、呕逆、脉阴阳俱紧者，名为伤寒。

太阳病，在太阳时辰上发病，或巳时发热，或未时发热，都是太阳病发热。太阳时辰是巳午未时。太阳病发热，具有恶寒、体痛、呕逆、脉阴阳俱紧等症状表现者，取名为伤寒，或叫太阳病伤寒。脉阴阳俱紧，是指脉尺寸俱紧。脉尺寸俱紧者不一定发热，但是脉尺寸俱紧并且具有恶寒、体痛、呕逆的症状，就必是发热者。

此条病证表现取名为伤寒，也是既联系了发病的外在原因，又联系了发病的内在表现。太阳病伤寒的外在原因是伤了外界的风寒之邪，内在表现是人体表现为恶寒、体痛、呕逆、脉阴阳俱紧等寒性收引的状态。此条把太阳病伤寒发病的时辰、外因、脉证等，也是依次简明扼要地表述出来。

伤寒袭表，人体气血必向外抗邪，气血向外抗邪则脉浮紧，正邪分争则郁而发热，郁而发热阻遏了表部的血液循环，肌肤失去了气血的温煦则恶寒，正邪分争压迫身体则体痛，表邪向内压迫，干扰脾胃功能则呕逆。

注：臧东来先生在"再论'六病时位'是《伤寒论》的证治程序"一文中，提出了太阳病欲解时之"解"是"了解"的意思。此摘录有关原文如下：

"太阳病"的"病时"是何时呢？《伤寒论》第9条："太阳病，欲解时，从巳至未上"回答了这个问题。"欲解时"其意是说：需要弄清、弄懂、弄明白"太阳病"这一称谓含有的"病时"概念。"病时"是什么呢？——"从巳至未上"，实际补写了"太阳之为病……"的"病时"。《伤寒论》第3条："太阳病，或巳（"已"字当为"巳"字）发热，或未发热，必恶寒……"就证明了这一点，同时也说明发热是"脉浮、头项强痛而恶寒"的必备条件。《伤寒论》第3条中的"已"字当为"巳"字。"或巳发热，或未发热"都是发热开始的时辰，是说"伤寒"或从"巳"时开始发热，或从"未"时开始发热，都算"太阳"发热，因为发热，才有了"必恶寒……"。若"已"字不更正为"巳"字，其后的"或未发热"就和时辰没有了关系，变成没有发热，没有发热就与"必恶寒……"没有内在的必然联系。"已"字不更正为"巳"字，与理不通，与临床不符。（臧东来）

太阳病中风和太阳病伤寒，致病外因都是风寒之邪，之所以一曰中风，一曰伤寒，是根据病人的病情表现而定的。表现为发热、汗出、恶风、脉浮缓者，名曰中风；表现为发热、无汗、恶寒、脉浮紧者，名曰伤寒。

中风和伤寒的鉴别，主要在脉象。中风脉象为浮缓或尺缓寸紧，病机为荣弱卫强；伤寒脉象为浮紧（尺寸俱紧），病机为荣卫俱强。太阳中风和太阳伤寒都会有"发热恶寒、头痛、呕逆"的表现，主要区别在脉象上，因为太阳中风也有不汗出的时候。

● **4. 伤寒一日，太阳受之。脉若静者，为不传；颇欲吐，若躁烦，脉数急者，为传也。**

"伤寒一日，太阳受之"，这个太阳是指表阳。太阳受之，就是第1条"太阳之为病"。常人初感风寒，概为太阳受之。邪犯太阳，人体自然会集中血液到表部抗邪，防御表邪入里。除非人体素虚，没有足够的血液能集中到表部抗邪，则表部腠理空虚，表邪才能直接入里。所以伤寒一日，太阳受之，就是表阳病，表现为脉浮，发热恶寒。如果脉不浮，无热，就不是太阳受之。"脉若静者"，静是平静、稳定、没有变化的意思。脉若静，保持脉浮不变，为不传，就是表邪没有传里。"颇欲吐，若躁烦，脉数急者，为传也。"颇欲吐，是很想吐。邪气在表也有呕吐，如桂枝汤证的干呕、麻黄汤证的呕逆。但是邪气在表的干呕或呕逆，不是颇欲吐。颇欲吐是胃气强，胃气上冲抵抗入里之邪，就会很想吐。如柴胡证的心烦喜呕，就是表邪入内，出现肝气郁滞而影响了脾胃功能。脾胃气弱，肝胆气强，脾胃气弱则表邪入内，肝胆气强则上冲抵抗表邪入里，故心烦喜呕。所以颇欲吐是表邪传里的表现。若躁烦，是躁烦不宁。躁烦是有里热，里热伤津则躁，里热伤血则烦。如大陷胸汤证的"短气躁烦，心中懊侬"、110条的"躁烦必发谵语"，可见此躁烦是里热。269条曰："其人躁烦者，此为阳去入阴故也。"阳去入阴就是表热入里，此躁烦也就是表热传里。脉数急，是脉象不平静了，由脉浮变成脉数急了。数为热，急为躁，急与静相反。脉数急，是热伤阴血，必为表热传里。

经曰"脉若静者，为不传"，是肯定的用语，意思就是伤寒一日脉证保持脉浮不躁烦，就是肯定不传。如果曰"为未传"，就是还没有传，就含有可能会传的意思，那就不是肯定的用语了。

● **5. 伤寒二三日，阳明、少阳证不见者，为不传也。**

此接上条，伤寒二三日，若阳明、少阳证的脉证表现没有出现，为邪气仍然客居在表部，没有传里。

此条出现了"阳明、少阳证"的用词。阳明、少阳证和阳明、少阳病的概念有什么不同呢？也就是说"六病"和"六证"的概念有什么不同呢？在第3条已经说过了，太阳病是在太阳时辰上发病，那么太阳病以及"六病"就包含病时的概念，也就是说在某个特定的时辰段上发病，就称其为"某某病"。如301条："少阴病始得之，反发热，脉沉者，麻黄细辛附子汤主之。"这个"少阴病始得之"，就是在少阴时辰上开始得病，其表现是麻黄附子细辛汤证。而麻黄附子细辛汤证并不是少阴证。"六病"都有特定的发病时辰。如240条："病人烦热，汗出则解；又如疟状，日晡所发热者，属阳明也。脉实者，宜下之；脉浮虚者，宜发汗。"240条"日晡所发热者属阳明"，是说日晡所发热者属于阳明时辰发热，而不一定是属于阳明证发热。以104条为证："伤寒十三日不解，胸胁满而呕，日晡所发潮热，已而微利。此本柴胡证。"104条"胸胁满而呕，日晡所发热"是柴胡证。240条"日晡所发热，脉浮虚者"是桂枝证。104条日晡所发潮热的柴胡证不是阳明证，阳明证的表现没有胸胁满而呕；240条日晡所发潮热的桂枝证也不是阳明证，阳明证的表现没有脉浮虚。故240条所谓日晡所发热者属阳明，是说日晡所这个时辰属阳明。那么日晡所发热者就是阳明病发热，而不是阳明证发热。240条具体说明了日晡所是阳明病时辰，即"阳明病欲解时，从申至戌上"。阳明病可以是阳明证，也可以是其他证，如阳明病小柴胡汤证、阳明病桂枝汤证、阳明病麻黄汤证等。所以，阳明病不是阳明证，"六病"不是"六证"。

了解了"六病"包含病时概念，就知道"六证"不包含病时概念。如220条："二阳并病，太阳证罢，但发潮热，手足漐漐汗出、大便难而谵语者，下之则愈，宜大承气汤。"此条所说的"太阳证"就不包含病时，因为太阳证不是特定在某一个时辰上才作罢，"六证"也不是特定在某六个时辰上才作罢。所以说"六证"不包含病时概念。而"六病"是特定为在某六个时辰段上发病，就称为某某病。如在太阳时辰上发病，就称为太阳病；在少阴时辰上发病，就称为少阴病。所以，太阳病有太阳温病、太阳中暍、太阳痉病等，太阳温病、太阳中暍属少阳，太阳刚痉属阳明。少阴病也有黄连阿胶汤证、猪苓汤证、大承气汤证等，黄连阿胶汤证、猪苓汤证是少阳证，大承气汤证是阳明证。

此条"伤寒二三日，阳明、少阳证不见者，为不传也"，可能是针对《黄帝内经》所说的"伤寒一日，巨阳受之，二日阳明受之，三日少阳受之"，因而特别提出二三日阳明少阳证不见者为不传。

上条说明伤寒一日，会有表病传里的情况。此条说明，伤寒二三日，会有表病不传里的情况。

● 6.太阳病，发热而渴，不恶寒者，为温病。若发汗已，身灼热者，名风温。风温为病，脉阴阳俱浮，自汗出，身重，多眠睡，鼻息必鼾，语言难出；若被下者，小便不利，直视失溲；若被火者，微发黄色，剧则如惊痫，时瘛疭；若火熏之，一逆尚引日，再逆促命期。

太阳病，是在太阳时辰上发病，表现为发热而渴、不恶寒者，为温病。发热而渴，为有内热，内热伤耗胃阴则渴；不是表证故不恶寒。若发汗已，这个"已"，是停止、罢了的意思。发汗已，身灼热，是发汗罢，紧接着就出现身灼热。如72条"发汗已，脉浮数、烦渴者"，也是发汗罢，紧接着就出现脉浮数，烦渴。再如110条"大便已，头卓然而痛"，也是大便罢，紧接着就出现头卓然而痛。发汗已和发汗后不一样。发汗后，与后面的症状连接没有这么紧。如"发汗后，身疼痛，脉沉迟者""发汗后，其人脐下悸者""发汗后，腹胀满者""发汗后，恶寒者"等等，都不是发汗后，紧接着就出现了后面的症状，而是发汗后，过了一些时间，才出现了后面的症状。

"若发汗已，身灼热者，名风温"，此病证表现取名为风温，是取类比象之意。风温为病，似风助热势鼓脉上浮，故脉阴阳俱浮，阴阳俱浮是指尺寸俱浮；风性开泄故自汗出；身重，为内热外壅所导致的湿热在表的反应。那么脉阴阳俱浮、身重者，还是有表热，有表热故身灼热。多眠睡，为热伤心血的表现；鼻息必鼾、语言难出，为内热上壅所致。鼻息必鼾是鼻息粗重，语言难出是声音嘶哑。声音嘶哑是少阳火热熏灼咽喉，炼液为痰，痰热粘结咽喉难以咯出，故声音嘶哑语言难出。此热属于少阳内热，不可攻下。若误以阳明里热而攻下，则伤人阴血，阴血亏虚则小便不利，直视失溲。直视是因为血亏而出现的目睛圆睁直视不能瞬动；失溲是误下造成邪热下陷，伤耗肾气，则肾气失去约束功能而发生大小便失禁。若误用火攻法，伤人津血，轻者会出现皮肤颜色轻微发黄，重者会出现惊痫、瘛疭的热盛动风之状。瘛疭，是手脚痉挛、口眼歪斜。若误用火熏法，这样一错再错，耗竭病人津血，一错还能延续时日，再错就会促进病人死亡。

此条说明，温病禁汗法、下法、火攻法，那么只能用清法。其义同白虎汤证禁汗、禁下，说明其病位在中（半表半里）部，其病性属于少阳证。此条多眠睡是少阳之热伤损心血，可与白虎加人参汤法清热益心。

温病的表现是，初得病就发热而渴不恶寒，这是病人原本为内热体质，所以外感风寒马上导致表邪入内而变为内热，而且热邪传变迅速，很快出现"多眠睡、鼻息必鼾、语言难出"。

伤寒病的表现是，初得病为发热恶寒，口不渴，这是病人原本没有内热，所以外感风寒不能导致表邪马上入内，因而前人有"温病下不嫌早，伤寒下不厌迟"的说法。温病热盛在里若下迟，则热邪迅速伤阴导致阴气亏虚而难治；伤寒邪气在表若下早，则表邪入里导致变证百出。温病并非外邪皆从口鼻而入，外邪从皮肤而入者，也会有温病的表现；伤寒也并非外邪皆从皮肤而入，外邪从口鼻而入者，也会有伤寒的表现。

另，脉阴阳俱浮，应和脉阴阳俱紧，脉阴阳俱停等"阴阳脉"为相同概念。阴脉应为尺脉，阳脉应为寸脉。如经曰："尺中脉微，此里虚。"反过来就是，寸中脉微，此表虚。那么，寸脉实，就是表实。如经曰："阳脉实，因发其汗。"阳脉实，因而发其汗。假如说，浮取为阳脉，沉取为阴脉，那么"脉阴阳俱浮"就不成立。又一说，左脉为阴，右脉为阳，也不符合经义。如经曰："脉实者，宜下之。"宜下之，通常为尺脉实。假如尺脉虚，则不可下之。如经曰："尺脉弱涩者，复不可下之。"尺脉弱涩者是里虚，当然不可下之。寸脉实者是表实，所以经曰，阳明实，因发其汗。这就是根据寸脉候表，尺脉候里。那么，右脉寸关尺皆实者，就不是表实的根据，因为尺脉实者是里实。

● 7.病有发热恶寒者，发于阳也；无热恶寒者，发于阴也。发于阳，七日愈；发于阴，六日愈。以阳数七、阴数六故也。

病有发热恶寒者发于阳，应是发于太阳。因为太阳时辰，天之阳气和人之阳气最强，此时感受风寒得病，人体抗御风寒之邪气的能力强，所以表现为发热恶寒。发热恶寒是太阳病证的特征。阳明病证的特征是不恶寒。少阳病证有往来寒热，少阳不能以恶寒为特征。265条曰"少阳不可发汗"，141条曰"病在里，应以汗解之"，可以佐证"病有发热恶寒者"是发于太阳。发于太阳就是发于表阳。

病有无热恶寒者发于阴，应是发于厥阴。因为厥阴时辰，是阳气复升之时，虽然此时天之阳气和人之阳气为弱，但是此时感受风寒得病，人体能借阳气复升之力，抵制邪气入里，所以表现为无热恶寒。无热恶寒为厥阴病证特征。太阴病证不恶寒，少阴病证有反不恶寒的表现。第10条"风家，表解而不了了者，十二日愈"，可以佐证发于阴是发于厥阴。发于厥阴是发于表阴。发于阴六日愈，就是发于表阴，六日行表部经尽则愈。厥阴病提纲证之"气上撞心"反应了厥阴病证的部位属表。病在外、在高位才会有气上冲的表现。如15条曰："其气上冲者，可与桂枝汤。"太阴病证"腹满而吐，食不下，自利益甚"明显是里证；少阴病证"脉微细但欲寐"是精神萎靡，明显也不是表证，因为邪气不入内，不会出现精神萎靡。

表阴病无热恶寒者的代表方证为桂枝汤证。桂枝汤证有发热恶寒和无热恶寒两种表现。发热恶寒者属于表阳病，无热恶寒者属于表阴病。表阴病桂枝汤证的条文依据为327条"厥阴中风，脉微浮为欲愈；不浮为未愈"。厥阴中风的表现为无热恶寒，无热恶寒者其脉象应该不浮，这正与太阳中风发热恶寒脉浮相反。故厥阴中风脉不浮为未愈，脉微浮为欲愈。脉微浮为阳气来复，故微浮为欲愈。太阳病证发热恶寒者，服桂枝汤应啜粥温覆取遍身微汗出；厥阴病证无热恶寒者，服桂枝汤不可取遍身汗出，须营卫和，便自汗出愈。

以阳数七、阴数六，这可能是河图数示：天一生水，地六成之，北方位，属水，水性为阴，成数为六；地二生火，天七成之，南方位，属火，火性为阳，成数为七。故曰阳数七，阴数六。

● 8. 太阳病，头痛至七日以上自愈者，以行其经尽故也。若欲作再经者，针足阳明，使经不传则愈。

太阳病，是在太阳时辰上发病，头痛至七日以上自愈者，为表阳病七日行其表部经尽即愈。头部属表，头痛七日为表阳病七日。表阳病随着时日推移而阳气渐和，邪气渐衰，七日为太阳经界行其经尽之期，七日以上阳气平复，邪气殆尽，营卫自和而自愈。若欲作再经者，是表邪未尽，欲作再经。针足阳明，振奋胃气，使胃气通畅，正气充盈，表部余邪就既不能传阳明，也不能作再经，余邪必被尽数祛除，代谢出体外，使经不传则愈。

此条针足阳明，是补法。《伤寒论》中刺法有 10 处，针法仅此一处。凡刺法都是泻法，是刺泻邪气之实，唯此处之针法是补法，是针补正气之虚。

● 9. 太阳病欲解时，从巳至未上。

太阳病欲解时，"欲"字在这里是"需要"的意思；"解"字在这里是"解说"的意思，不是"解除"的意思。"太阳病欲解时，从巳至未上"，这是倒装句，是重点强调太阳病，所以将太阳病前置。按常规语序，应为"欲解时，太阳病，从巳至未上"。这是说，需要解说太阳病时辰，是从巳至未上（参阅臧东来《试论六病时位是伤寒论的证治程序》）。古今医家对此条的注解，多认为是太阳病欲解除时。但是从《伤寒论》"自和""自愈"的方证条文中和从实际临床上，都不能证明，巳午未，是太阳病欲解除时。如果"六病"欲解时，就是"六病"欲解除时，那么240条"日晡所发热者，属阳明也"，就明显矛盾了。因为"阳明病欲解时，从申至戌上"，而"日晡"就是申时。这个"日晡所发热者，属阳明也"，并不是阳明证在日晡时欲解除，而是阳明大承气汤证或太阳桂枝汤证在日晡时发作。另外从桂枝汤证的服法上，也丝毫看不出太阳病证欲解除时是在巳午未时。《伤寒论》全文都没有"六病"欲解除时是在"六病时"上。只有桂枝汤证"时发热、自汗出，而不愈者""先其时发汗则愈"，这个先其时，也不是先其太阳病时，而是先其发热时。

后世医家关于"六病"欲解时，是"六病"在"六时"上欲解除的说法，既没有经文支持，也没有临床意义。所以，关于"六病"欲解时，是"六病"欲解除时之说，没有实际意义。而"六病"欲解时，是"六病"发病时，既有经文支持，又有临床意义。经文所述之"六证"在不同的时辰上发病，虽然病机相同，但是其病证的具体表现是不尽相同的。如太阳病桂枝汤证的表现有12条"翕翕发热、脉浮弱、汗自出、恶寒恶风"，而阳明病桂枝汤证的表现有234条"脉迟、汗出多、微恶寒"；太阳病麻黄汤证的表现有35条"头痛、发热、身疼、腰痛、骨节疼痛、恶风、无汗而喘"，而阳明病麻黄汤证的表现有235条"脉浮、无汗而喘"和232条"脉但浮，无余证"。再如阳明病大承气汤证的具体表现有潮热、大便硬，无自利清水，而少阴病大承气汤证的具体表现有口燥咽干、自利清水，无潮热。又如阳明病吴茱萸汤证的表现为食谷欲呕、无头痛，少阴病吴茱萸汤证的表现为吐利、手足逆冷、烦躁欲死，无头痛，厥阴病吴茱萸汤证的表现为干呕吐涎沫、头痛。从发病时辰的不同，辨别

"六证"各自的特殊症状，有助于对"六证"的准确鉴别。

"太阳病欲解时"和"其病欲解"之"欲解"一词的含义是不一样的，就像"太阳之为病"和"太阳病"之"太阳"一词的含义也是不一样的。在不同的语境中，一个同样的词语所表示的词义是不相同的。

假如把"太阳病欲解时，从巳至未上"，理解为太阳病欲解除时，是在巳午未的时辰上，"阳明病欲解时，从申至戌上"，理解为阳明病欲解除时，是在申酉戌的时辰上，那240条"日晡所发热者，属阳明也"，怎么解呢？日晡为申时，假如阳明病是在申时解除，那又怎么能为"日晡所发热者，属阳明"呢？所以说，"六病"欲解时，是需要解说"六病"是在什么时间段上开始发病。而把"六病"欲解时，说成是"六病"欲解除时，无论从临床实际上，还是从《伤寒论》原文上，都说不通。

"欲解"不是"欲解时"。《伤寒论》全部含有"欲解"的条文，其根据无一是"欲解时"。我在临床经历过一件事，那是十多年前，我的一位同事的姨妈，67岁，病发热十余日，每日白天都会发热二三次，发热时四肢出痒疹，热退则疹落，夜晚不发热，口不渴，饮食、睡眠、二便等自可。我在上午大约9点见到病人，观病人气色平和，面无热色，诊脉缓和，测体温36℃多，根据病人每天白天发热，四肢出痒疹，无里证，断为太阳发热，并据"太阳病欲解时，从巳午未上"，当天已到巳时，病人没有发热，且气色及脉象皆平和，于是我对病家说，不用治了，病人今天不会发热了。岂料我刚离开病家半点钟，同事就打过来电话，说姨妈又发热了。我当时就感觉很难为情。

说太阳病欲解时，不是欲解除时，而是发病时，是因为欲解时，作为欲解除时理解，不能验证于临床。临床没有这个一般规律。《伤寒论》"六病证"也没有在各自的时辰上欲解的论说，却有阳明热证在阳明时辰上发病的论说，这是"六病欲解时"是需要解说"六病"发病时辰的依据之一；同一病证发病时辰不同，所表现的特点不同，这是"六病欲解时"是需要解说"六病"发病时辰的依据之二；"六病"不等同于六证，如阳明病，有胃家实的承气汤证，也有肝强脾弱的柴胡汤证，也有荣弱卫强的桂枝汤证，也有荣卫俱强的麻黄汤证，这是"六病欲解时"是需要解说"六病"发病时辰的依据之三。可以说，"六病"欲解时，是程序问题，即在某某时辰上发病，就叫某某病。在太阳时辰上发病，就叫太阳病，在少阴时辰上发病，就叫少阴病。"六病"欲解时，还有四季时差的问题，如厥阴病寅卯时辰和少阳病寅卯时辰交叉，就是交叉于四季时差，否则就不能区别寅卯时辰为厥阴病，还是为少阳病。厥阴病丑寅卯和少阳病寅卯辰之寅卯时辰相互交叉，就是因为四季时差，寅卯时辰在冬至时节天黑时就属厥阴病，寅卯时辰在夏至时节天亮时就属少阳病。

● 10. 风家，表解而不了了者，十二日愈。

风家，是中风病家。表解而不了了者，是表证得解，而身体还不轻快，头目还不清楚。了了，是头目清楚的意思。不了了，是头目还不清楚；或身体还不轻快。十二日愈，是再行其经尽愈。此为病发于阴，六日行其经尽未愈，再经六日行其经尽则愈。十二日是两个六日，第二个六日是余邪再经，行其经尽愈。即六日表解而不了了者，再经六日行其经尽则愈。

一切医疗手段，都要针对人体内运行失常的阴阳气，补虚泻实，疏通郁滞，以促进阴阳气恢复谐和为目标。治疗不可过之，只要胃气得复，能吃能睡，身体没有明显痛楚，就可以停药。表解而不了了者，经尽必自愈。对于表解而不了了者，只要没有其他明显痛楚如头痛、身痛、身痒等表证，就不需要再用药物治疗了。因为药物治疗，是辅助身体自愈，对表解而不了了者若再用药，不容易把握尺度，容易矫枉过正，有可能影响阴平阳秘，反而会使病情迁延。

由此条"风家表解而不了了者，十二日愈"，可知风家有发热恶寒者，也有无热无寒者。发热恶寒者为太阳中风，七日行其经尽则愈；无热恶寒者为厥阴中风，六日行其经尽则愈。327条"厥阴中风，脉微浮为欲愈；不浮为未愈"，佐证了桂枝汤证有不发热者。

附"无热恶寒桂枝汤证"病案一则：路氏，女，82岁。2014/7/30下午初诊。病人如疟状阵寒阵热二三日，前二日为一日再发，今日为一日三四度发，阵寒时全身盖棉被（室温27℃，常人盖毛巾被都热），约半小时汗出湿透衬衣，即恶热揭开被子，揭开被子又怕冷，盖上被子又怕热，几天来都是如此。无头疼、身疼、鼻塞，无呕恶，时有头晕，口干欲饮水，不欲食，尿频色淡黄，大便自调，舌淡红苔少，脉微紧不浮，每天测体温数次，无论是在阵寒还是阵热的状态下，体温均在37℃以下。诊为营卫不和，处以桂枝麻黄各半汤去麻黄，即桂枝汤加杏仁。病人服汤一次即不再汗出，继服一次病愈。加杏仁是考虑脉微紧，可能不加杏仁也行。此案证明，无热恶寒亦是桂枝汤证的特异表现。此案病人阵寒阵热，阵寒时恶寒须用被子盖严全身，阵热时恶热欲揭开被子；揭开被子又怕冷，盖上被子又怕热，这是桂枝汤证"身大寒反不欲近衣"的特异表现。

● 11. 病人身大热，反欲得衣者，热在皮肤，寒在骨髓也；身大寒，反不欲近衣者，寒在皮肤，热在骨髓也。

病人身大热，触摸其皮肤发烫，反而想增加衣服，这是热在皮肤，寒在骨髓的表现。热在皮肤是阳气聚集在皮肤，寒在骨髓是水气停聚在骨髓。骨髓属于表部，因此，凡骨节疼痛实证，张仲景必用桂枝解痛。如麻黄汤证骨节疼痛、白虎加桂枝汤证骨节疼痛都是用桂枝解痛。桂枝解痛是发散水气而解痛，故寒在骨髓是水气停聚在骨髓。水气停聚在骨髓，阻碍阳气在骨髓通行，则骨髓不能得到阳气的温煦，故恶寒，所以病人身大热，反欲得衣。身大热，是他人触摸病人皮肤的触觉。身大热反欲得衣，是麻黄汤证的一种典型病状。

病人身大寒，反不欲近衣者，这是寒在皮肤，热在骨髓的表现。寒在皮肤是水气停聚在皮肤，热在骨髓是阳气聚集在骨髓。水气停聚在皮肤，阻碍阳气在皮肤通行，则皮肤不能得到阳气的温煦，故身大寒。身大寒，是病人特别恶寒的自身感觉。这种病状的表现是，当病人将衣被贴近身体时，就会增加烦热，汗出增多；当病人揭开衣被时，就会感到非常冷，也就是身大寒。病人身大寒，反不欲近衣者是桂枝汤证的特殊表现。第12条中桂枝汤证的"啬啬恶寒"就是身大寒。身大寒，反不欲近衣，是桂枝汤证的一个独特的表现，就像"时发热、自汗出"也是桂枝汤证的一个独特的表现一样。时发热、自汗出，虽然不是身大寒，但也是桂枝汤证的表现。像这样独特的表现，但见一证便是桂枝汤证，不必啬啬恶寒、淅淅恶风、翕翕发热、鼻鸣干呕等症状悉具。

身大热，反欲得衣者，不是真寒假热证。真寒假热证在《伤寒论》中有明示，即"身反不恶寒，其人面色赤"。身反不恶寒，当然不欲得衣，而不是"反欲得衣"。临床所见，真寒假热的病人面色浮红，穿衣和盖被比常人要少、要薄，时不时还想把四肢裸露出来，这就是"身反不恶寒"的表现，并不是"反欲得衣"。所以"身大热，反欲得衣者"，不是真寒假热证。

身大寒，反不欲近衣者，不是真热假寒证。真热假寒证在《伤寒论》中也有明示，即"厥深者热亦深"。热亦深，就不是身大寒。热深者就没有怕冷的感觉。厥深者是手足厥冷，而不是身体寒冷。第11条的"不欲近衣"与121条的"不欲近衣"也不是相同的病状。第 11 条是身大寒反不欲近衣，这是热在骨髓，是表部热。121
条是不恶寒不欲近衣，这是热在胃肠，是里部热。里部热的表现是
不恶寒，不欲近衣，故 121 条是"不欲近衣"，不是"反不欲近衣"。
第 11 条身大寒是恶寒的表现，恶寒者不欲近衣是反常的现象，故 11
条是"反不欲近衣"。

● 12. 太阳中风，阳浮而阴弱，阳浮者，热自发；阴弱者，
汗自出。啬啬恶寒、淅淅恶风、翕翕发热、鼻鸣干呕者，桂枝
汤主之……适寒温，服一升。服已须臾，啜热稀粥一升余，以
助药力。温覆令一时许，遍身漐漐微似有汗者益佳；不可令如
水流离，病必不除。若一服汗出病瘥，停后服，不必尽剂；若
不汗，更服，依前法；又不汗，后服小促其间，半日许令三服
尽。若病重者，一日一夜服，周时观之，服一剂尽，病证犹在
者，更作服；若汗不出，乃服至二三剂。禁生冷、黏滑、肉
面、五辛、酒酪、臭恶等物。

此条是首条方证条文，对桂枝汤病证做了全面论述，具体从病
时、病位、病因、病机、病状、治法、方药、煎服法、服药禁忌等
诸方面都做了详细说明，是方证条文的典范。

病时：是在太阳时辰上发病。太阳中风，病名中包含了病时、
病位、病因和病状。太阳中风，就是太阳病中风，如 111 条"太阳
病中风"。太阳病时辰是巳午未时。如第 9 条："太阳病欲解时，从巳
至未上。"

病位和病因：太阳中风，是身体表部感受风寒之邪，表现为
"发热、汗出、恶风、脉缓"的脉证。如第 2 条。

病机：是"阳浮而阴弱"。阳浮是寸脉浮，阴弱是尺脉弱；寸浮
为卫气强，尺弱为荣气弱；卫气强则卫阳浮郁而热自发，荣气弱则

荣阴无力敛阳而汗自出。

病状：是"啬啬恶寒，淅淅恶风，翕翕发热，鼻鸣干呕"。"啬啬恶寒"和"淅淅恶风"之啬啬和淅淅，都是象声词。啬啬的声音，是病人畏寒时牙齿咬合，从咬合的牙缝中吸气时发出来的声音。啬啬恶寒，是对病情表现的生动记录，闻其声若见其形，可以使人联想到恶寒时呲牙咧嘴并肌体收缩的样子。淅淅，也是病人恶风时呲牙咧嘴吸气的声音。翕翕，是象形词，就像鸟类收拢羽毛，是聚合的意思，在此是形容病人面色怫郁发红如醉酒样面色，这是血液聚合于面，也是气上冲的表现。如192条"翕翕如有热状"，《金匮要略》"翕翕发热，形如醉人""其面翕热如醉状"等翕字的意思，都是指病人面色怫郁发红如醉酒貌。鼻鸣，为鼻腔脉络拘束不通，津液郁滞不行常道，外溢为鼻涕，阻塞鼻腔通气，用鼻呼吸时发出的啸鸣音。鼻涕出与汗出同理，一为鼻腔组织拘束不通而津液郁滞不行常道，外溢成为鼻涕；一为肌表组织拘束不通，津液郁滞不行常道，外溢为汗。干呕，是胃气上逆，乃因邪气客表，表邪迫里，胃气受制，通降失职，因而上逆作呕。

治法：补营泄卫，解肌发汗。治法是从阳浮阴弱的病机上建立的。阳浮为卫强，阴弱为营弱，故治法为补营泄卫，也就是补弱泄强。

服法："服已须臾，啜热稀粥一升余，以助药力"，此服法不可忽视。"服已须臾"，是服罢桂枝汤片刻。服已是服罢，须臾是片刻。如338条"蛔上入其膈，故烦，须臾复止"，这个须臾也是片刻。桂枝汤证荣弱卫强，荣弱者胃气稍弱，因而祛邪之力亦稍不足，所以啜热稀粥充养胃气，以助汗出。啜，是象声词，是大口喝热粥的声音，类似啜泣的声音。可对照386条"服汤后，如食顷，饮热粥一升许"，体会"服已须臾，啜热稀粥"和"服汤后，如食顷，饮热粥"的不同点。"温覆令一时许"，是覆被令全身温暖一个时辰，借以达到"遍身漐漐微似有汗者益佳"的状态。"遍身漐漐微似有汗"就是汗出透彻了。"温覆令一时许",是为了达到"遍身漐漐微似有汗",而不是令"遍身漐漐微似有汗"一时许。若令"遍身漐漐微似有汗"一个时辰,就是两个小时,那样恐会汗多亡阳。"不可令如水流离,病必不除",这是因为以"遍身漐漐微似有汗"的状态疏解表郁,不会造成腠理空虚,表部的水气就会彻底被血液循环代谢出体外,从尿中排出。若令大汗淋漓,必造成腠理空虚,水气就会乘虚停在腠理,继续阻碍气血运行,则表部郁滞就会渐渐加重,水气也会渐渐积多,当水气积聚到一定程度时,就又复作发热。

后续服法,也不可忽视,"若不汗,更服,依前法",依前法,是依然啜粥、覆被令微汗出。"又不汗,后服小促其间,半日许令三服尽",一鼓作气,务必将表邪解除,以免邪气入里。"小促期间"是缩短一些给药的时间,以半日许服完三服为度。这里有一个问题,为什么服桂枝汤,有"一服汗出病瘥"者,还有"服至二三剂"者?这是因为太阳中风者,由于感邪的轻重程度不同,或感邪者身体的强弱程度不同,感邪轻者或身体强者,一服即汗出病瘥;感邪重者或身体弱者,会出现一服不汗,更服又不汗的情况,所以需要服至二三剂,直至汗出病瘥为止。还有一个问题,服桂枝汤一服、再服不汗出者,为什么不加大服药量呢?这是因为桂枝汤的处方用量,是常用的安全有效的用量,如果加大用量,可能会出现不汗出而营气增强的烦热,如24条;甚至出现表热入内的烦躁,如38条。为了避免服桂枝汤出现病情加重的变证,所以仲师不加大桂枝汤的用药量,只要汗不出,就一次一次再服,并且周时观之,直到汗出病瘥为止。

服药禁忌:禁生冷、黏滑、肉面等不易消化的食物;禁五辛、酒酪等辛热性食物;禁臭恶等容易反胃的食物。这些禁忌都是为了保证胃气通畅。

桂枝汤方：桂枝 9g，芍药 9g，炙甘草 6g，生姜 9g，大枣 4 枚（擘）。（注：方中药物的用量为临床安全有效的常用剂量，以下方剂所标注的药物用量皆为临床常用量）

煎服法：上 5 味，㕮咀 3 味，三剂药同煮，共以水 1400mL，微火煮取 600mL，去滓，适寒温，服 200mL。服已须臾，啜热稀粥 200mL 余，以助药力……

● 13. 太阳病，头痛，发热，汗出，恶风，桂枝汤主之。

在太阳时辰上发病，表现为头痛、发热、汗出、恶风等症者，桂枝汤主之。头部与四肢都属于人体表部，头痛、发热是卫阳强的表现，汗出、恶风是营阴弱的表现，虽然没有啬啬恶寒、翕翕发热、鼻鸣干呕等症，也是太阳中风营弱卫强的病机，故桂枝汤主之。

此条有头痛，上一条没有头痛，是不是上一条疏漏了头痛呢？应该不是。因为上一条是全面论述桂枝汤病证的条文，而且是《伤寒论》第一方，疏漏头痛的可能性很小。《伤寒论》全文有桂枝汤的方证条文共 20 条，其中只有 13 和 56 条有头痛，其余 12、15、24、25、42、44、45、53、54、57、91、95、164、234、240、276、372、387 等 18 条都没有头痛，可见 12 条疏漏头痛的可能性很小。临床所见属于桂枝汤证的病人大都没有头痛，可以认为，头痛不是桂枝汤证的必见症。麻黄汤证病人大都有头痛。发热、恶寒的桂枝汤证和麻黄汤证的相同点是脉浮、发热，不同点是桂枝汤证汗自出，麻黄汤证汗不出。尤其是"脉浮紧、发热、汗不出者"不可与桂枝汤。

此条与 35 条麻黄汤证的主要不同点是有无汗出。这两条都没有脉象，根据 35 条一身尽疼，35 条的脉象应该为阴阳俱紧，即为第 3 条的脉象。脉浮紧是动脉血管扩张，一身尽疼是一身毛细血管扩张。

那么此条头痛，应该是头部毛细血管扩张，这样分析，此条脉象有可能为寸脉浮紧，关尺脉浮缓。如第 2 条："太阳病，发热、汗出、恶风、脉缓者，名为中风。"此条比第 2 条多了一个头痛，少了一个脉缓，所以，有可能是寸脉浮紧，关尺脉浮缓。再如 56 条："若头痛者，必衄。宜桂枝汤。"衄血为阳气重或曰营气强，营气强者法当脉紧。如麻黄汤证阳气重者必衄，就是脉浮紧，浮为卫气强，紧为营气强。

● 14. 太阳病，项背强几几，反汗出恶风者，桂枝加葛根汤主之……覆取微似汗，不须啜粥，余如桂枝法将息及禁忌。

太阳病，在太阳时辰上发病。项背强几几，是项背拘急不舒，扭头受限制。项背拘急者法不当汗出，故曰反汗出。汗出恶风是桂枝汤证，项背强几几为津液亏少，故加葛根起阴气，升发津液到项背。表证汗出者不应当用麻黄发汗，故桂枝加葛根汤方不应有麻黄。葛根能起阴气，解肌而不伤津，所以加葛根解肌发汗。此证气上冲之势较强，反应了胃气较强，所以取汗"不须啜粥"。

桂枝加葛根汤方：葛根 12g，芍药 6g，生姜 9g，炙甘草 6g，大枣 4 枚（擘），桂枝 6g。

用法：上 7 味，每 3 剂药以水 2000mL，先煮葛根，减 400mL，去上沫，纳诸药，煮取 600mL，去滓，温服 200mL。覆取微似汗，不须啜粥，余如桂枝法将息及禁忌。

● 15. 太阳病，下之后，其气上冲者，可与桂枝汤，方用前法；若不上冲者，不得与之。

太阳病，下之后，其气上冲者，是下后里气未虚，上冲抗邪，邪气仍然停留在表部。邪气在表，里气自然上冲抗邪，拒邪入里，这样的病机，属于阴弱阳强。因为下后伤阴，则阴气不足，气上冲者为阳气上冲，拒邪入里，故可与桂枝汤攻表，不可与麻黄汤。若不上冲者，是邪气已经离表入里，或阳气不足无力上冲抗邪，所以不得与桂枝汤攻表。如果阳气不足而攻表，或者邪已入里而反攻表，就会徒损阳气，从而变生他病。

总之，桂枝汤的作用，是益营损卫，用于营弱卫强的病机。凡不属于这种病机者，就不得与桂枝汤。

● 16. 太阳病三日，已发汗，若吐、若下、若温针，仍不解者，此为坏病，桂枝不中与之也。观其脉证，知犯何逆，随证治之。桂枝本为解肌，若其人脉浮紧、发热、汗不出者，不可与之也。常须识此，勿令误也。

太阳病三日，已经发汗，发热未解，医者懵了，若又催吐、又攻下、又温针，这样乱治，病仍不解者，此为治坏的病，桂枝汤不可与之了。应观察其脉证，弄清楚所犯何逆，随着变化了的脉证治之，这就是随证治之的意思。"随证治之"，就是辨证论治。辨证论治是《伤寒论》的核心思想。辨证就是辨"六证"，论治就是论"法治"。如 267 条曰："知犯何逆，以法治之。"以法治之就是论治，就是辨明以何法治之。前人总结了治病八法为：汗、吐、下、和、温、清、消、补。《伤寒论》三阳病的治法是：表阳病汗之，里阳病下之，中（半表半里）阳病清之。

随证治之，以法治之，都是辨证论治。辨证：是以脉证的四诊资料为证据，经过分析判断，弄清楚病位、病性、病状，所犯何逆；论治：就是"以法治之"。如 141 条"病在阳，应以汗解之"；240 条"日晡所发热者，属阳明也。脉实者，宜下之；脉浮虚者，宜发汗"；

97条"服柴胡汤已，渴者属阳明，以法治之"。97条"以法治之"，就是以阳明法治之。所以，"以法治之"就是"辨证论治"。《伤寒论》所说的"随证治之"和"以法治之"，都是辨证论治之义。

桂枝本为解肌，是说桂枝汤本为解除肌肤之邪。肌肤，是人体表部的表浅部位。桂枝汤本为解除表浅的肌肤中的邪气，可治疗太阳中风"寒在皮肤"之脉浮缓、发热、汗自出之证。若其人脉浮紧、发热、汗不出者，是太阳中风由荣气弱变成荣气强了，由脉浮缓变成了脉浮紧，由"寒在皮肤"变成了"寒在骨髓"，即邪气从表部的肌肤，进入了表部的骨髓。因而仲师强调"观其脉证，知犯何逆，随证治之"。"常须识此"，是强调常须识别太阳中风的脉证变化，不要误用了桂枝汤。麻黄汤证脉浮紧无汗，桂枝汤证脉浮缓汗出，讲一次就记住了，为什么还要"常须识此"呢？联系24和38条，就会明白，"常须识此"，是重点强调，要常须识别太阳中风的脉证变化，"勿令误也"，不要误用了桂枝汤。如101条曰："伤寒中风，有柴胡证，但见一证便是，不必悉具。"太阳伤寒证和太阳中风证，若邪气入内，都有可能出现柴胡证，有柴胡证，就要用柴胡汤了。

由此可知，所谓"观其脉证，知犯何逆，随证治之"，是要密切观察病人在疾病过程中的脉证变化，知晓变化了的脉证，是犯了何种错误治法，随着变化了的脉证治之。如267条曰："若已吐、下、发汗、温针、谵语，柴胡汤证罢，此为坏病。知犯何逆，以法治之。"

伤寒诸证，都是会变化的。中风之脉浮缓会变为脉浮紧，如38条；伤寒之脉浮紧也会变为脉浮缓，如39条。不论何种变化，是逆变还是顺变，都须"观其脉证，知犯何逆，随证治之"。

● 17.若酒客病，不可与桂枝汤，得之则呕，以酒客不喜甘故也。

素嗜饮酒的人病桂枝证，不可与桂枝汤。因为嗜酒之人内有湿热，若与桂枝汤，则桂枝辛甘之气会助湿热上壅，故酒客服桂枝汤则呕。"以酒客不喜甘故也"，提示医者可以询问病人平素喜不喜欢吃甜食，若不喜欢吃甜食之酒客，就不可与桂枝汤。那么对酒客病桂枝汤证者怎么办呢？可将桂枝汤方去桂枝、大枣，加葛根、黄芩与之。

● 18. 喘家，作桂枝汤，加厚朴、杏子佳。

喘家，为素有喘病者，乃胸中有痰饮，痰饮迫肺则喘，作桂枝汤，加厚朴杏子佳。

素病痰喘者，太阳初得病时，必诱发痰喘宿疾，加厚朴燥湿消痰，并辅佐桂枝解表，如《神农本草经》曰："厚朴，主治中风，伤寒，头痛……"加杏子降气平喘。

桂枝加厚朴杏子汤方：桂枝 9g，炙甘草 6g，生姜 9g，芍药 9g，大枣 4 枚（擘），厚朴 6g（炙，去皮），杏仁 7.5g（去皮尖）。

用法：上 7 味，每 3 剂药用水 1400mL，微火煮取 600mL，去滓，温服 200mL，覆取微似汗。

● 19. 凡服桂枝汤吐者，其后必吐脓血也。

凡服桂枝汤吐者，是素有内热，服桂枝汤，必伤津而增内热，内热上壅则吐，内热增甚，必发痈脓，故其后必吐脓血也。如《金匮要略》曰："诸浮数脉，应当发热，而反洒淅恶寒，若有痛处，当发其痈。"设"脉浮数，洒淅恶寒，若有痛处，当发痈"者，若误与桂枝汤则必吐，且其后必吐脓血也。

或质疑：既然桂枝损阳，怎么会助热呢？这还是怎么认识阳气的问题。如《金匮要略》曰："阳气衰者为狂。"这个阳气是什么？阳气衰者怎么为狂呢？以阴阳定义，内为阴，外为阳，损阳则为损外。对于有内热者，桂枝损外必增内热；对于有内寒者，桂枝损外必增内寒。病为内热者，法当清内，而反损外，徒损表部津液，必使内热更甚。反之，病为内寒者，法当温内，而反损外，徒损表部津液，必使内寒更甚。这是因为，内外气是相互交通的，内热者不清内而反损外，表部津液受损，影响津液入内，必然内热更甚；反之内寒者亦如此。人体内的阳气是温和之气，阳气不能等同于"火"。如果认为阳气是"火"，那就无法明白"阳气衰者为狂"。阳气虚则狂，《黄帝内经》也有此说。如《素问·腹中论》曰："阳气重上，有余于上，灸之则阳气入阴，入则瘖；石之则阳气虚，虚则狂。"阳气重上，有余于上，是阳邪于上。阳邪为邪热，灸之，则邪热入内伤阴，入内伤阴则喑哑；石之（砭石放血）则阳气虚，阳气虚则邪热甚，邪热甚则狂。再如《素问·阴阳应象大论》曰："壮火之气衰，少火之气壮。壮火食气，气食少火。壮火散气，少火生气。""壮火之气衰"就是阳邪盛、阳气虚的状态。

● 20. 太阳病，发汗，遂漏不止，其人恶风，小便难，四肢微急，难以屈伸者，桂枝加附子汤主之。

太阳病发汗，遂漏不止，这是太阳病桂枝证，误用麻黄汤发汗，导致"遂漏不止，其人恶风，小便难"。

遂漏不止，是遂漏汗不止。漏汗和出汗不同，漏汗是身体局部漏出汗液，如屋子漏雨一样；出汗是全身大面积冒出汗液。此"漏汗不止"是发汗过多导致营气弱，故其人恶风。小便难，是阳气弱而气化无力，不是阴虚小便难。阴虚小便难者为里热伤阴，必兼有腹满或谵语。如111条"阴虚小便难"兼有"腹满、微喘、口干"，

189 条"小便难"兼有"咽干腹满"，195 条"小便难"兼有"微烦头眩腹满"，231 条"小便难"兼有"腹满潮热"，284 条"小便难"兼有"下利谵语"，这些小便难，都是阴虚小便难。小便难也有气上冲造成的。如苓桂味甘汤证之"小便难，时复冒"就是气上冲造成的。此条漏汗不止、恶风，是桂枝汤证；小便难，是阳气弱、膀胱气化功能不足。这种情况不是里热伤阴小便难，而是阳气弱，气化无力，故加附子扶阳。四肢微急之"急"是拘急，不是挛急。拘急是津液不足，筋脉枯燥而不柔，表现为不能屈伸；挛急是血液不足，筋脉空虚而短缩，表现为能屈不能伸。此条四肢稍微拘急，所以表现为难以屈伸。四肢稍微拘急，是四肢津液稍微不足，故加附子甘草益津液。本方甘草用量为三两，桂枝汤方甘草用量为二两，可见甘草补津液之功用。此条为太阳与少阴合证，其漏汗不止，是身体局部阳气强不能入阴，还是荣弱卫强之病机；小便难和四肢微急为阳气弱之附子证。为什么说此条四肢微急是阳气弱而不是阳气虚呢？因为阳气虚者必手足厥冷，而手足厥冷者必不可发汗。此条没有手足厥冷，是阳气还没有弱到虚的程度，所以可与桂枝加附子汤发汗。

此条服汤法为"将息如前法"，就是将息如桂枝汤法啜热稀粥、覆被令微汗出，可见此条为发热不解。

桂枝加附子汤方：桂枝 9g，芍药 9g，炙甘草 9g，生姜 9g，大枣 4 枚（擘），附子 5g。

用法：上 6 味，每 3 剂药以水 1400mL，煮取 600mL，去滓，温服 200mL。将息如前法。

● 21. 太阳病，下之后，脉促、胸满者，桂枝去芍药汤主之……本云桂枝汤，今去芍药，将息如前法。

太阳病下之后，出现脉促、胸满的表现，是误下造成的。脉促是表有邪气，如34条曰："太阳病，桂枝证，医反下之，利遂不止，脉促者，表未解也。"表有邪气，若阳气不虚，必促而与邪气相争，抵御邪气入里。胸满是表邪内迫，水气入胸。此证是误下后，损伤胸中之气，造成胸中虚，故水气乘虚进入胸中。然里气尚足，上冲抗邪，拒邪下犯，故水气停在胸中，这仍然是阳气强的表现。若阳气弱者，水气就不会停在胸中，而会下犯胃肠。这是太阳病，邪气犯表，人体集中血液向外抗邪，本当发汗，却逆人体气机向上的趋势而误用下法，误下虚内，表邪乘虚入胸，里部血液尚足，必上趋胸中抗邪，因而出现胸满。脉促、胸满是表部水气入胸，里部血液上趋胸中抗邪，正邪分争，胸膈受压故胸满；表邪未解，故脉促。脉促之"促"，是急促、短促、紧迫的意思。脉促者，表未解，应为寸脉急迫，关尺不急。如果寸关尺皆急迫，则为表邪入里了，如第4条"脉数急者为传也"。促为短促、急迫之意，如果三部皆急，就不是短促了。寸脉为阳，寸脉实主表未解。如245条曰："脉阳微而汗出少者，为自和也；汗出多者，为太过；阳脉实，因发其汗，出多者，亦为太过。"阳脉微，为表虚，表虚而汗出少者，为表气自和；阳脉实，为表气实，即表有邪气。故脉促者，应为寸脉紧迫，才是表未解。表未解，为什么去芍药呢？因为胸满为实，法当泄满，芍药益营则必增满，故去芍药。如317条"咽痛者去芍药加桔梗"，咽痛为咽喉血实痹痛，桔梗破血开痹，故去芍药加桔梗。如《金匮要略》桔梗汤治肺痈血痹。

本方以桂枝通脉散邪，炙甘草和中，生姜大枣健脾胃。将息如前法，是如桂枝汤法将息及禁忌。

桂枝去芍药汤方：桂枝9g，炙甘草6g，生姜9g，大枣4枚（擘）。

用法：上4味，每3剂药以水1400mL，煮取600mL，去滓，温服 200mL。将息如前法。

● 22.若微恶寒者，桂枝去芍药加附子汤主之……将息如前法。

此条应该是连接上条，即"太阳病，下之后，脉促，胸满，若微恶寒者，桂枝去芍药加附子汤主之"。如果不是这样连接，没有这样的前提条件，则无法理解仅仅凭据一个微恶寒的症状，就能确定为桂枝去芍药加附子汤主之。

太阳病误下伤里，表邪未解故脉促，表邪入胸故胸满，此胸满为阴微结，阴微结而微恶寒者为胸阳不足，故与桂枝去芍药加附子汤主之。此微恶寒者，是误下导致表寒入胸，病系少阴，故加附子。方以附子温胸阳，桂枝解外，甘草和阴气，生姜、大枣健胃。桂枝用在此证主要是解肌。桂枝不仅能解肌表之肌，也能解心胸之肌，因为脉促、胸满，邪气已犯胸膈之肌，故用桂枝解肌。解肌不是只能解肌表之邪，凡在肌肉之邪皆能解，如五脏肌、六腑肌等。桂枝用于奔冒心就是解心肌，用于少腹急就是解少腹肌。

此条微恶寒为内寒，属少阴，故加附子；脉促手足热，属太阳，故留桂枝。假如脉促手足寒，则当先救其里。如 349 条："伤寒脉促，手足厥逆，可灸之。"

由此条微恶寒，可知上条不恶寒。表证也有不恶寒的，如 37、232、240 条。

桂枝去芍药加附子汤方：桂枝 9g，炙甘草 6g，生姜 9g，大枣 4 枚（擘），附子 5g。

用法：上 5 味，每 3 剂药以水 1400mL，煮取 600mL，去滓，温服 200mL。本云桂枝汤，今去芍药，加附子，将息如前法。

● 23. 太阳病，得之八九日，如疟状，发热恶寒，热多寒少，其人不呕，清便欲自可，一日二三度发。脉微缓者，为欲愈也；脉微而恶寒者，此阴阳俱虚，不可更发汗、更下、更吐也；面色反有热色者，未欲解也，以其不能得小汗出，身必痒，宜桂枝麻黄各半汤。

"太阳病，得之八九日"，已经过了行其经尽之期；"如疟状，发热恶寒，其人不呕，清便欲自可"，这是表邪未入里，还是太阳证。因为"其人不呕"是无少阳证，"清便欲自可"是无阳明证。这是到经不解，已作再经的一种病状。这种病状是表邪有所减弱、正气有所恢复的状态，故表现为"如疟状，发热恶寒，热多寒少"。如疟状发热恶寒，热多寒少，是如疟状一阵恶热、一阵恶寒，恶热的时间多一些，恶寒的时间少一些。这是表邪轻一些，故恶寒少一些，所以，方药用量亦减小。"一日二三度发"是病情减轻的表现，因为一日二三度发热恶寒，也就是一日有二三度不发热恶寒的时候。不发热恶寒的时候，是邪不胜正的时候，所以一日二三度发，是病情减轻了。若病情没有减轻，应该还是整日发热恶寒。"脉微缓者"，是说脉由浮紧变得稍微缓和了，脉不太紧也不浮了。表邪没有入里，表病减轻了，脉也稍微缓和了，这是欲愈的征象。脉微缓者，不是脉浮缓，脉浮缓是营卫不和的桂枝汤脉证，所以，脉微缓者，一定是由脉浮紧变为不太紧也不浮了。表邪没有传里，脉由浮紧变为不浮且微缓者，是表邪在消去，故为欲愈。如果脉浮不去，则浮为表热，必然不是欲愈的脉象。"脉微而恶寒者"，脉微是正气衰了，脉微和脉微缓不同，脉微之"微"是名词，脉微就是微脉。脉微缓之"微"是副词，其作用是区别"缓"。"此阴阳俱虚，不可更发汗、更下、更吐也"，脉微是阴气虚，恶寒是阳气虚，阴阳气俱虚，自然不可攻邪，不可更发汗、更下、更吐也。"面色反有热色者，未欲解也，以其不能得小汗出，身必痒，宜桂枝麻黄各半汤"，面色反有热色者，其脉象也应是微缓，脉微缓者为欲愈，不应当面有热色。脉微缓而面色反有热色者，是阳气怫郁在表，这是由于其人不能得小汗出，表邪不能得解，所以身必痒，故脉微缓而面色反有热色者，宜桂枝麻黄各半汤小发其汗。此条"脉微缓者""脉微而恶寒者""面色反有热色者"，是表实证发生变化的三种状况。这三种状况需要从其特异的脉、证上加以辨别。

第一种状况是太阳病证欲愈，即"脉微缓者，为欲愈也"。此脉微缓，是与脉浮紧相对比。"微"是"稍微"的意思，用以说明脉稍微缓和，不浮紧了，且面色没有热色，没有阳气怫郁在表，也没有里证，这是欲愈的表现。

第二种状况是变为阴阳俱虚，即"脉微而恶寒者，此阴阳俱虚，不可更发汗、更下、更吐也"。脉微是阴气虚，恶寒是阳气虚，故曰此阴阳俱虚。脉微而恶寒者，法当与芍药甘草附子汤。

第三种状况是太阳病证"未欲解"，即"面色反有热色者，未欲解也，以其不能得小汗出，身必痒，宜桂枝麻黄各半汤""面色反有热色者"，是与"面色缘缘正赤"性质类同，为阳气怫郁在表。"面色反有热色者"，应接"脉微缓者，为欲愈也"之下，即脉微缓，面无热色者，为欲愈也；脉微缓，面色反有热色者，未欲解也。面色反有热色者，是表阳病"未愈解"。如疟状，发热恶寒，热多寒少，是阵发热、阵恶寒如疟状，阵发热多一些，阵恶寒少一些。阵发热是桂枝汤证，阵恶寒是麻黄汤证，身痒是表郁轻证，故宜桂枝麻黄各半汤。

桂枝麻黄各半汤方：桂枝 15g，麻黄 9g，芍药 9g，炙甘草 9g，杏仁 9.26g，生姜 9g，大枣 4 枚（擘）。

用法：上 7 味，每剂药以水 1000mL，先煮麻黄一二沸，去上沫。纳诸药，煮取 360mL，去滓，温服 120mL，将息如上法。

注：按经方一两（24铢）约为9g换算，1铢约为0.375g。杏仁70枚约为27g（这是本人亲自在中药房随机取杏仁210枚，分为3组70枚，用天平称量3次的平均数量），经换算杏仁一枚约为0.3857g。

● 24. 太阳病，初服桂枝汤，反烦，不解者，先刺风池、风府，却与桂枝汤则愈。

太阳病，初服桂枝汤，反而出现心烦，发热不解，这是由于服汤后不汗出，表郁不解，反而加重，表郁加重则表热有入内之势，故心烦，这是桂枝汤证服桂枝汤后的反常表现，也是12条服桂枝汤若不汗，更服仍用原剂量而不加大剂量的缘故。太阳中风服桂枝汤反烦不解，这是不汗出、表郁加重的反应。先刺风池、风府，减轻表郁，再服桂枝汤即可使汗出表解，太阳中风病得愈。刺风池、风府，是泄表热防止表邪入内。如《黄帝内经》曰："卫气一日一夜，常大会于风府""卫气每至于风府，腠理乃发，发则邪入焉。"读《内经》可知"初服桂枝汤，反烦，不解者"，先刺风池、风府，是将过强的阳气发泄，以避免不得外越的阳邪随腠理发而入内。如果这时候不刺风池、风府，则表郁增重就会由脉浮缓变为脉浮紧，脉浮紧而无汗则表热不能从外解，就会入内，表热入内就会由"反烦"变为"烦躁"，成为"脉浮紧、不汗出而烦躁"的大青龙汤证。

邪热在表而烦者，是表郁加重，不得汗解，必向内压迫，故烦。如46条："太阳病，脉浮紧、无汗、发热、身疼痛……其人发烦目瞑……所以然者，阳气重故也。麻黄汤主之。"这是脉浮紧、无汗、发热的麻黄汤证之烦。57条："伤寒发汗已解，半日许复烦，脉浮数者，可更发汗，宜桂枝汤。"这是伤寒脉浮紧，用麻黄汤发汗是正解，但是汗出过多，伤了营血，造成表部脉络空虚，邪气乘虚陷于表部脉络，所以虽然发汗已解，但是半日许随着表邪渐渐聚多，故又复烦。这是表实证发汗过多，营气被伤而营阴不足之烦，故可更发汗宜桂枝汤。与52条之"脉浮而数者，宜麻黄汤"的不同之处是，52条虽然也是脉浮数，但是没有烦，也就是没有伤营气，没有营气弱，故宜麻黄汤。

● 25. 服桂枝汤，大汗出，脉洪大者，与桂枝汤，如前法。若形似疟，一日再发者，汗出必解，宜桂枝二麻黄一汤。日再服，将息如前法。

服桂枝汤，大汗出，则肌肤腠理空虚，邪气乘虚入心，导致心中郁热，故脉洪大。脉洪大而无烦渴者，为心阴未虚，法当宣泄心中郁热，可与桂枝汤，如前法啜热稀粥、覆被令微汗出。服桂枝汤，若形似疟，是阵寒阵热形似疟。阵寒者是寒在骨髓，为麻黄汤证；阵热者是热在骨髓，为桂枝汤证；一日再发者，是邪气减弱，如果邪气未减弱，就应是整日发热恶寒，而不应是形似疟一日发作二次。前一句"与桂枝汤，如前法"这句话，没有说"汗出必解"，而一日再发者宜桂枝二麻黄一汤，则曰"汗出必解"，这就意味着，邪气未减弱者，未必汗出必解，有可能汗出变为烦渴的白虎加人参汤证。此条桂枝二麻黄一汤证的脉象，也应是洪大而按之弱的脉象，而不是23条稍微缓的脉象。23条脉微缓者，是由脉紧变得稍微缓和了，也就是营阴有点弱了，故脉象比紧脉稍微缓一点了，但是比不上25条营阴弱，所以25条宜用桂枝二麻黄一汤，而不宜用桂枝麻黄各半汤。桂枝二麻黄一汤，其芍药的用量比桂枝麻黄各半汤为多，这也说明桂枝二麻黄一汤证比桂枝麻黄各半汤证的营阴为弱，所以25条桂枝二麻黄一汤证的脉象应该是脉洪大（按之弱），而不应是脉微缓（比紧脉稍微缓）。脉洪大而无烦渴者，是与桂枝汤，还是与桂枝二麻黄一汤？鉴别点是有没有形似疟，一日再发。

桂枝二麻黄一汤方：桂枝 15.375g，麻黄 6g，芍药 11.25g，炙甘草 9.75g，杏仁 6.17g，生姜 11.25g，大枣 5 枚（擘）。

用法：上 7 味，每剂药以水 1000mL，先煮麻黄一二沸，去上沫，纳诸药，煮取 400mL，去滓，温服 200mL，日再服。将息如前法。

● 26. 服桂枝汤，大汗出后，大烦渴不解，脉洪大者，白虎加人参汤主之。

大汗出后，大烦渴不解，脉洪大者，是汗出伤血，转为少阳里热。脉洪大并有大烦渴不解，是邪热入内，热在上焦，故白虎加人参汤主之。白虎汤证是脉见浮滑，浮为阳热，滑为阴实，阴实乃阴气尚足，故白虎汤方无人参。

此条与上条，虽同为服桂枝汤，出现脉洪大，而见证却有所不同。一为大汗出而没有烦渴，一为大汗出后大烦渴不解。"大汗出"和"大汗出后"这一点不同，是需要注意的。大汗出，是现在进行时，是正在大汗出，而大汗出后，是过去时，是大汗已经出过了，也就是说，大汗出后，已经没有大汗了，或者有汗，但不是大汗出了。这是因为大汗出时，津液尚足，邪热还未伤及阴气，所以没有烦渴，而大汗出后，津液不足，邪热已经伤及阴气，阴气已亏，所以有烦渴。那么，大汗出，脉洪大而无烦渴者，就可以宣泄邪热，可与桂枝汤；大汗出后，脉洪大而有烦渴者，是大汗出后心阴亏虚，是热伤心阴，故与白虎加人参汤。心阴亏虚会不会渴呢？从 282 条"少阴病，欲吐不吐，心烦但欲寐，五六日自利而渴者，属少阴也。虚故引水自救"可知，少阴证心阳虚寒可以出现烦渴，那么少阳证心阴虚热也必然会出现烦渴。柴胡汤证"若渴，去半夏，加人参，栝楼根"也是少阳热渴。

在此比较一下脉洪大与脉大的不同点。脉洪大而渴者，为少阳虚热；脉大而渴者为阳明实热。脉洪大与脉大怎么鉴别呢？应从脉的虚实上做鉴别。脉洪大者，必为按之弱（虚）；脉大者，必为按之强（实）。如果没有虚实之别，也就难以区别脉洪大与脉大的不同了。脉洪为心中郁热，属少阳；脉大为胃中郁热，属阳明。脉洪而无烦渴者为心血未伤，法当宣泄心中郁热，可与桂枝汤；脉洪而烦渴不解者，为热伤心血，法当清泄心中郁热兼补心血，白虎加人参汤主之。

白虎加人参汤方：知母18g，石膏48g（碎，绵裹），炙甘草6g，粳米12g，人参9g。

用法：上5味，每3剂药以水2000mL，煮米熟，汤成去滓，温服200mL，日3服。

● 27. 太阳病，发热恶寒，热多寒少，脉微弱者，此无阳也。不可发汗，宜桂枝二越婢一汤。

此条发热恶寒、热多寒少，和23条发热恶寒、热多寒少一样，也是如疟状一阵恶寒、一阵恶热，恶热的时间多一些，恶寒的时间少一些。发热恶寒，是邪未离表；热多寒少，是表邪较轻；脉微弱者，是表邪入内。此脉微弱，是脉稍微弱，不是微缓之脉。此条脉微弱与23条脉微缓的区别是，23条脉微缓是与麻黄汤证脉浮紧做对比，脉微缓是比脉浮紧稍微缓和了，脉不浮了也不那么紧了，故曰脉微缓；此条脉微弱是与上条脉洪大做对比，或与桂枝汤证脉浮缓做对比，是脉不洪大了，比洪大之脉弱了一些，或比浮缓之脉弱了一些，脉不浮了且又弱了一些，故曰脉微弱。需要注意：23条脉微缓者与此条脉微弱者各有对比的脉象。脉微缓者是与先前的脉浮紧做对比，虽然微缓一些，但还是有些紧；脉微弱者是与先前的脉洪大做对比，是脉不大了，而且还弱了一些。脉微弱之脉必无紧象，故脉微弱之脉比脉微缓之脉明显要弱。脉微弱者为表邪入内了，故曰"此无阳也。不可发汗"。此无阳也，是无太阳证。表为阳，里为阴，此无阳是说此无太阳表热，无太阳表热者自然不可发汗。23条之桂枝麻黄各半汤证小发其汗，是因为其人虽然脉微缓，但是面色反有热色，就是有太阳表热，故曰"不能得小汗出"，所以与桂枝麻黄各半汤小发其汗。25条之桂枝二麻黄一汤证汗出必解，也是小发其汗，以解太阳表热，其太阳表热的证据是无烦渴、脉洪大、一日再发。洪大之脉必有郁热，有烦渴则为郁热在内，无烦渴则为郁热在外。

此条桂枝二越婢一汤证其脉微弱，是表热入内了，其症如疟状"发热恶寒，热多寒少"已经不是太阳表热了，这个"热多寒少"是里热多，表寒少，所以说"此无阳也，不可发汗"，无太阳表热自然不可发汗。不可发汗为什么用桂枝、麻黄呢？这就像麻杏甘石汤证一样，麻杏甘石汤证"无大热"是表热入内了，但是其症"汗出而喘"，是内热外趋且热在上焦，用麻黄是配合石膏顺其病势从外解热；桂枝二越婢一汤证"脉微弱"也是表热入内了，但是其症"发热恶寒，热多寒少"是内热外趋，气机向外，用桂枝麻黄也是配合石膏顺其病势从外解热。27条之"发热恶寒"与23、25条之"发热恶寒"的病理状态是不尽相同的。23条的脉象是从浮紧变为微缓而不浮，这是表邪退去欲愈的脉象，但若面色反有热色者，是阳气怫郁在表，还是有表热；25条的脉象是洪大，洪大之脉是有热郁。区别热郁是在外还是在内，在于有无烦渴。27条的脉象是微弱而不浮，所以其表现"发热恶寒，热多寒少"如疟状，就不是表热，而是里热外趋，因为有表热者必然脉浮，或者面色怫郁，或者脉洪大无烦渴。脉微弱而不浮也无面色怫郁或脉洪大，却"发热恶寒，热多寒少"者，就是内热外趋，有外解之势。解表热者应当发汗，而解内热外趋者不可发汗。发汗是温覆取微汗，这是因为温覆取微汗才能解除表郁。而内热外趋者是正气将邪气祛赶到表部，并没有表郁，所以只要使用发散药物疏通表部，使邪气不能停留在表部，邪气就能随着血液循环而被代谢出体外。发汗解表的原则是微似汗，微似汗就能把表邪全部发散出去吗？肯定不能。微似汗的目的是疏通表部脉络，使气血得以在表部正常运行，邪气就会被正气代谢从小便排出。如28条"头项强痛、翕翕发热"是有表证，这个表证不能发汗。那么这个表证怎么解决呢？张仲景曰："小便利则愈。"28条以茯苓、白术利水，是因为该条心下有停水且胃气弱。27条之水气比28条为轻，且心下无停水，故不用利水之药，只要疏解表部，使水气在表部不能停聚，则被正气祛到表部的水气就能随着血液循环从小便排出。23条和25条的服法都是"将息如前法"，也就是如服桂枝汤覆被令微汗出法，而27条的服法没有说"将息如前法"，这正与"不可发汗"的交待相吻合。不可发汗，不是不可用解表药物，而是不可温覆令遍身汗出。

在此附带说一下脉微弱与脉弦紧的不同。脉弦紧者通常是水气郁滞较重，津液亦尚足，津液与水气充斥脉管，故脉弦紧。需要明白的是，津液与水气不同，津液是脾胃将摄入胃内的水液消化吸收后而变成的；水气是津液或血液因寒、热的原因造成郁滞不通不能正常运行而出现了温差，由于温差的原因而使津液变成水气。

此条脉微弱者肯定不是脉浮弱，因为脉浮弱者为发热恶寒的桂枝汤证脉象，脉浮弱也是人体抗邪入里的脉象。浮为在外，是阳气与邪气在表部分争，表邪不能入内，所以，脉浮是有阳，脉不浮才是无阳，故曰"脉微弱者，此无阳也，不可发汗"。"无阳"也是表部血液（津液）不实，若发汗损表，就违背了"随其实而泻之"的治疗原则。此条脉微弱者为表邪入内，卫气必入内抗邪，故寸口脉微弱，所以宜桂枝二越婢一汤小清其热。"不可发汗"是告诫医者，不要把此条和23、25条混同。23条是"不能得小汗出"，可以小发汗；25条是"汗出必解"，也可以小发汗；此条是"不可发汗"，是不可以任何方式发汗，因为此条无表部郁热，就是无阳，发汗则犯"虚虚"之戒。23、25条有点表部郁热，就是有阳，故可以小发其汗。

桂枝二越婢一汤方：桂枝6.8g，芍药6.8g，麻黄6.8g，炙甘草6.8g，大枣4枚（擘），生姜9.8g，石膏9g（碎，绵裹）。

用法：上7味，每剂药以水1000mL，煮麻黄一二沸，去上沫，纳诸药，煮取400mL，去滓，温服200mL。

● **28. 服桂枝汤，或下之，仍头项强痛、翕翕发热、无汗、心下满微痛、小便不利者，桂枝去桂加茯苓白术汤主之。**

服桂枝汤，或下之，仍头项强痛，翕翕发热，无汗，心下满微痛，小便不利，这是说，在服桂枝汤，或下之之前，就有这些症状，所以说"仍"。仍头项强痛、翕翕发热，是表证仍在；仍心下满微痛、小便不利，是里证仍在。心下满微痛、小便不利，是心下有停水，水停心下故心下满，血行不利故微痛，这是胃气弱的表现。若胃气不弱，则翕翕发热应当有汗，心下满应当小便利。有汗则头项强痛、翕翕发热，法当得解；小便利则心下满微痛法当得解。如192条"阳明病，初欲食，小便反不利，大便自调，其人骨节疼，翕翕如有热状，奄然发狂，濈然汗出而解者，此水不胜谷气，与汗共并，脉紧则愈"。胃气弱者，则谷气不胜水气，故无力作汗，无力作汗则水停心下，因而小便亦不利。所以此条之病证不解，是因为胃气弱而水停心下。这个胃气弱并不是胃气虚，如果胃气虚，心下停水就会下渍胃肠，出现心下痞硬和呕吐下利，因为心下停水是胸膈之水下聚。胃气弱者并没有弱到虚的程度，还能防御心下之水下犯胃肠，也就没有心下痞硬和呕利，故不用干姜、人参救虚，而用生姜、大枣健胃。但是胃气弱而水停心下者，不可攻其表，因为攻表伤阳，必伤及胃气，恐由胃气弱变为胃气虚，胃气虚则心下之水下溃胃肠，必作吐利。本条虽然没有吐利，但是在服桂枝汤攻表或下之攻里之前，已经有水停心下的"心下满"了，"服桂枝汤，或下之"，心下满仍在，这种状态如果再用桂枝攻表伤阳，导致胃气虚，则必作吐利。去桂枝，就是因为胃气弱，没有足够的能量逐邪。如果胃气不弱，服桂枝汤就应当有汗，或者小便当利。

去桂枝，头项强痛、翕翕发热怎么解除呢？这是以茯苓、白术通利心下停水，以芍药通利血脉，心下停水则随血液循环从小便利去，小便利则胃气复，胃气复则外证自解。此条方后云"小便利则愈"，可知此病证之邪气是从小便出。头项强痛并不是一定要发汗才能解除，如142条"头项强痛，或眩冒，时如结胸，心下痞硬者，当刺大椎"，131条"结胸者，项亦强，如柔痉状，下之则和"。可见根据病证情况，对于有头痛项强者，用刺法和下法也能解除。此条是用利小便法解除头项强痛。

21条胸满去芍药，此条心下满为什么不去芍药呢？因为21条脉促、胸满者为血气较强，能上趋到胸中，抗御邪气下犯，故水停胸中则为胸满；此条心下满小便不利者为血气较弱，只能上趋到心下抗御邪气下犯，故水停心下则为心下满。小便不利者，也有血气较弱较强之不同。血气较弱之小便不利者，无汗，无口渴；血气较强之小便不利者，有汗，有口渴，如五苓散证。此条无汗，无口渴，为血气较弱之小便不利，故留芍药益血气以利小便。

桂枝去桂加茯苓白术汤方：芍药9g，炙甘草6g，生姜9g，白术9g，茯苓9g，大枣4枚（擘）。

用法：上6味，每3剂药以水1600mL，煮取600mL，去滓，温服200mL，小便利则愈。本云桂枝汤，今去桂枝，加茯苓、白术。

鉴于此条历来医家对去桂还是去芍有争议，乃附病案一则：患者女，27岁，2009年7月29日上午初诊，患者自述发热10天，体温在37.3~38℃之间，前3天口服解热镇痛类药物，病不解，后7天静脉点滴抗生素类，病仍不解。后7天基本上都是下午5~6点钟时体温开始升高，至夜间升到38℃，夜间2~3点以后体温开始下降，早晨降到37.3℃。现症状：从头项至背、脊、腰正中间一条线部位强痛，发热，测腋下体温37.3℃，无汗，能食，饮水多，脘腹满，口干、咽干，不渴，咽红不肿痛，白天小便少，舌胖苔白，脉右寸微缓、关尺沉弦，心率90次/分。患者天亮起床后小便1次，下午小便1次，基本上都是白天小便2次，夜间小便2次。脉证合参，断为桂枝去桂加茯苓白术汤证。因其咽红，恐其发生咽喉疼痛，故去生姜加桔梗。处方：茯苓10g，白芍10g，白术10g，炙甘草7g，桔梗3g，大枣4枚（擘）。3剂，水煎服，日服2剂。2009年8月1日上午复诊，患者自述服上药后，当夜至今没有再发热，现后背有点沉，夜间小便多，余无不适。察舌胖苔略黄（经询问，是吃李子染苔），脉关尺沉弦，心率84次/分。上方去白芍、桔梗，续3剂，嘱其以后适度喝水，不要过饮。

● 29.伤寒脉浮，自汗出，小便数，心烦，微恶寒，脚挛急，反与桂枝，欲攻其表，此误也。得之便厥，咽中干、烦躁吐逆者，作甘草干姜汤与之，以复其阳。若厥愈足温者，更作芍药甘草汤与之，其脚即伸；若胃气不和谵语者，少与调胃承气汤；若重发汗，复加烧针者，四逆汤主之。

"伤寒脉浮"为卫阳强，"自汗出"为营阴弱，"微恶寒"为邪气在表，此为营弱卫强桂枝汤证。但是"小便数、心烦、脚挛急"是营阴虚的表现。营阴虚则生内热，内热迫津液下渗则小便数，内热扰心则心烦，小便数又加重了营阴亏虚，则出现小腿筋脉挛急，即脚挛急，故虽然有脉浮、自汗出、微恶寒的桂枝汤证，也不可与桂枝攻表。因为营阴已经亏虚，卫阳缺失了后援，与桂枝攻表必亡阳，故得之便厥，逆变成厥逆、咽中干、烦躁吐逆的阴阳两虚证。反与桂枝，得之便厥，这是桂枝损阳的明证。此为阴阳两虚，不能与芍药益营阴，益营阴则厥不还，吐逆不止。故作甘草干姜汤先复其阳。

桂枝汤证没有小便数。因为桂枝汤证是表部血热（热在骨髓），表部血热则自汗出。里（内）部血热则小便数，"小便数、心烦"是里（内）热迫津液下泄。津液是血液的组成部分，津液从小便出的过多，则为亡阴；津液从汗出的过多，则为亡阳。阴阳的区别，就是内、外、寒、热的区别。常规情况为，汗出不烦者为寒证，汗出心烦者为热证。此条自汗出心烦为内热，故此条小便数为内热迫津液从小便出。桂枝汤证不汗出时也可有心烦，如24条："太阳病，初服桂枝汤，反烦，不解。"反烦不解，是因为不汗出，表郁不解，表热有入里之势，故心烦。桂枝汤证自汗出时则表郁有所解，故表证自汗出者不应心烦，表证心烦者必为不汗出者。小便数、心烦、脚挛急，是亡阴血虚的表现，故虽然有桂枝汤证，也不可与桂枝攻表。"反与桂枝，欲攻其表，此误也，得之便厥"，得之便厥，是与桂枝攻表伤阳，变为阴阳两虚了。原来只有心烦，烦是阴虚，反与桂枝汤攻表，又添了一个躁，躁为阳虚，阳虚则手足厥逆。表为阳，手足为阳，表虚则血液不能通达于手足，故"得之便厥"。此证手足厥、烦躁、吐逆，是阳虚为急，阳虚为急者当先温复其阳，故与甘草干姜汤先复其阳，使手足厥冷复温。若厥愈足温，就是复其阳了。厥愈足温，吐逆必自止。再作芍药甘草汤与之，其脚（小腿）即伸，脚挛急即得解。若服甘草干姜汤出现胃气过热谵语者，少与调胃承气汤和其胃。若重发汗，是重与麻黄汤发汗，又加烧针迫汗亡阳而出现手足厥冷者，四逆汤主之。

桂枝汤若用于亡阴血虚者，必然更伤其阳气，这是《伤寒论》关于桂枝汤伤损阳气的论证。此条说明，桂枝汤不能用于亡阴血虚者，也不能用于阴阳俱虚之手足厥冷者。阴虚则汗出而烦；阳虚则吐利而躁。

有学者认为，小建中汤证是中气虚，桂枝能补中益气。这是误解。小建中汤证有心悸和四肢疼，桂枝是用于平心悸，用于解四肢疼。小建中汤方建中之药是胶饴而不是桂枝。如大建中汤方也是以胶饴建中，并有干姜、人参，却没有桂枝。中气虚者，腹中应冷，当不能食，故当忌芍药。而小建中汤方是桂枝汤方倍芍药，倍芍药是用于腹中痛。芍药用于腹中痛，是营血不足腹中脉络挛急之痛。中气虚之腹痛，是腹中虚冷，当用干姜、人参。可见小建中汤证不是中气虚，桂枝也不是用于补中益气。

29条"脉浮、自汗出、小便数、心烦、微恶寒、脚挛急"等症状，是阴气不足、亡阴血虚的反应。此证"脉浮、自汗出"是营阴不足的浮热之象。浮则为虚，就是《金匮要略》所说的"浮者血虚，络脉空虚"。阴血亏虚者虚热外浮则自汗出；虚热内扰则小便数；血少不足以给养肌肤则微恶寒；虚热扰心则心烦；脉络空虚，筋脉失养则脚挛急。脚挛急是主症，也是此病机之关键所在。脚挛急之症，有虚实之别。实证之脚挛急，必有胸满口噤，或卧不着席，或龄齿的动风之象，而无小便数；此证之"脚挛急"，没有动风之实象，且有小便数，则为阴气亏虚，不能够充养小腿筋脉所致。故此证虽然也有热象，但是热轻虚重、热缓虚急，法当与芍药甘草汤先救其虚。若不先救其虚而先攻其表，则不仅病不能得解，反而出现手足厥、咽中干、烦躁吐逆的阴阳两虚之证。烦躁吐逆为少阴和太阴合证，烦躁属少阴，吐逆属太阴。

29条从伤寒脉浮之表证所出现的"自汗出、小便数、心烦、微恶寒、脚挛急"等症状，反应了表热不解而表热内扰的阴气亏虚之证。阴气亏虚者不可攻表，攻表则为"虚虚"，"虚虚"则厥逆。若重发汗，复加烧针取汗，则变为少阴虚寒证，可见津液一再受损，其病就会从外实转变为外虚乃至内外俱虚，甚至从虚热证转变为虚寒证，由轻病转变为重病。

由 29 条桂枝攻表致虚可知，桂枝汤病证之"营弱卫强"，实际上是"营缓卫强"，而不是"营虚卫强"。真正营虚者，则不可与桂枝汤攻表。经曰："脉实者，宜下之；脉浮虚者，宜发汗。"这个"脉浮虚"之"虚"是与"脉实"之"实"相对比而言，正如脉浮紧为表实，脉浮缓为表虚一样，脉浮缓并不是脉虚。

29 条之"小便数、心烦、脚挛急者"急当救阴，宜芍药甘草汤。

甘草干姜汤方：炙甘草 18g，干姜 9g。

用法：上 2 味，每 2 剂药以水 600mL，煮取 300mL，去滓，分温再服。

芍药甘草汤方：芍药 18g，炙甘草 18g。

用法：上 2 味，每 2 剂药以水 600mL，煮取 300mL，去滓，分温再服。

调胃承气汤方：大黄（去皮，清酒洗）36g，炙甘草 18g，芒硝 24g。

用法：上 3 味，以水 600mL，煮二物至 200mL，去滓，纳芒硝，更上火微煮令沸，少少温服之。

四逆汤方：炙甘草 9g，干姜 7g，附子 7g（生用，去皮）。

用法：上 3 味，每 2 剂药以水 600mL，煮取 240mL，去滓，分温再服，强人可大附子一枚（10g），干姜三两（14g）。

疑 30 条不是《伤寒论》原文。

● 30. 问曰：证象阳旦，按法治之而增剧，厥逆，咽中干，两胫拘急而谵语。师曰：言夜半手足当温，两脚当伸。后如师言，何以知此？答曰：寸口脉浮而大，浮为风，大为虚；风则生微热，虚则两胫挛。病形象桂枝，因加附子参其间，增桂令汗出，附子温经，亡阳故也。厥逆、咽中干、烦躁、阳明内结、谵语烦乱，更饮甘草干姜汤，夜半阳气还，两足当热，胫尚微拘急，重与芍药甘草汤，尔乃胫伸；以承气汤微溏，则止其谵语。故知病可愈。

此条中"附子温经，亡阳故也"，这是明显错误。附子温里，不能说亡阳。《伤寒论》所谓亡阳，是指攻表发汗或火攻劫汗，津液亡外。附子温经亡阳，明显不符合经义。

"厥逆、咽中干、烦躁、阳明内结、谵语烦乱，更饮甘草干姜汤，夜半阳气还"，更是明显错误。阳明内结、谵语烦乱是承气汤证，怎么可以"更饮甘草干姜汤"呢？

整条语句混乱不清，所以怀疑不是《伤寒论》原文。

"历史的东西，语言是无法借用的，历史上今天能知道的东西，只能从文字上认识、分析。《伤寒论》一书的不同文体和不同观点，从文字上可以看出它的变易过程。"（《三部六病》）

《伤寒论》是论述文，全论绝大部分条文都是论述的文体，而以问答文体出现的条文很少，且在以问答文体出现的条文中，有语句混乱不清者，也有不符合医理者。第30条就是例子，其他问答体例的条文，也有类似者。故凡问答体例之10条，均不作解。

二、辨太阳病脉证并治中

___

傷寒論卷第一

漢　張仲景述

晉　王叔和撰次

宋　林億校正

明　趙開美校刻

沈琳仝校

辨脈法第一　平脈法第二

辨脈法第一

問曰。脉有陰陽。何謂也荅曰凡脉大浮數動滑。此
名陽也脉沈濇弱弦微此名陰也凡陰病見陽脉

● 31. 太阳病，项背强几几，无汗，恶风，葛根汤主之……覆取微似汗。

在太阳时辰上发病，表现为项背强几几、无汗、恶风者，为太阳表实。项背为表，项背强几几，是水气停聚于项背，正气集中于项背抗邪，正邪相争，相持不下；邪气不得外解，故无汗；邪气在表故恶风。项背强几几，是表部郁滞较重。表郁重而无汗者，法当头痛、身疼、腰痛、骨节疼痛。此证没有一身尽疼，应为表热有点伤阴，邪气有点入内，因而表部正邪相争之力不是很强。此证没有一身尽疼，只有项背强几几，必为表热内趋，如《金匮要略》痉病葛根汤证脉沉，就是表热伤阴，邪气入内故脉沉。葛根汤以葛根为主药。葛根既能发散外热，又能升提阴气，麻黄、桂枝、生姜发表邪、散水气，芍药、甘草、大枣补营血、益阴气。

葛根汤方：葛根 12g，麻黄 9g，桂枝 6g，生姜 9g，炙甘草 6g，芍药 6g，大枣 4 枚（擘）。

用法：上 7 味，每 3 剂药以水 2000mL，先煮麻黄、葛根，减 400mL，去白沫，纳诸药，煮取 600mL，去滓，温服 200mL，覆取微似汗，余如桂枝法将息及禁忌。诸汤皆仿此。

● 32. 太阳与阳明合病者，必自下利，葛根汤主之。

在太阳与阳明时辰上合病者，人之气法天之道。太阳之天气为气盛在中天，太阳之人气为气盛在头上，故第 1 条太阳之为病，法当头项强痛；阳明之天气为日行在西，阳明之人气为气行在腹，故 180 条阳明之为病，法当胃家实。此乃人之气法天之道。

太阳与阳明合病者，太阳之气在表部与邪气相争，表现为项背强几几；阳明之气在里部与邪气相争，表现为自下利。自下利乃太阳之水气下迫，以天之阳明为日行西下，人之阳明为气下腹中，病家之太阳水气乘阳明之气下行腹中之时，便下迫入腹，故而出现自下利。从葛根汤证自下利的表现上，可以看到葛根汤病证表邪不得外解，则下迫于里。以葛根升提阳明而发泄太阳，阳明之气得升，则下利得止。此方以葛根为主药，表里兼治，名曰葛根汤，名副其实。

● 33. 太阳与阳明合病，不下利，但呕者，葛根加半夏汤主之。

太阳与阳明时辰上合病，太阳邪气不得外解，则内迫于里。表邪内迫于里，上条表现为下利，是太阳水气下陷于大肠，必下利而出；此条表现为不下利但呕，是太阳水气内迫于胃脘，阳明气实必拒邪入里，故不下利但呕。由于此呕为表实内迫，故仍以葛根升提阳明而发泄太阳，加半夏燥湿去水。

葛根加半夏汤方：葛根 12g，麻黄 9g，炙甘草 6g，芍药 6g，桂枝 6g，生姜 6g，半夏 9g，大枣 4 枚（擘）。覆取微似汗。

● 34. 太阳病，桂枝证，医反下之，利遂不止，脉促者，表未解也；喘而汗出者，葛根黄芩黄连汤主之……煮取二升，去滓，分温再服。

在太阳时辰上发病，表现为桂枝汤证。桂枝汤证是邪气犯表，人体血液集中于表部抗邪，表现为翕翕发热，治法理应顺应人体气机向上向外之势，解肌发汗，使邪从表解。医反下之，虚其里而使里部空虚，导致表热入里。桂枝证营弱卫强，胃气偏弱，不禁攻下，故"下之，利遂不止"，符合厥阴病证"下之利不止"的特点。

"医反下之，利遂不止"，是因为桂枝证胃气偏弱而被攻下伤里，则胃气变虚，表邪直犯虚处，下迫肠道，故利遂不止。如果胃气实者，表邪深入人体时必被胃气抵抗，则表邪不能犯胃，只能停在胸中而成为结胸。脉促者，是表邪未解。"桂枝证，医反下之"，出现了两种情况：一种情况是"利遂不止，脉促"的桂枝人参汤证，一种情况是喘而汗出的葛根黄芩黄连汤证。脉促是胃气弱，故"下之，利遂不止"，假如胃气强，法当关脉急紧。此条可佐证，脉促，是寸脉急紧，关尺脉缓。脉促者表未解，并利遂不止，可与人参汤加桂枝。喘而汗出者，是误下后表热乘虚入胸，出现热壅胸肺，肺气不利则喘，热壅上焦则汗出。喘而汗出是先喘而后汗出。先喘是表邪迫肺之喘，如果表邪未入里，则汗出表郁得解其喘当止。喘而汗出，虽汗出而喘不止者，则为表热入内，内热壅肺。主以葛根黄芩黄连汤，以葛根辛平，能起阴气，升清阳。起阴气则能止利，升清阳则能解外。黄芩、黄连清内热，炙甘草和中。诸药合用，清内解外，促使内热向外而解，则喘息得平，下利得止。

此条太阳病桂枝证，医反下之，出现"利遂不止，脉促者，表未解"和"利遂不止，喘而汗出"两种情况。脉促表未解者，假如表邪迫肺而喘，必然不汗出。假如汗出，则表郁得缓，也就不至于迫肺而喘。如162条曰："下后，不可更行桂枝汤；若汗出而喘，无大热者，可与麻黄杏子甘草石膏汤。"汗出而喘，是内热壅肺致喘；喘而汗出，是表热入内致喘。表热入内致喘，必然有汗出。表热迫肺致喘，必然不汗出。如小青龙加石膏汤证之喘，桂枝加厚朴杏子汤证之喘，皆为不汗出。由此可见，桂枝证有胃气偏寒和胃气偏热两种状态。胃气偏寒者，如21、22条的变证；胃气偏热者，如24、26条的变证。

葛根黄芩黄连汤方：葛根36g，炙甘草9g，黄芩13g，黄连

13g。

用法：上4味，每2剂药以水1600mL，先煮葛根，减400mL，纳诸药，煮取400mL，去滓，分温再服。

● 35. 太阳病，头痛、发热、身疼、腰痛、骨节疼痛、恶风、无汗而喘者，麻黄汤主之。…覆取微似汗，不须啜粥，余如桂枝法将息。

太阳时辰上发病，具有头痛、发热、身疼、腰痛、骨节疼痛、恶风、无汗而喘等症状者，麻黄汤主之。头痛、身疼、腰痛、骨节疼痛，这是一身尽痛。发热而一身尽痛者，是邪气在人体表部，邪气在表必然恶风。一身尽痛是邪气在表部郁滞重。表郁重而无汗，则表邪得不到疏解，必压迫胸肺而喘，这种病证麻黄汤主之。

麻黄汤证的病理状态是营卫俱强。营气在脉内属于阴气，阴气主闭合汗孔，闭合汗孔是营气吸引卫气的作用。卫气在脉外属于阳气，阳气主开启汗孔，开启汗孔是卫气吸引营气的作用；营卫和，则卫气正常入营，营气亦正常出营，出入通顺。卫气正常入营，也就是津液正常渗入脉中；营气正常出营，也就是血浆正常渗出脉外，如此，则汗孔开合适度，皮肤发挥正常呼吸功能，不会出汗。麻黄汤证营卫俱强，脉中血液充斥，脉外津液壅塞，并相互吸引，争持不下，则营气不能出营，卫气也不能入营，营卫争持不下，表部郁滞过重，人体就会一身尽疼。所以，头痛发热、一身尽痛而无汗者，表郁不能汗解，就会压迫胸肺而出现气喘，这种病状只要汗出就能病愈。用麻黄汤发汗，就是促进人体出汗。发汗的方法是覆取微似汗，不得令大汗流离。若大汗淋沥，则肌肤腠理疏松，水气就会有空隙可钻，就会停留在腠理空隙。停留在腠理空隙的水气，会继续阻碍气血运行而发生局部郁滞。局部被郁滞的气血，就又会变为水气，这样水气就会渐渐聚多，气血郁滞状态就会渐渐加重，体温也会渐渐增高。所以12条曰："如水流离，病必不除。"

此条"太阳病，头痛、发热、身疼、腰痛、骨节疼痛、恶风、无汗而喘"等症状表现，是按照症状出现的先后次序排列的。即在太阳时辰上发病，先出现头痛，继而发热……

麻黄汤方：麻黄9g，桂枝6g，炙甘草3g，杏仁9g。

用法：上4味，每3剂药以水1800mL，先煮麻黄，减400mL，去上沫，纳诸药，煮取480mL，去滓，温服160mL，覆取微似汗，不须啜粥，余如桂枝法将息。不须啜粥，是因为营气实。余如桂枝法将息，是如桂枝汤法："若一服汗出病瘥，停后服，不必尽剂；若不汗，更服，依前法；又不汗，后服小促其间，半日许令三服尽。若病重者，一日一夜服，周时观之，服一剂尽，病证犹在者，更作服；若汗不出，乃服至二三剂。禁生冷、黏滑、肉面、五辛、酒酪、臭恶等物。"

麻黄汤证也会有呕，如第3条"呕逆，脉阴阳俱紧"。麻黄汤证呕逆和葛根汤证呕逆之病机有所不同。葛根汤证表热内趋或下迫，出现下利或呕，必为阴气内虚。如果是阳气内虚，不会有"项背强几几"之气上冲的太阳证表现。《金匮》葛根汤用于欲作刚痉之"口噤不得语"也属于气上冲。葛根汤证之水停心下而呕，也属于气上冲。气上冲是阴气不足、阳气有余的状态，所以法当扶阴泄阳，才能促使阴阳得和。麻黄汤证有呕也属于气上冲，但是脉阴阳俱紧，所以与甘草一两，少扶点阴气。总之，凡为气上冲，都有阳气郁滞在表的表现。如头项强痛、面色怫郁、项背强几几、身体疼痛、眩冒、脐下悸等，这一点需要在临床上详察。

● 36. 太阳与阳明合病，喘而胸满者，不可下，宜麻黄汤。

太阳与阳明时辰上合病，喘而胸满者，必无汗，这是太阳气实，水气不能外解，而向里压迫胸膈膜，影响呼吸，故喘而胸满，此属于表实，所以宜用麻黄汤发泄在表之实邪，不可误以为是阳明热邪熏肺而喘。此条与32、33条的不同点是，32条是太阳邪气内迫大肠，故下利；33条是太阳邪气内迫胃脘，故不下利而呕；此条是太阳邪气内迫胸膈，故喘而胸满，而无下利，也无呕。

太阳邪气在表，当汗而解之，不可下。表实无汗者其表邪不得外解，必向内压迫，压迫胸肺故喘而胸满。

太阳水气向内压迫胸肺，与心下水气向上凌压胸肺的表现不同。心下水气向上凌压胸肺的表现是卧则喘满，太阳水气向内压迫胸肺的表现是不卧亦喘满。太阳邪盛向里压迫，压迫到胸肺则喘而胸满；压迫到心，则心中悸；下迫到大肠，则下利；入胁，则胁下满；入腹，则腹满。故腹满而喘者为阳明里热。阳明里热上蒸胸肺，影响呼吸而喘者，必为汗出不恶寒。

此条太阳水气入胸喘满，必为里气上趋，拒邪入内，因胸为高位，治当借助里气上趋之势而发越之，故宜麻黄汤。32条下利、33条呕吐，都为伤阴水停、气机向上的表现，故为葛根汤主之或葛根加半夏汤主之。鉴别葛根汤证和麻黄汤证的要点是有无项背强几几。

● 37. 太阳病，十日以去，脉浮细而嗜卧者，外已解也。设胸满胁痛者，与小柴胡汤；脉但浮者，与麻黄汤。

太阳病，十日以去，脉浮细，是因为正邪在表部交争十日，正气受损，表部血气不足，故脉浮细。浮为在外，细为血虚，脉浮细者，是表部血虚了。脉浮细与脉浮弱不同，脉浮弱者并不细；脉浮细是表部血液虚少了，邪气才能乘虚越过表部侵入胸胁，也才会有胸满胁痛。

脉浮细而嗜卧者，是表证已解，表邪入内。若表证未解，不会嗜卧，也不应脉浮细。因为人体抗邪机制，是哪里有邪，血液就会向哪里集中以抵御邪气。若表部有邪，血液自然会集中于表部，那么寸口脉就不应当浮细。后句"脉但浮者，与麻黄汤"就是证明。脉但浮者，是浮而不细，浮而不细为血液集中在外，邪气亦必在外。浮细而嗜卧者，是集中到表部的血液退入里部。如《黄帝内经》曰："卫气者，昼日常行于阳，夜行于阴，故阳气尽则卧，阴气尽则寤。"卧寐是卫气入阴，阳气入里；醒寤是营气出阳，阴气出外。嗜卧是阳气入里，故脉浮细而嗜卧者，是外证已解，集中到表部的血液退入里部。表为阳，里为阴，血液出行表部为阳气，血液入行里部为阴气。阳气入阴，故脉浮细而嗜卧。脉浮细，反应了表部血少；嗜卧，反应了阳气入阴。嗜卧是病态，故脉浮细而嗜卧者，也是表邪入里的表现。设胸满胁痛者，是邪气入胸胁，因而血液也集中在胸胁与邪气交争，故胸满胁痛。胸满胁痛为柴胡证，故与小柴胡汤。脉浮细之浮，也反应了病机向外的趋势，所以小柴胡汤是发泄半表半里之阳邪从外而解的方剂。柴胡证脉象有浮细，也有沉细，但是其共有症状都是胁下满或心下满，这是正气抗拒邪气入腹，与邪气交争于胁下，脉沉细为阳微结者还有头汗出的外证，故不论脉象是浮细还是沉细，其病机趋势都是向外，所以与小柴胡汤解外。

脉但浮者，是但浮不细；脉但浮不细，是卫阳没有入阴，表邪没有入里，没有里部症状，并且无汗，仍为表实证，故与麻黄汤。

小柴胡汤方：柴胡24g，黄芩9g，人参9g，半夏9g，炙甘草9g，生姜9g，大枣4枚（擘）。

用法：上7味，每3剂药以水2400mL，煮取1200mL，去滓，再煎取600mL，温服200mL，日3服。

● 38. 太阳中风，脉浮紧、发热、恶寒、身疼痛、不汗出而烦躁者，大青龙汤主之；若脉微弱，汗出恶风者，不可服之。服之则厥逆，筋惕肉瞤，此为逆也。大青龙汤方……温服一升，取微似汗。汗出多者，温粉粉之。一服汗者，停后服；若复服，汗多亡阳，遂（一作逆）虚，恶风、烦躁、不得眠也。

此条论述了太阳中风的两个变证：一是太阳中风由脉浮缓变为脉浮紧的大青龙汤证，二是太阳中风由脉浮缓变为脉微弱的桂枝二越婢一汤证。

变证一：太阳中风，应汗出，脉浮缓，不汗出而致脉浮紧并烦躁者，应是病人得病后没有及时治疗。本条接在上条"太阳病，十日以去"之后，则应考虑本条太阳中风，有延误治疗的因素。延误治疗，到经不愈者，则有从桂枝汤病证演变为大青龙汤病证的变化。参考 24 条"太阳病，初服桂枝汤，反烦，不解者"的变化，这是太阳中风，先有汗出，初服桂枝汤后，由于桂枝汤有补营的作用，使营阴得到充实而反不汗出，以致表郁加重，故"反烦"而桂枝汤病证"不解"。这个烦是表郁加重的反应，若不能及时刺风池、风府，使表郁得泄，则病情就会进一步发展，由脉浮缓变成脉浮紧，由荣气弱变成荣气强，同时表热又入内，由"反烦"变成"烦躁"，这样就从桂枝汤证变成了大青龙汤证。这是由于太阳中风经过时间的推移，表热没有减轻反而加重，表热未解而又入里，故变成了表里并病的大青龙汤证。

大青龙汤证之发热、恶寒、身疼痛，是正邪在表部交争，因不汗出而营气增强，则由脉浮缓变为脉浮紧，这是表郁不得疏解而反加重，压迫刺激身体故发生身疼痛。表热加重则烦，表热入内则烦躁。

变证二："若脉微弱，汗出恶风者"，这是类如 27 条"发热恶寒，热多寒少，脉微弱者，此无阳也。不可发汗"，此系表热入里的桂枝二越婢一汤证。脉浮紧而烦躁者，是不汗出而营气增强，表郁加重且表邪入内；脉微弱而汗出恶风者，是营气减弱，营气减弱故汗出恶风。此汗出恶风是血弱恶风，故不可与大青龙汤。若误用大青龙汤攻表，则必致手足厥逆、筋惕肉𬌗之变，这是阴阳两虚，可与真武汤法救之。

大青龙汤方：麻黄 18g，桂枝 6g，炙甘草 6g，杏仁 6g，生姜 9g，大枣 2.5 枚（擘），石膏 48g。

用法：上 7 味，每 3 剂药以水 1800mL，先煮麻黄，减 400mL，去上沫，纳诸药，煮取 600mL，去滓，温服 200mL，取微似汗。汗出多者，温粉粉之。一服汗者，停后服；若复服，汗多亡阳，遂虚，恶风、烦躁、不得眠也。

"一服汗者"，停后服，是恐复服，过汗亡阳，导致表部津液虚脱，里部津液外越，遂致表里俱虚，故"恶风、烦躁、不得眠也"。此过汗亡阳之恶风、烦躁、不得眠，可与茯苓四逆汤法救之。

注：34 条桂枝证误下后出现了葛根黄芩黄连汤证，佐证了桂枝汤证不是中气虚；此条太阳中风变成了大青龙汤证，也佐证了桂枝汤证不是中气虚。29、34、38 条，都证明了桂枝汤不是补中益气汤。如果桂枝汤证是中气虚，那么桂枝汤证误下后，必会变为下利不止的虚寒证，怎么会变为葛根黄芩黄连汤证呢？太阳中风证如果是中气虚，也不会变为大青龙汤证。29 条与桂枝汤出现了阳虚证，证明桂枝汤绝不是补中益气汤。

● 39. 伤寒，脉浮缓，身不疼，但重，乍有轻时，无少阴证者，大青龙汤发之。

此条论述了太阳伤寒的一个变证。太阳伤寒法当脉浮紧，一身尽痛，这是因为营卫俱强，正邪在身体表部交争强烈的原因。此证身不疼，是营强减弱了，正邪在表部交争不强烈了，所以脉由浮紧变为浮缓。身不疼，但重，乍有轻时，这是正邪交争，不得汗出，表邪不得从外解而入内的表现。表证若有汗出者，不应当身重。此证虽然脉浮缓，但是身重，故为表实无汗之证。无汗而表邪不解，脉由浮紧变为浮缓，就是表邪入内的反应。身重乍有轻时，是表部的邪气乍有所去，表邪轻了，故乍有轻时。表部的邪气哪里去了呢？此证没有汗出，也没有小便利，表邪并没有被排解，那么表部的邪气轻了，就必然是由外入内了，所以治疗"脉浮缓，身重乍有轻时"的方药需要用石膏清内热。无少阴证者，是无38条"（汗出）恶风、烦躁不得眠"之证，如61条"下之后，复发汗，昼日烦躁不得眠"，务必防止以大青龙汤发少阴虚人之汗。

少阴证是虚寒证。38条"汗多亡阳，遂虚，恶风、烦躁、不得眠也"就是少阴虚寒烦躁。烦为阴虚，躁为阳虚。少阳不得眠者无阳虚，故少阳不得眠者无躁。如栀子豉汤证虚烦不得眠、黄连阿胶汤证心中烦不得卧，都是只有心中烦热而没有肢体躁动。恶风、烦躁不得眠者必为少阴虚寒。此条无少阴证者不是无"脉微细，但欲寐"，因为此条脉浮缓是前提，脉浮是阳气外浮，阳气外浮者不会但欲寐。

38条的大青龙汤证有烦躁，但不是烦躁不得眠，故大青龙汤证的烦躁是实热烦躁，不是虚寒烦躁，其证"脉浮紧、发热、恶寒、身疼痛、不汗出而烦躁"是表热入内，热伤正气了。故大青龙汤之甘草用量倍于麻黄汤，而且加生姜、大枣，以甘草扶助正气，以生姜大枣扶助胃气。

本条的大青龙汤证身重，是内有湿热，湿热弥漫于外故身重。石膏清泄湿热，故实热身重者当加石膏。上条烦躁，是热入胸肺，热伤血气则烦躁。此条身重也是热入胸肺，热伤血气则停湿，湿停表部故身重。热入胸肺烦躁者可与石膏清热，热入胸肺而湿停表部身重者，也可与石膏清热。如第 6 条、219 条"自汗出、身重"，就是石膏证。不汗出而身重者是邪气未离表并已入里。自汗出而身重者是邪气已离表入里，里热外熏故汗出、身重。

● 40. 伤寒，表不解，心下有水气，干呕，发热而咳，或渴，或利，或噎，或小便不利、少腹满，或喘者，小青龙汤主之……若渴，去半夏，加栝楼根三两；若微利，去麻黄，加荛花，如一鸡子，熬令赤色；若噎者，去麻黄，加附子一枚，炮；若小便不利、少腹满者，去麻黄，加茯苓四两；若喘，去麻黄，加杏仁半升，去皮尖。且荛花不治利。麻黄主喘，今此语反之，疑非仲景意。（臣亿等谨按：小青龙汤，大要治水。又按《本草》，荛花下十二水。若水去，利则止也。又按《千金》，形肿者，应内麻黄。乃纳杏仁者，以麻黄发其阳故也。以此证之，岂非仲景意也。）

"伤寒，表不解，心下有水气"，是伤寒表邪未解，又进入胸中。心下之水是胸中之水下沉，停在心下。水停心下而不下溃胃肠，是胃肠气实，心下气虚。胃肠气实则胃气上冲抗邪，抵御邪气下犯胃肠。胃气上冲则干呕，表有邪气则发热，胸中有水气则咳。干呕，是胃气上冲祛水，故以半夏辛燥去水；咳，为胸肺呼吸道有水气，肺气不足，故以五味子酸敛肺气，细辛、干姜辛温去水。其所表现出的各种或然症状，反应了病理变化的不同。若渴，是热伤肺胃，故去半夏辛燥助热，加栝楼根甘寒清肺滋胃；若下利，是胁下有悬饮，故去麻黄发其上，加荛花泻其下；若噎，是胸阳不足，故去麻黄损阳，加附子扶阳；若小便不利、少腹满，是水停下焦，故去麻黄宣发上焦之水，加茯苓通利下焦之水；若喘，是气上壅肺，非表实迫肺，故去麻黄升气，加杏仁降气。

小青龙汤方：麻黄 9g，芍药 9g，细辛 9g，干姜 9g，炙甘草 9g，桂枝 9g，五味子 9g，半夏 9g。

用法：上 8 味，每 3 剂药以水 2000mL，先煮麻黄减 400mL，去上沫，纳诸药。煮取 600mL，去滓，温服 200mL。若渴，去半夏，加栝蒌根 9g；若微利，去麻黄，加荛花，如一鸡子，熬令赤色；若噎者，去麻黄，加附子 5g，炮；若小便不利、少腹满者，去麻黄，加茯苓 12g；若喘，去麻黄，加杏仁 9g，去皮尖。

● 41. 伤寒，心下有水气，咳有微喘，发热不渴。服汤已，渴者，此寒去欲解也，小青龙汤主之。

此条再次论述小青龙汤证发热而咳的病机为伤寒引起的心下有水气，水气犯肺则咳喘，正邪交争则发热，病为水寒则不渴。"服汤已，渴者"，是水寒已去，其病欲解的表现。小青龙汤主之是倒装句，其顺序应在"发热不渴"句后。

服汤已，是服小青龙汤，"咳有微喘"停止了，"已"在这里是停止的意思。服小青龙汤，心下水气得解，故渴。这就明白"此寒去欲解"之"寒"，不是指表寒，而是指心下之水气。心下之水气去，才会渴。渴者是胃气复，胃气复者则心下之水气自去。此条"渴者，此寒去欲解也"，也佐证了 139 条"此本有寒分"之"寒"和 176 条"此以表有热、里有寒"之"寒"以及 166 条之"胸有寒"之"寒"都是指水气、湿气或痰气。

● 42. 太阳病，外证未解，脉浮弱者，当以汗解，宜桂枝汤。

太阳病，外证未解，应是发汗后，发热恶寒未解，发热，口不渴，脉由浮强变为浮弱。脉浮弱者，浮为卫阳强，弱为营阴弱，营阴弱者，不能再用麻黄汤发汗伤营，宜桂枝汤益营解肌发汗。

注：《伤寒论》所谓脉弱，是与脉紧相对比，脉不紧就是弱。《伤寒论》的"脉弱"不是"辨脉法"的"弱脉"。如《伤寒论》113条曰："形作伤寒，其脉不弦紧而弱。弱者必渴，被火必谵语，弱者发热，脉浮，解之当汗出愈。"此条"弱者发热、脉浮，就是脉浮弱"。

附："辨脉法"弱脉，极软而沉细，按之欲绝指下。弱则沉细软弱，举之如无，按之乃得，小弱分明。

如果此条脉浮弱之"弱"是极软而细，岂可汗解？

● 43. 太阳病，下之微喘者，表未解故也，桂枝加厚朴杏子汤主之。

"太阳病，下之微喘者"，是误下。"表未解故也"，是对下之微喘的病机解释。下之微喘者，是下之表邪欲入里，而里部之气上冲抗拒表邪入里，则表邪只能欺压到肺，不能入里，故下之微喘。桂枝加厚朴杏子汤主之，是因为下之必伤阴气，故不宜用麻黄汤。微喘是气上壅肺，故加厚朴下气、加杏仁降气，以佐桂枝解表平喘。

● 44. 太阳病，外证未解，不可下也，下之为逆；欲解外者，宜桂枝汤。

太阳病，外证未解，当需解外，不可下。若下之，就是逆气机向外抗邪之趋势，因为外证未解，必是正气向外抗邪。欲解外者，宜用桂枝汤法。外证未解，应为脉浮、发热恶寒未解。

此条"太阳病，外证未解，不可下也"，也可以看出太阳病和太阳证的不同。如果太阳病就是太阳证，那直接说"太阳病未解，不可下也"就行了，没有必要加上"外证"二字。"太阳病，外证未解，不可下也"，语句里包含有里部之证，但是因为外证未解，所以不可用下法。

有说"外证是指桂枝汤证，表证是指麻黄汤证"，此说不对。外证和表证是一个意思，都是与里证相对而言。如163条曰："太阳病，外证未除而数下之，遂协热而利，利下不止，心下痞硬、表里不解者，桂枝人参汤主之。"164条曰："表解乃可攻痞；解表宜桂枝汤。"

外证未解，即使有大便硬之里证，也不可攻里，因为攻里则引表邪入里。宜桂枝汤，是因为桂枝汤方有芍药益阴，不至于加重里实。如果用麻黄汤解外，则会伤阴而加重里实。

● 45. 太阳病，先发汗不解，而复下之，脉浮者不愈。浮为在外，而反下之，故令不愈。今脉浮，故在外，当须解外则愈，宜桂枝汤。

太阳病，先发汗不解，脉浮者，为邪气在外，法当继续解外，而复下之，是逆治。虽经逆下，今仍脉浮者，为里气不虚，向外抗邪，故为病邪在外，当须解外则愈，宜桂枝汤。

下之后，脉浮者，若没有里虚腹满下利，则当须解外则愈。如果下之后，出现里寒下利清谷，虽脉浮表邪未解，也不能攻表，当先救里。如225条："脉浮而迟，表热里寒，下利清谷者，四逆汤主之。"

● 46. 太阳病，脉浮紧，无汗，发热，身疼痛，八九日不解，表证仍在，此当发其汗。服药已微除，其人发烦目瞑，剧者必衄，衄乃解。所以然者，阳气重故也。麻黄汤主之。

"太阳病"，是在太阳时辰上发病，"脉浮紧，无汗，发热，身疼痛"，这是麻黄汤证，"八九日不解"，是行太阳经尽后不解，"表证仍在"，是"脉浮紧、无汗、发热、身疼痛"仍在，"此当发其汗"，当与麻黄汤发汗。"服药已微除"是服麻黄汤后微除，"微除"是表证稍微除去一些。"微除"一定是没有汗出，麻黄汤证汗出必解。没有汗出则阳气怫郁不得越，故"其人发烦目瞑"。发烦目瞑是阳气重。阳气是运行在表部的血液，服麻黄汤，能促进血液流向表部，则表部血液增多，表部血液增多却不汗出，表部毛细血管必然扩张，形成阳气重的状态，故"其人发烦目瞑"。目瞑是闭上眼睛。"剧者必衄，衄乃解"，阳气重者若不能从汗解则必然从衄解"，这是阳气重的必然趋势，因衄血而使腠理得到疏通，表实得泄，表部气血得以畅行，表病乃解。"所以然者，阳气重故也"，为自注。"麻黄汤主之"，是倒装句，按语序应接在"此当发其汗"句后。

太阳表实，八九日不解，服麻黄汤则发烦目瞑，这是为什么呢？仲师曰："阳气重故也。"阳气重应为营卫气皆强。这是因为服麻黄汤升发阳气，使人体血液更向表部集中，因而表邪不能入里，正邪分争强烈故发烦目瞑，剧者必衄，衄乃解。

● 47. 太阳病，脉浮紧，发热，身无汗，自衄者愈。

在太阳时辰上发病，脉浮紧，发热，身无汗，这是麻黄汤证。麻黄汤证阳气重者，表邪不得从汗解，则表部脉络充斥血液，必衄血。衄血常为鼻衄，这是因为鼻腔黏膜比较薄弱，阳气重者，血液上冲鼻腔，则易鼻衄。也有肌衄者，肌衄的部位，也是皮肤薄弱之处。自衄者，表邪随衄血得泄，表部郁滞的气血得到疏松，营卫得以交通，则营卫和，气血运行得畅，病必自愈，故曰："自衄者愈。"

上条服麻黄汤已，其人发烦目瞑，是服麻黄汤后，其热不除，反而邪气上壅，故目瞑。目瞑，是邪气上壅的表现。如小儿哭的厉害了，也会出现目瞑，这是小儿憋紧了气，全身使劲大哭，则血气涌上头部，造成了头部气血一时壅滞，出现了头晕，故目瞑。此条没有喝药，出现自衄者，也是阳气重。自衄者，表郁得到疏松，阳气就不重了，气血在表部就能得以运通，表部的邪气就能被代谢出体外，表病必愈。

上条那个"发烦目瞑"是服药引起的，这就是说服麻黄汤和服桂枝汤一样，都有使人营气增强而发烦的特例。如24条"太阳病，初服桂枝汤，反烦，不解者，先刺风池、风府，却与桂枝汤则愈"，就是初服桂枝汤，出现了营气增强，故反烦，不解。24条初服桂枝汤，反烦，不解，先刺风池、风府，就是疏泄阳郁，以利表部气血运通。上条"服药已微除"，微除是表郁得到轻微疏松，但是因为不汗出而表病不能得解，则表邪必然向里压迫，故其人发烦目瞑。如初服桂枝汤，反烦不解者也是初服桂枝汤不汗出，表邪向里压迫故反烦。

● 48. 二阳并病，太阳初得病时，发其汗，汗先出不彻，因转属阳明，续自微汗出，不恶寒。若太阳病证不罢者，不可下，下之为逆，如此可小发汗。设面色缘缘正赤者，阳气怫郁在表，当解之熏之；若发汗不彻，不足言，阳气怫郁不得越，当汗不汗，其人躁烦，不知痛处，乍在腹中，乍在四肢，按之不可得，其人短气但坐，以汗出不彻故也，更发汗则愈。何以知汗出不彻，以脉涩故知也。

二阳并病，是先病太阳，后病阳明。这是太阳初得病时，发其汗，汗先出不透彻，也就是没有令遍身微汗出，邪气不能从表部得解，因而进入里部，转属阳明。转属阳明的表现是续自微汗出，不恶寒。续自微汗出，是连续微汗自出，汗出不恶寒者，则为太阳病证已罢，可与承气汤攻里。若太阳病证不罢者，为恶寒不罢，则不可攻下，下之为逆治，会使表邪入里。如此可小发汗，可与桂枝二越婢一汤。假设面色缘缘正赤者，满面正红，这是类同桂枝证"其面翕热如醉状"的"阳气怫郁在表"，当解之、熏之。解之、熏之就是解表发汗或熏蒸取汗。若发汗不彻，不用说了，阳气怫郁不得越，当汗不汗，郁而发热，由于发汗不彻，表部有所空虚，表热乘虚入内，其人则发躁烦，这也是二阳并病，是太阳与少阳并病。这是太阳表部有所空虚，邪气在表部可以流动，流哪儿哪痛，所以不知痛处，乍在腹中，乍在四肢，按之则邪气流走，所以按之不可得，按不出哪里痛。其人短气但坐，是水气入胸停于心下，故短气但坐不得卧。卧则邪气迫胸，会胸闷气喘，上不来气，所以"其人短气但坐"，这是因为汗出不彻的缘故。汗出不彻，则表邪不尽，又导致腠理疏松，故水气乘虚流窜，乍聚在腹中，乍聚在四肢，按之不可得，不知痛处，如此更发汗则愈。何以知汗出不彻，以脉涩故知。《黄帝内经》曰："诸过者，切之，涩者阳气有余也，滑者阴气有余也。阳气有余，为身热无汗。"故脉涩为脉实而涩，身热无汗，故知为汗出不彻。

"更发汗则愈"，这个更发汗，不可与麻黄汤。因为其人躁烦，短气但坐，是表邪入内，邪热入胸，才会出现其人躁烦，短气但坐。若邪未入胸，但表邪甚者，会出现发烦，而不会出现躁烦；且表邪迫胸，水气未入内者，会出现胸满，而不会出现短气但坐。短气但坐是水停心下不得卧的小青龙汤证，躁烦是邪热入内的石膏证。此条短气但坐与79条卧起不安不同。此条短气但坐是表邪入胸，表邪仍在；79条卧起不安是邪入胸腹，表邪已罢。水停心下表邪仍在者"更发汗则愈"，法当与小青龙加石膏汤，如《金匮要略》曰："肺胀，咳而上气，烦躁而喘，脉浮者，心下有水，小青龙加石膏汤主之。"

大青龙汤证是以外证为重，故以"身疼痛"或"身不疼但重"为主，而不是"不知痛处，乍在腹中，乍在四肢，按之不可得，短气但坐"。

● 49.脉浮数者，法当汗出而愈。若下之，身重、心悸者，不可发汗，当自汗出乃解。所以然者，尺中脉微，此里虚。须表里实，津液自和，便自汗出愈。

脉浮为表，脉数为热，脉浮数者为表热，汗出则表热解，故曰"法当汗出而愈"。

此条"脉浮数者"本为邪热在表，若下之，出现身重、心悸的症状，是误下伤里，导致表里两虚。表虚则肌肤空虚而水气停表，所以身重；里虚而心脉空虚则水气犯心，故心悸。脉浮数、尺中脉微而身重、心悸者不可发汗，也不能补表，因为发汗则伤表，表里两虚者不可发汗；补表则助表邪，脉浮数者不可补表。这是误下造成的表里两虚，不是病人原本就是表里两虚。所以这样者，因为尺中脉微，尺中脉微是里虚血少，需表里实，津液自和，便自汗出愈。"须表里实"之"实"，是实正气的意思。表实则为阳气实，阳气实则自汗出，表邪乃解；里实则为阴气实，阴气实则水气去，心悸乃解。此身重、心悸是误下伤里引起的，主要问题是里虚，所以当先实里而不可发汗。

此条太阳病证误下后为什么没有成结胸呢？这是因为脉浮数与脉浮紧不同。脉浮紧，是营卫气俱实；脉浮数，是营气相对不足，营阴较弱。如果对脉浮数者，反下之，复伤其阴气，则阴气更弱，水气就会乘虚犯心。这是因为阴气较弱无力抗邪，故不能作结胸。

脉浮数者，为什么医者会下之呢？因为脉浮数而发热不恶寒者，容易被认为是里热。如257条"病人无表里证，发热七八日，虽脉浮数者,可下之"。病人无表里证,确定了没有表部恶寒和里部腹满等表里证的表现,但是发热七八日,是邪气传里之期,此时病的趋势是传里,故曰"无表里证,发热七八日,虽脉浮数者,可下之"。如果发热没有七八日,而表热传里脉浮数者,通常应当有汗出。汗出不恶寒者,是表证已罢,表热传里,只要脉不虚,就可攻里。而无汗出者,虽然不恶寒,也还是邪气在表,如37条"太阳病,十日以去……脉但浮者,与麻黄汤"。再如本条之"脉浮数者,法当汗出而愈",此脉浮数者,也是无汗,脉浮数、发热无汗者,为邪气在表,还没有到传里之期,也没有里证,故虽不恶寒,也是"法当汗出而愈"。若脉浮数、发热汗出而不恶寒者,就是表邪已去,其脉浮,应是里热鼓脉而导致脉浮。若脉浮数发热无汗而不恶寒,且神志清晰、精神尚好,没有里证,也没有到传里之期者,是邪热仍在身体表部,应当发汗,如52条"脉浮而数者,可发汗,宜麻黄汤"。

此条提示,尺中脉微为里虚,也说明了桂枝汤证阳(寸脉)浮而阴(尺脉)弱,是尺脉弱而不是尺脉微。

此条脉浮数者,由误下导致里虚而出现的身重、心悸、尺中脉微,不可攻表,当先实里,可与芍药甘草汤加茯苓白术。加茯苓、白术利水而去身重、心悸,加芍药补血而实里。如279条"本太阳病,医反下之,因尔腹满时痛者,属太阴也,桂枝加芍药汤主之",279条腹满时痛者属太阴里部阴血虚,而不是阳气虚。里部阳气虚者必吐利。279条腹满时痛而无吐利,就是血虚,故加芍药补血实里。

● 50.脉浮紧者,法当身疼痛,宜以汗解之;假令尺中迟者,不可发汗。何以知然,以荣气不足,血少故也。

脉浮紧者,法当无汗身疼痛,宜以发汗的方法解之;假使尺中迟者,不可发汗。尺中迟为荣虚血少,荣虚血少则能量不足,故脉迟。为什么说尺中迟呢？难道尺中迟，寸关就不迟了吗？联系上条"尺中脉微，此里虚"，可知尺以候里。尺中迟，是强调里虚。里虚不可发汗。再如225条"脉浮而迟，表热里寒"，可见脉迟者不是血少就是里寒，总归为里气不足，故不可发汗。尺中迟者为荣虚血少，就不是阴阳气俱实，而是阴虚阳实。阴虚阳实者不可发汗，当补荣气，似可与芍药甘草汤加麻黄补荣解表，但是不可覆被令汗出。

上条脉浮数而尺中脉微者为里虚，此条脉浮紧而尺中迟者为荣虚血少，这都是"但见一证便是"，需要牢记。表实里虚者当须补里，这是基本原则。里部是本，里已虚者若再攻表，必动摇其本。如82条"太阳病发汗，汗出不解，其人仍发热、心下悸、头眩、身瞤动，振振欲擗地者，真武汤主之"。真武汤证就是太阳病发汗伤里，里虚故身瞤动，振振欲擗地。

联系桂枝汤证汗自出、脉浮缓，就不是里虚，而是相对脉浮紧来说为荣气相对不足，因为汗自出，所以脉不紧。桂枝汤证汗自出，是病人静止不动时汗自出，不是动辄汗出的气虚证。此条脉浮紧、无汗而尺中迟者，是原本为荣虚血少，故不可发汗。

49、50两条关于尺中脉微或尺中迟者为里虚，不可发汗之告诫非常重要。尺以候里，寸以候表，即使表未解脉浮，但是兼里虚者则不可发汗。不可发汗，不是不可用解表药，而是不可令遍身汗出。如麻黄细辛附子汤证和麻黄附子甘草汤证都是表未解，但是脉沉为里虚，虽然可用麻黄解表，但是不可覆被令汗出，其服汤法是日3服，而不是像桂枝汤、麻黄汤那样：若一服汗出病瘥，停后服；若不汗，更服……

● 51. 脉浮者，病在表，可发汗，宜麻黄汤。

脉浮者，应为脉阴阳（尺寸）俱浮。若是寸脉浮、尺脉沉，就有里虚血少之嫌。里虚血少者不可发汗。病在表,可发汗,宜麻黄汤,应是病人无汗;脉浮无汗则为营卫俱实,故宜麻黄汤。

此条脉浮者,病在表,应当没有身疼痛,因为身疼痛而无里证者,肯定是病在表。此条与阳明篇232条"脉但浮,无余证者,与麻黄汤"对比互看,就容易读懂麻黄汤不是只能用于脉浮紧、身疼痛者。与39条"伤寒,脉浮缓,身不疼,但重,乍有轻时,无少阴证者,大青龙汤发之"对比互看,则更清楚麻黄汤可以用于"脉但浮,无余证者"。无余证,就是没有其余的症状,既没有身疼痛,也没有身重乍有轻时。身重乍有轻时是表邪未解而又入里的反应。

● 52. 脉浮而数者,可发汗,宜麻黄汤。

脉浮,为邪气在表;脉数,为热。脉浮而数者,是有表热,当无汗,病人亦当神志清晰,也不应有热伤营气之烦及表热入里之烦躁等症,虽然没有恶寒,也属太阳表证,故宜用麻黄汤发汗。

● 53. 病常自汗出者,此为荣气和。荣气和者,外不谐,以卫气不共荣气谐和故尔。以荣行脉中,卫行脉外。复发其汗,荣卫和则愈。宜桂枝汤。

"病常自汗出者,此为荣气和。"荣气和,就是汗出脉缓。若荣气不和,脉缓也不汗出。如39条:"伤寒,脉浮缓,身不疼,但重。""荣气和者,外不谐,以卫气不共荣气谐和故尔",这是自注句。从这个自注句中可以看到,张仲景关注的重点是阴阳气本身的变化状态。"以卫气不共荣气谐和故尔",这是卫气不与荣气谐和的原故。以荣气行于脉中,卫气行于脉外,卫气不入脉中与荣气交通,这就是卫气不与荣气谐和,于是病人就表现为常自汗出的状态,这种状态就是荣气平和而卫气不平和。卫气不平和还是卫气强，荣气与卫气相比，还是荣弱卫强。所以，复发其汗，损卫益荣，使卫气的强势得到减弱，荣气的弱势得到增强，卫气才能入于脉中与荣气交通，则荣卫得和。"荣卫和则愈，宜桂枝汤。"

● 54. 病人脏无他病，时发热、自汗出，而不愈者，此卫气不和也。先其时发汗则愈，宜桂枝汤。

"病人脏无他病"，脏指里，包括脏腑，指病人无里病。"时发热、自汗出而不愈者"，此为卫气不和。时发热，是每天定时发一次热，不是一日再发的桂枝二麻黄一汤证。这种病证临床常见，男女性都有，男性较多，30多岁、50多岁、70多岁的人都有，多在黎明时发热、汗出。汗出时感觉发热，欲揭开衣被，揭开衣被又感到冷，还得马上盖住。这种发热、汗出，会连续多年，病程长者，有超过20年的。这种病状，不管病程多长，与桂枝汤都有确切疗效。这种病状的病理原因，是卫气不和，还是属于卫强营弱。卫气强时则发热，卫强不能入营故汗出。汗出后，浮热之卫气得到释放，所以汗出后热解。但是邪气没有出尽，还会渐渐聚集，至次日，邪气聚集到发热的程度了，于是又发热汗出，就这样日复一日地循环往复，没完没了。对于这种卫气不和的表证，先其发热时发汗则愈，宜桂枝汤。通常在发热前2小时服汤就可以；若是在黎明时发热汗出，于晚上睡觉前服汤也可以。

需要提出的是，此证发热、汗出，发热是病人自身的感觉，用体温计测量，腋下体温一般不超过37.4℃。

● 55. 伤寒脉浮紧，不发汗，因致衄者，麻黄汤主之。

伤寒脉浮紧，是营卫俱实，不发汗，阳气重者必衄。有衄而自愈者，是因衄血而表郁得到疏解；有衄而不愈者，是衄血过少，如同48条"若发汗不彻，不足言"，衄而不愈者，是衄而不彻，不足言。衄而不彻也不能等其再衄，故以麻黄汤主之，发汗则愈。

伤寒衄血者麻黄汤主之，必为发热、无汗、脉浮紧者。

● 56.伤寒不大便六七日，头痛有热者，与承气汤；其小便清者，知不在里，仍在表也，当须发汗，若头痛者，必衄，宜桂枝汤。

"伤寒不大便六七日，头痛有热者"，这个"头痛有热"之"热"，当为"其面翕热"，属于气上冲。若为阳明里热上冲头面，其小便当黄赤，如果其人不恶寒，可与承气汤。若为太阳表热上冲头面，则小便必不黄赤，"其小便清者，知不在里，仍在表也"乃为反证。头痛有热、小便黄赤者可与承气汤泻其里热。如《金匮要略》曰："若面热如醉，此为胃热上冲熏其面，加大黄以利之。"其小便清者，是邪热不在里，仍在表也，邪热在表，不伤耗里阴，里部无热，故其小便清。伤寒不大便六七日，头痛有热，为阴气已伤，其小便清者，属于营弱卫强，故宜桂枝汤。其"头痛有热"应为荣弱卫强之气上冲头，气上冲则津液不得下行，因而不大便。气上冲而头痛不止者，必衄。故头痛有热、衄血而小便清者，宜桂枝汤。

太阳头痛有热者会面热如醉，阳明头痛有热者也会面热如醉，二者需要细心鉴别。就象脉浮数者可与麻黄汤，也可与桂枝汤，还可下之，那么脉浮数者在什么情况下可与麻黄汤，什么情况下可与桂枝汤，什么情况下可下之，也是需要细心鉴别。临床上，不是麻黄汤证都是脉浮紧、桂枝汤证都是脉浮缓、承气汤证都是脉大；同样，头痛有热者，也有属于麻黄汤证、属于桂枝汤证和属于承气汤证的不同。

此条"伤寒不大便六七日，头痛有热"之"热"，当为气上冲头之热。因为承气汤证为热邪在腹，属于胃家实，胃家实者不大便，通常不应头痛，除非胃热上冲于头。所以，头痛有热，其小便黄赤者，是里热上冲于头，而其小便清者，则是表热上冲于头。由此条可知，伤寒头痛，不一定是太阳证。伤寒脉浮、头痛，才是太阳证，如第1条。假如伤寒不大便六七日，脉实而不浮，头痛发热，小便清者，仍是表热，当须发汗；伤寒不大便六七日，脉实而不浮，头痛发热，小便黄者，则是里热，当与承气汤下之。可见里热上冲也会出现头痛。但是，不能仅仅以"不大便六七日"，作为里热的依据。表证不解，也有不大便六七日的情况，这就需要提壶揭盖，表郁得解，则大便得下。

● 57. 伤寒发汗已解，半日许复烦，脉浮数者，可更发汗，宜桂枝汤。

伤寒发汗已解，是伤寒发热恶寒发汗已解。半日许复烦，这是汗不得法，表邪未尽，半日许邪气又聚集成势，故复发烦热。脉浮数者，浮为表，数为热，脉浮数而烦者仍为表阳病，入里则当躁烦。烦为发汗伤营，营气已受损，故烦。这与52条"脉浮而数者，可发汗，宜麻黄汤"不同。虽然都是脉浮数，但是52条脉浮而数者，没有烦，这是营气充实，阴气未伤，所以不烦，故宜麻黄汤；本条有烦，是营血不足，阴亏而烦，故宜桂枝汤更发汗。

本条"半日许复烦"，与24条"太阳病，初服桂枝汤，反烦，不解者"也不同。本条是"伤寒发汗已解，半日许复烦"，这是伤寒发汗，病已解，病解后半日许又出现烦热，就是发汗伤营，营弱卫强之烦；24条是"初服桂枝汤，反烦，不解"，这是初服桂枝汤，不汗出，出现营气增强，表热欲入里的烦热，所以要先刺风池、风府，疏泄表郁，再与桂枝汤则愈。

本条与 37 条"太阳病，十日以去……脉但浮者，与麻黄汤"脉证也不同。37 条是太阳病虽然已病十来日，但是正气未虚，脉但浮，这与 232 条"脉但浮，无余证者，与麻黄汤"是一样的。脉"但浮"之"但"，是"只有"的意思，只有脉浮、发热，而没有其他症状，当然也没有营气不足之烦，所以与麻黄汤。而本条虽然得病时日短，但是在发汗后出现烦，就是发汗伤营所致，所以宜桂枝汤。此烦与 46 条的"发烦"也不相同。46 条是脉浮紧、发烦。脉浮紧、发烦，是表部阴阳俱强即营卫俱强引起的发烦。此条脉浮数，脉不紧，且刚发汗半日，故不是营卫俱强。

● 58. 凡病，若发汗，若吐，若下，若亡血，亡津液。阴阳自和者，必自愈。

"凡病"，泛指一切疾病，一定是阴阳气不和。若发汗、催吐、泻下，亡失血、亡失津液，能够阴阳自和者，必自愈。此条所谓"亡血，亡津液"，是亡失的意思，不是消亡的意思。亡阳与亡津液有什么不同呢？亡阳，是表部津液亡失过多；亡津液，是亡失里部的津液。如 203 条："……以亡津液，胃中干燥，故令大便硬。"245 条："……太过者，为阳绝于里，亡津液，大便因硬也。"《金匮要略》曰："假如小便自利，此亡津液，故令渴也。"可见此亡津液，是指里部津液亡失。245 条明确指出"亡津液"是"阳绝于里"。亡血、亡津液，是"汗、吐、下"不合法度造成的。虽然汗、吐、下失法，造成了亡血、亡津液，但是阴阳自和者，必自愈。阴阳自和，是人体的自愈能力。如阳气强者，人体能以汗出的方式和阳；阴气强者，人体能以吐利的方式和阴。阴阳自和者，必为表里皆和，饮食、二便、睡眠皆正常，必自愈。必自愈，是因为阴阳气谐和，血气在体内运行通畅，邪气就没有停留的空间，必然会随着血液循环而被代谢出体外，故必自愈。

● 59. 大下之后，复发汗，小便不利者，亡津液也。勿治之，得小便利，必自愈。

太阳病，大下之后，复发汗，大下必亡阴，复发汗又亡阳，汗、下失法，表里两伤，出现小便不利者，这是津液亏虚（亡津液）。勿治之，不可再发汗或利小便，待津液自和，得小便利，必自愈。津液自和则阴阳和，故必自愈。这是对上一条"阴阳自和者必自愈"的进一步说明。此条又见张仲景密切关注疾病治疗中之阴阳气的变化。阴阳气的变化是疾病或愈或不愈的根本变化，疾病痊愈的根本作用是人体的自愈机能，自愈机能表现在人体自发调节阴阳气的虚实上。如 49 条："脉浮数者，法当汗出而愈。若下之，身重、心悸者，不可发汗，当自汗出乃解。所以然者，尺中脉微，此里虚。须表里实，津液自和，便自汗出愈。"张仲景密切关注阴阳气的虚实变化，关注人体的自愈机能，可谓匠心独具。亡津液而小便不利者，未尝不可以酌情与方药补益一下津液，然而医圣的应对是"勿治之，得小便利，必自愈"，这是医圣看准了此小便不利，是大下之后复发汗，造成阴阳气的过多亏损所导致的，病人的脏腑机能并没有问题。所以 59 条"勿治之，得小便利，必自愈"和 49 条"须表里实，津液自和，便自汗出愈"是一样的道理，都是 58 条所说的"阴阳自和者，必自愈"的基本道理。

● 60. 下之后，复发汗，必振寒、脉微细。所以然者，以内外俱虚故也。

太阳病，下之后，伤阴气，复发汗，又伤阳气，阴阳两伤，导致内外俱虚，必振寒、脉微细。振寒是冷的发抖，振是颤抖。振寒为外虚，如87条曰："亡血家，不可发汗，发汗则寒栗而振。"亡血家为内虚之人，发汗则又虚其外，故寒栗而振。寒栗而振就是振寒。下之后则亡血，亡血者复发其汗必振寒。振寒是外虚，脉微细是内虚。脉微细之"微"是稍微的意思。脉稍微细是下之后造成的。脉微细是体内血容量不足，如281条曰："少阴之为病，脉微细。"少阴病证脉微细是下利造成的。"所以然者，以内外俱虚故也"，这是对"必振寒、脉微细"之机理的解释。之所以会"必振寒、脉微细"，是因为"下之后"伤损里部的血容量（阴气），故脉微细，"复发汗"又伤损表部的血容量（阳气），故振寒，这是内外俱虚的缘故。

振寒者有内热外寒，也有内外皆寒。振寒为内热外寒者，其振寒为欲解之征，如94、110条；振寒为内外皆寒者，则为病情加重，如60、87条。

● 61. 下之后，复发汗，昼日烦躁不得眠，夜而安静，不呕，不渴，无表证，脉沉微，身无大热者，干姜附子汤主之。

太阳病，下之后，复发汗，下、汗失法，出现白昼烦躁不得眠，黑夜安静；不呕，是没有少阳证；不渴，是没有阳明证；无表证，是没有太阳证。三阳证都没有，那么脉沉微，就是阴寒证。身无大热者，是无阳热证。因为身大热是阳热，阴寒证必然不会有身大热。此身无大热者是阳虚身热，故干姜附子汤主之。这与124条"脉微而沉，其人发狂，少腹硬满，小便自利"之瘀热在里的抵当汤证不同。此条是"下之后，复发汗"，内外两伤，正气被损，表现为阳虚阴盛的状态。所谓阳虚阴盛，是阳气外虚，阴邪内盛。昼日烦躁不得眠，为人体之阳气在昼日得到天之阳气相助而与阴邪相争，但因阳气不足则肢体躁动，阴气不足则心烦，故出现昼日烦躁不得眠，这是正气与邪气争持不下的表现。夜而安静，是夜晚天之阴寒之气不能助人体阳气与体内之阴邪相争，故夜而安静。本方方义，在于温阳气以消阴邪。方以干姜一两、生附子一枚煮汤顿服，是四逆汤的二倍量，而且服汤一升也比四逆汤证服六合明显为多，可见干姜附子汤证虽然是阳虚阴盛，但是脾胃不虚，没有吐利，与四逆汤证吐利不止、脾胃虚弱者不同。本方证不用甘草，是因为脾胃不虚，故与干姜附子汤顿服，急复其阳。

59、60、61 三条，分别论述了太阳病下之后、复发汗，所出现的三种状况。

59 条是下之后，复发汗，只出现了小便不利的状况，而没有振寒、脉微细、烦躁等其他症状，这是下、汗之后邪气已去，但是正气受伤，津液缺失，这种状况不用治疗，待津液自和则小便利，小便利则必自愈。为什么呢？因为下之伤阴，复发汗伤阳，阴阳两伤自然津液不足而小便不利，但是没有出现里虚脉微细，也没有出现表虚振寒，这是阴阳自和，即如 58 条曰"凡病，若发汗，若吐，若下，若亡血，亡津液。阴阳自和者，必自愈"。

60 条是下之后，复发汗，出现了振寒、脉微细的症状，这是下、汗后，伤耗了内外之气，出现了内外俱虚的状况。

61 条是下之后，复发汗，出现了昼日烦躁不得眠，夜而安静的状况，这是下、汗后出现了阳虚阴盛的状况。

为什么同样是太阳病下之后，复发汗，却会出现三种不同的状况呢？这是因为人的体质状态不同的原因。59 条之病人，应是平素阴阳平和之人，故能耐受误下、误汗的伤害，还有自愈的能力；60 条之病人，应是平素阴阳俱不足之人，故不能耐受误下又误汗，因而变为内外俱虚的状况；61 条之病人，应是平素阳气不足之人，故也不能耐受误下又误汗，因而变为阳虚阴盛的状况。

干姜附子汤方：干姜 9g，附子 15g（生用，去皮）。

用法：上 2 味，以水 600mL，煮取 200mL，去滓，顿服。

● 62. 发汗后，身疼痛，脉沉迟者，桂枝加芍药生姜各一两人参三两新加汤主之。

发汗后，应当解除身疼痛，仍身疼痛，是汗不得法。过汗伤津，腠理空虚，邪气客留在表，阳气与邪气在表部分争，故身疼痛。脉沉迟，也是过汗伤津的原因，过汗导致脉中津液不足，是发汗伤耗脉中津液，因血汗同源，过汗伤津导致血少，血少则脉迟。如 50 条曰："假令尺中迟者，不可发汗。何以知然，以荣气不足，血少故也。"脉沉主里，脉沉迟为里部血少，故加芍药人参补血；脉迟亦为寒，故加生姜祛寒。

脉迟为寒，为什么不加附子呢？因为附子是用于阳虚内寒，阳虚内寒者必然恶寒，如 68 条曰："发汗病不解，反恶寒者，虚故也，芍药甘草附子汤主之。"此条虽然脉沉迟，但是没有恶寒，也就不是阳虚内寒，而是血虚，故不加附子。血虚者也有恶寒的情况，如白虎加人参汤证之"时时恶风"和"背微恶寒"，但是血虚到恶寒的程度时一定口燥渴，而阳虚恶寒者通常口不渴。阳虚恶寒者若口渴，必为自下利导致的，而血虚恶寒者必不下利。

新加汤的服法，不温覆取汗，是因为脉沉迟，血不足，故不可发汗伤血。

桂枝加芍药生姜人参汤方：桂枝 9g，芍药 12g，炙甘草 6g，人参 9g，大枣 4 枚（擘），生姜 12g。

用法：上 6 味，每 3 剂药以水 2400mL，煮取 600mL，去滓，温服 200mL。

● 63. 发汗后，不可更行桂枝汤。汗出而喘，无大热者，可与麻黄杏仁甘草石膏汤。

发汗后，不可更行桂枝汤，这是倒装句，按理应为发汗后，汗出而喘，无大热者，不可更行桂枝汤，可与麻黄杏仁甘草石膏汤。此条"汗出而喘，无大热者"，应是无太阳表热。汗出是因为有热，热在表部者若热到汗出的程度，必然为身大热。身无大热者，汗出而喘就不是表热，而是胸中有热。胸中有热属于半表半里热，也就是少阳热。少阳不可攻下，亦不可发汗，只能清热，所以可与麻黄杏仁甘草石膏汤清泄胸中之热。因为汗出而喘无腹部症状者是热在上焦，故用石膏清泄上焦内热，用麻黄发腠理以伍石膏引热外解，用苦杏仁降肺气以佐石膏平喘，用甘草益气扶诸药祛邪。

发汗后，汗出而喘无大热者，是外热入内，病位已不在表。内热外熏故汗出，内热壅肺故喘。汗出而喘无大热，不是太阳表热。太阳表热是阳气怫郁在表，必然为身大热。太阳表热入内，热在少阳则无大热。如少阳篇 269 条曰："伤寒六七日，无大热，其人躁烦者，此为阳去入阴故也。"伤寒六七日是邪气行太阳经尽之期，阳去入阴，就是太阳表热入内。阳去入阴之阳为表（外），阴为里（内），表热入内，所以身无大热。但是阳去入阴，不是热入阳明，而是热入少阳。热入少阳则无大热，热入阳明则有大热。如 136 条 "伤寒十余日，热结在里，复往来寒热者，与大柴胡汤；但结胸，无大热者，此为水结在胸胁也"。136 条 "伤寒十余日，热结在里"是热入阳明之里，也就是"热在里，结在膀胱"；"热结在里"没有说无大热，也就是"热结在里"有大热；那么 "伤寒十余日，但结胸，无大热者，是热入胸胁（少阳）也"。胸胁结热属少阳，故无大热。136 条胸胁结热大陷胸汤主之，是因为结胸热实，胸水过多，以常规清热之法，不能清除胸胁过多之水，故与大陷胸汤峻泻胸水。

麻杏甘石汤，方以石膏清内热，麻黄宣表。此用麻黄，是开门送客，而不是发汗。麻杏甘石汤法，为清解少阳上焦内热之法，以辛凉泄热之法，使外趋之内热从表得解。

此条强调"汗出而喘无大热"，是强调此"汗出而喘"不是太阳表热，也不是阳明里热，而是少阳胸热，故不可更行桂枝（加厚朴杏子）汤攻表，可与麻杏甘石汤清泄胸中之热。

麻黄杏仁甘草石膏汤方：麻黄 18g，杏仁 11g，炙甘草 9g，石膏 36g（碎，绵裹）。

用法：上 4 味，每 3 剂药以水 1400mL，先煮麻黄，减 400mL，去白沫；纳诸药，煮取 400mL。去滓，温服 200mL。

● 64. 发汗过多，其人叉手自冒心，心下悸欲得按者，桂枝甘草汤主之。

汗为心之液，发汗过多，心血受损，则心肌脉络空虚，水气必来凑之。水气侵犯心肌，则出现自冒心。自冒心，是心跳剧烈。自冒心的"冒"，是突出的意思，如冒尖、冒头。自冒心，是自发的心悸剧烈。自冒心的"冒"和自冒头的"冒"是一样的意思，如 297条"少阴病，下利止而头眩，时时自冒者，死"。眩冒之冒，是头眩的厉害，头冒是头眩之甚。冒心是心悸之甚。其人叉手自冒心，是双手叉住像要自冒出来的心脏；欲得按，是怕心脏跳出来。自冒心是心跳的厉害，像要冒出来，这是心气与水气分争的表现。正邪分争，心悸过甚，病人下意识的两手交叉按住悸动的心脏，感觉会踏实一点。心脏动悸，是心气欲把水气祛除出去，心悸动甚，则连带心下悸。心下悸是心下的动脉悸动，也是正邪分争而引起的。怎么证明此心下悸是心中悸连带的呢？以 127 条和 356 条为证。127 条："太阳病，小便利者，以饮水多，必心下悸……" 356 条："伤寒厥而心下悸，宜先治水，当服茯苓甘草汤……"茯苓甘草汤是桂枝甘草汤加茯苓、生姜。加茯苓、生姜，是因为水停心下，茯苓、生姜合用善解心下之水。桂枝甘草汤方没有茯苓、生姜，其病位就不是在心下，而是在心中，也就是水气在心中，此以佐证桂枝甘草汤证的心下悸是心中悸连带的。茯苓甘草汤方的桂枝、甘草用量是2两：1两，且为分作三服；桂枝甘草汤方的桂枝、甘草用量是4两：2两，且为顿服，其用量是茯苓甘草汤方的6倍，可见桂枝甘草汤证其悸动的程度比茯苓甘草汤证要强得多。为什么会心悸呢？是因为发汗过多，致使心肌脉络空虚，则水气乘虚侵犯心肌，于是出现强烈的正邪分争，故表现为心悸强烈的自冒心。从真武汤证心下悸、茯苓甘草汤证心下悸、小柴胡汤证心下悸等皆为有水来看，心下悸是心下有水，心下有水者多用茯苓、生姜。再从小建中汤证心中悸、炙甘草汤证心动悸、四逆散证"悸者，加桂枝"等来看，心悸是心中有水气，心中有水气者多用桂枝、甘草。如49条："……身重、心悸者，不可发汗，当自汗出乃解。"身重、心悸者当自汗出乃解，可见身重、心悸是水气为患。这样从条文推论，可以说明，桂枝甘草汤证之"自冒心"，应是心中有水气，桂枝之用是为宣通心气，以解除心中之水气。

《伤寒论》有胃中空虚之谓，没有心中空虚之说，可不可以认为发汗过多，可以出现心中空虚呢？从胃中空虚是由于误下伤胃的原理来看，发汗过多，应该可以出现心中空虚。《金匮要略》曰："浮者血虚，络脉空虚。"心脏脉络空虚者，就是心中空虚。如发汗过多，会出现表部络脉空虚，表部脉络空虚者，必然会导致心肌脉络空虚，亦即心中空虚。心中空虚，水气凑之，正邪分争，则出现心悸。心悸过甚者，就表现为"自冒心"。

桂枝甘草汤证，因心悸过甚，故重用桂枝宣散心中之水气，水气得以解除，正气得以运通，自冒心才能得平。桂枝在此是用以温通心脉，解除心肌脉络中的水气；甘草是用于补益心中之阴气，以桂枝祛邪，以甘草扶正，才能宣通心阳，发散水气。心阳得宣，水气得祛，心阴得复，阴阳得和，自冒心才能得平。为什么不用人参、地黄补益心阴呢？因为桂枝甘草汤证之自冒心，是以邪气实为主，并没有脉沉迟、脉结代的心血虚证，所以不用人参、地黄补心血。若用人参、地黄过于补阴，则有碍于桂枝宣通阳气，反而助邪停水，所以不用人参、地黄。炙甘草汤治疗心动悸，其方以地黄为主药，并以人参、阿胶、麦冬补阴血，可见炙甘草汤证为心之阴血过于虚弱，是以正虚为主，邪实为次，故该证以脉结代为主，心动悸为次。炙甘草汤证不会有自冒心，因为该证是以正气虚为主。肾气丸证以地黄为主补阴气，也是该证是以正气虚为主，如肾虚腰痛、小便不利，或饮一斗小便一斗的消渴，就是正虚，故重用地黄补益阴气。

有学者认为桂枝甘草汤方是用于心阳虚，所以桂枝补心阳。这其实是误解。桂枝甘草汤证之"其人叉手自冒心，心下悸欲得按者"，是发汗过多，伤耗心中之气，造成心中空虚，必然会水气犯心。而其证"自冒心、心下悸"是气冲心胸与邪分争的反应，并不是心阳虚，心阳虚者必背恶寒，法当与附子救心阳。如附子汤证心阳虚背恶寒，则用附子扶助心阳，而不用桂枝。附子汤证"身体痛，骨节痛"也不用善于解外去痛的桂枝，就是因为其证阳气虚，若用桂枝发其外，必厥。桂枝治悸，为阳气上冲之悸，阳气上冲则郁，如小建中汤证既有"心中悸"之心中之郁，又有"四肢疼、手足烦热"之四肢手足之郁，手足烦热为阳郁。四逆散证"悸者，加桂枝"，也是泄阳解郁，四逆散证之四逆，是阳气郁滞之逆，四逆散方就是半个大柴胡汤方。苓桂甘枣汤证"脐下悸者，欲作奔豚"，是发汗后腠理空虚，水气乘虚停在脐下，则肾气发动抵抗水气而出现脐下郁滞，故为脐下悸。

桂枝甘草汤证乃为发汗过多，腠理空虚，水气因入，与正气相搏，结于心中，正邪分争，出现心悸过甚之"自冒心"，此为阳郁，故重用桂枝发泄心中之水气。若为阳虚则必水气下注而作利。桂枝加桂汤是发泄奔豚气，方用桂枝五两分作三服，一次用量不到二两。桂枝甘草汤方，桂枝用量是一次四两，其发泄之力要比桂枝加桂汤强大的多，不可能是补心阳。退一步说，阴气久虚者亦能累及阳气虚，那就是阴阳两虚了。阴阳两虚者不会心悸剧烈。阴阳两虚则忌用桂枝。比如真武汤证心下悸，因为阳气过虚，若重用桂枝"补阳"，必变为四逆汤证，若不明就里继续用桂枝"补阳"，则后果不堪设想。说桂枝补阳，则为机理不明，攻补不分。如若遇到真阳虚者，用桂枝"补阳"，得之必厥冷，甚者不敢想象后果。

中医学者总有或多或少的"玄学"理念。所谓的"玄学"，通常是在概念上含混不清，或者是用无法证实的现象解释中医药原理。比如有人说经方缘自于高人的"内证"功能，此说不值一驳。难道中药的功用都是高人"内证"出来的？凡在专业上有所建树者，都是勤学苦练者，没有不经过勤学苦练而有所成就者。特异功能是靠不住的，不只是中医，任何专业都是如此。有哪一个专业是靠特异功能发展起来的？中医学中的一些问题或疑问，教科书中的一些含混不清的问题，应该加以澄清，对错误的东西应该进行纠正，这样才能有利于中医学的发展。比如说桂枝损阳，是《伤寒论》29条明示的，而桂枝损阳的提出，却遭到了很多中医人的反对，这就是不明白人体的阳气是什么，这也与《神农本草经》说桂枝补中益气有关。像这样的混乱认识必须厘清，才能明明白白地运用中医理论指导临床实践。

桂枝甘草汤方：桂枝 36g，炙甘草 18g。

用法：上 2 味，以水 600mL，煮取 200mL，去滓，顿服。

● 65. 发汗后，其人脐下悸者，欲作奔豚，茯苓桂枝甘草大枣汤主之。

发汗后，其人脐下悸者，是发汗伤损脐下津液，脐下空虚，水犯脐下，故出现脐下悸动。脐下悸动也是肾气动，是肾气动出和水气分争的反应，如经曰："脐上筑者，肾气动也。"脐上筑，就是脐筑，不是脐的上方筑，如"舌上燥"就是舌燥，不是舌的上方燥；"额上生汗"就是额生汗，不是额的上方生汗；"胸上有寒"，就是胸有寒，不是胸的上方有寒。"筑"是筑动，也就是悸动，如《金匮要略》曰："水在心，心下坚筑。"脐上筑，是因为脐部有停水。脐部属于肾区，故曰"脐上筑者肾气动"。同样，脐下悸也是肾气动。肾气动，是肾气动出与水气分争，也是奔豚气欲动的前兆，故曰"脐下悸者，欲作奔豚"。欲作奔豚，是肾气欲上冲还未上冲。肾气上冲，也就是奔豚气上冲。奔豚气从少腹上冲心者，是心气受伤，水气凌心，故肾气上冲于心，是援助心气与水气分争。脐下悸，也是肾气与水气分争。苓桂甘枣汤重用茯苓八两分利脐下水气，重用茯苓是因为奔豚欲作还未作，水气还在脐下，故从脐下分消邪气。若奔豚已作，肾气上冲心胸高位，是水气已经上凌心胸，则当重用桂枝。此证是水停脐下，故以茯苓桂枝甘草大枣汤主之，用茯苓利水，甘草益气，大枣 15 枚补脾。凡水气凌心之心中悸，是心气动出，欲祛邪出心，心居高位，故用桂枝宣通心中水气，而不用茯苓渗利水气。水气凌心，乃为心肌脉络空虚，水停心肌，用桂的作用还是解肌。此脐下悸用桂枝，乃为脐下肌肉脉络空虚，水停脐下，用桂枝仍为解肌。

茯苓桂枝甘草大枣汤方：茯苓 24g，桂枝 12g，炙甘草 6g，大枣 5 枚（擘）。

用法：上 4 味，每 3 剂药以甘澜水 2000mL，先煮茯苓，减

400mL，纳诸药，煮取 600mL，去滓，温服 200mL，日 3 服。

作甘澜水法：取水二斗，置大盆内，以勺扬之，水上有珠子五六千颗相逐，取用之。

以勺扬水，水与空气互动，动则轻灵，不助湿气，有利于渗利水湿。甘澜水类似潦水。

● 66. 发汗后，腹胀满者，厚朴生姜半夏甘草人参汤主之。厚朴（炙，去皮，半斤）生姜（切，半斤）半夏（洗，半升）甘草（二两）人参（一两）上 5 味，以水一斗，煮取三升，去滓，温服一升，日 3 服。

发汗后，腹胀满者，为过汗伤及腹中津液，腹中津液虚损则水气乘虚入腹，阻碍正气运行故腹胀满。厚朴苦温，行气燥湿，以除腹胀；生姜、半夏辛温去水，以消腹满；甘草、人参益气补血，以扶正祛邪。此证表现为腹胀满，而不是腹满时痛自利，其病机为胃强脾弱，而不是脾胃俱弱，所以重在行气去湿以消胀满，气行湿去则胀满自除。

厚朴生姜半夏甘草人参汤方：炙厚朴24g，生姜24g，半夏9g，甘草6g，人参3g。

用法：上 5 味，每 3 剂药以水 2000mL，煮取 600mL，去滓，温服 200mL，日 3 服。

62 至 66 共 5 条，都是论述过汗伤津所出现的变证。62 条是发汗后，过汗伤津导致血少，且表证未除，脉由浮紧变为沉迟；63 条是发汗后，过汗伤津，表热入胸；64 条是发汗后，过汗伤津，邪气入心；65 条是发汗后，过汗伤津，邪入脐下；66 条是发汗后，过汗伤津，邪气入腹。同是发汗后，出现这些不同的变证，主要原因都是因为病人的体质状态不同或者禀赋不同所决定的。

● 67.伤寒，若吐、若下后，心下逆满、气上冲胸、起则头眩、脉沉紧，发汗则动经，身为振振摇者，茯苓桂枝白术甘草汤主之。

"伤寒，若吐、若下后"，损伤里气，表邪必随之入里。里部正气与邪气分争，表现为"心下逆满、气上冲胸、起则头眩、脉沉紧"。脉沉主里，脉紧为实，脉沉紧为里部气实，故里部之气上冲胸中，抵御犯里之邪气。此邪气为水气，正邪分争，使水气停于心下，故心下逆满。"气上冲胸"是里部之气上冲抗邪的表现。"起则头眩"，是起身时因为重力关系血液向下坠，头中一时缺血，故起则头眩，这种头眩类似西医诊断的"体位性眩晕"。气上冲为表不解，但是脉沉紧不可发汗。脉沉紧为水气入里，故不可发汗。发汗则动经，是因为脉沉为表部气血不足，若发汗更伤阳气，必导致阳虚而经脉动惕。动经就是经脉动惕，也就是筋惕肉瞤。筋惕肉瞤是阳虚水盛、阳不制水的反应，如《金匮要略》曰"其人振振身瞤剧，必有伏饮"。"身为振振摇"和真武汤证"身瞤动，振振欲擗地"一样，都是阳虚不能制水的表现。"茯苓桂枝白术甘草汤主之"，此句应接在"脉沉紧"之后。茯苓白术益气利水，以消心下水气而解心下逆满；桂枝发散水气，以平气上冲逆而解头眩；甘草补阴气，防止祛邪伤正。诸药合用，祛邪扶正，则水气得祛，逆满得除，冲气得平，头眩自止。

茯苓桂枝白术甘草汤方药： 茯苓 12g，桂枝 9g，白术 6g，炙甘草 6g。

用法： 上 4 味，每 3 剂药以水 1200mL，煮取 600mL，去滓，分温 3 服。

● 68. 发汗病不解，反恶寒者，虚故也，芍药甘草附子汤主之。

发汗病不解，反而恶寒者，是过汗伤正，导致阴阳两虚，此证脉必不浮。如果脉浮恶寒，则为阳气实，假如无里证，法当发汗解表。阴阳俱虚，则气血不能温养表部，故而恶寒，这和表实者气血郁结于表而恶寒者性质不同。表实者其脉必浮，阴阳俱虚者脉必不浮。此证类同 23 条"脉微而恶寒者，此阴阳俱虚，不可更发汗、更下、更吐也"。

此条是发汗后导致气血两伤、阴阳俱虚，与 62 至 66 条发汗后出现阴虚而阳不虚者不同。62 至 66 条是发汗后，邪气未去，阴气已虚，但阳气不虚，其人不恶寒，所以还可与桂枝新加汤、麻杏甘石汤、桂枝甘草汤、苓桂甘枣汤、厚朴生姜半夏甘草人参汤等扶阴祛邪。此条是发汗后，阴阳气俱虚，其人恶寒，故与芍药甘草附子汤益阴扶阳。

从发汗后，恶寒者为阴阳两虚，可知 62 至 66 条都不是阴阳两虚，也就是都不恶寒。

芍药甘草附子汤方：芍药 9g，炙甘草 9g，附子 5g。

用法：上 3 味，每 3 剂药以水 1000mL，煮取 300mL，去滓，分温 3 服。

● 69. 发汗，若下之，病仍不解，烦躁者，茯苓四逆汤主之。

发汗，若下之，病仍不解，为汗、下伤及表里，邪气入内故病仍不解。烦躁者，为昼夜烦躁，是阴阳两虚。若为昼日烦躁、阴盛阳虚者，是阳与阴争，则温阳祛寒即可，不用补阴气。如 61 条"昼日烦躁不得眠，夜而安静"的干姜附子汤证，只用干姜、附子温阳祛寒，不用甘草补阴气。此茯苓四逆汤证昼夜烦躁，是心血有损，故少用人参以补心血；用茯苓是下后伤里，心下有水。此方若去茯苓，就是四逆加人参汤方。四逆加人参汤方为什么没有茯苓呢？因为其证为"恶寒、脉微而复利，利止，亡血也"，亡血利止是阴血亡竭，不可与茯苓再利其阴。本方证有茯苓，必为本证没有自下利。本证用人参一两，是因为人参滋腻，有碍阳气通达，阳虚者不宜多用，故只用一两。

此条应是接上条"发汗病不解，反恶寒者"，若下之，出现烦躁者，茯苓四逆汤主之。若下之，不出现烦躁者，也许能阴阳自和，如58条曰："凡病，若发汗、若吐、若下、若亡血、亡津液、阴阳自和者，必自愈。"这就是误汗、误下，亡血、亡津液，仍有自愈的可能。这个道理是，伤寒脉浮紧，若发汗过头，出现病不解，反恶寒者，是表部气虚，这是亡阳气虚，阴气独盛的状态，故当下利，阴阳乃复。此条亡阳气虚，与《金匮要略》"亡阴血虚，阳气独盛，故当汗出，阴阳乃复"的道理一样。若下之，如果恰好将相对为实的阴气部分减去，则阴阳得和，必自愈。若下之，出现烦躁，必为下之伤阴，变成阴阳两虚重证，法当急复其阳，故茯苓四逆汤主之。

茯苓四逆汤方：茯苓12g，人参3g，附子5g（生用，去皮），炙甘草6g，干姜4.5g。

用法：上5味，每3剂药以水1000mL，煮取600mL，去滓，温服140mL，日2服。

● 70.发汗后，恶寒者，虚故也；不恶寒，但热者，实也，当和胃气，与调胃承气汤。

"发汗后，恶寒者，虚故也"，是发汗后阴阳两虚之虚寒证，如68条"发汗病不解，反恶寒者，虚故也"；发汗后，"不恶寒，但热者,实也",是汗出表解,里阴被伤,里热独盛,出现热盛阴虚的里热证,如248条"太阳病三日,发汗不解,蒸蒸发热者,属胃也,调胃承气汤主之"。此条同为发汗后,出现虚寒或出现实热的不同变证,也证明人的体质因素,是决定疾病的病发部位和疾病性质的根本因素。

调胃承气汤方:芒硝24g,炙甘草18g,大黄36g(去皮,清酒洗)。

用法:上3味,以水600mL,煮二物至200mL,去滓,纳芒硝,更上微火煮令沸,温顿服之。

● 71.太阳病,发汗后,大汗出、胃中干、烦躁不得眠,欲得饮水者,少少与饮之,令胃气和则愈;若脉浮、小便不利、微热、消渴者,五苓散主之。

发汗后,大汗出,不是只能伤表,也能伤里,伤里则胃中干、烦躁不得眠。胃中干,为胃中津液干,即胃中津液亏虚。表里两伤而胃中津液亏虚者,必然烦躁不得眠。烦为里虚,躁为表虚,表里两虚而胃中干者,胃的运化能力必弱,所以欲得饮水者,要少少与饮之,令胃气和则愈。少少与饮之,就是少饮、慢咽,这样入胃之水才能得以运化,被消化吸收而变为津液以解渴。若饮水多,超过了脾胃的运化能力,必然小便不利而水停胃中,变为痰饮。如75条曰:"发汗后,饮水多必喘。"《金匮要略》曰:"夫病人饮水多,必暴喘满。凡食少饮多,水停心下,甚者则悸,微者短气。脉双弦者,寒也。皆大下后里虚。脉偏弦者,饮也。"可见"汗、下"失去法度,必然伤损表里而造成气血亏虚,气血亏虚者若渴欲饮水,则要少少与饮之。

发汗后,若脉浮、小便不利、微热、消渴者,是里气上冲,水停心下。里气上冲则脉浮，微热；水停心下不能被转化为津液则消渴。消渴是口渴饮水多，饮不解渴，越饮越渴。饮水多却小便不利，必为水停心下，其水不能被消化变为津液以濡养口腔，故消渴。脉浮、小便不利、微热、消渴者，主以五苓散宣发上焦并通利中焦。

五苓散方：猪苓 9g，泽泻 15g，白术 9g，茯苓 9g，桂枝 6g。

用法：上 5 味，捣为散，以白饮和服 6g，日 3 服。多饮暖水，汗出愈，如法将息。

如法将息，若不汗出，须覆被保暖促汗。五苓散证身发微热，是邪郁表里，胃气通达不利，须保暖促汗，分利水湿，促使胃气通里达表，水气得化，邪气乃出，其病乃愈。故方后注云：多饮暖水，汗出愈。

● **72. 发汗已，脉浮数、烦渴者，五苓散主之。**

"发汗已"，是发汗罢了，"已"在此是"罢了"的意思。脉浮数者，为邪热外浮，如 57 条："伤寒发汗已解，半日许复烦，脉浮数者，可更发汗，宜桂枝汤。"此条不与桂枝汤，是因为烦渴，比 57 条多了一个渴，不只是烦，还有渴。这是继 71 条"发汗后，大汗出，胃中干，烦躁不得眠，欲得饮水者"，不是"少少与饮之"，而是饮水过多，水停于心下，不能被脾胃运化而变为津液上承口腔，故烦渴。脉浮数而烦渴者，是表有浮热，里有停饮，五苓散主之。五苓散方，桂枝通阳解表，猪苓、泽泻、白术、茯苓利小便，内外分消，表里双解。

此证当有小便不利。如果没有小便不利，那烦渴者就不是有停水，也就不能利小便。

读此条应注意脉浮数与脉浮（洪）大的不同。脉浮数而不大，其烦渴就是表有浮热，里有停饮；脉浮大（洪）而烦渴，就是内热伤阴而烦渴。

● 73. 伤寒，汗出而渴者，五苓散主之；不渴者，茯苓甘草汤主之。

伤寒，汗出而渴者，为外热入内。汗出为外热，渴为内热。内热为心下热，触摸心下能感觉到热，且虽饮却不解渴，以致水停心下，才是五苓散证。水停心下而渴者，必然心下痞满且小便不利。如156条："本以下之，故心下痞；与泻心汤，痞不解。其人渴而口燥烦、小便不利者，五苓散主之。"五苓散方，以泽泻利内热，桂枝解外热。

伤寒，汗出不渴者，为外寒（水气）入内。汗出为有外寒（水气），不渴为内寒。内寒为心下停水，才是茯苓甘草汤证。水停心下不渴者，必然心下悸且小便自利。如127条："太阳病，小便利者，以饮水多，必心下悸；小便少者，必苦里急也。"必苦里急，没有说哪里急，若少腹急则为少腹满，若心下急则为心下满。总之，小便不利者必有停水，水停何处，何处即胀满。茯苓甘草汤主之，方以生姜散内寒，桂枝解外寒。

茯苓甘草汤方：茯苓6g，炙甘草3g，生姜9g，桂枝6g。

用法：上4味，每3剂药以水800mL，煮取400mL，去滓，分温3服。

● 74. 中风，发热六七日不解而烦，有表里证，渴欲饮水，水入则吐者，名曰水逆，五苓散主之。

太阳中风，六七日表热当解。发热六七日不解而烦，渴欲饮水，水入则吐者，是发汗伤阳，表邪未尽，又出现里证，故曰"有表里证"。表证是脉浮数，如 72 条；里证是渴欲饮水、水入则吐。渴欲饮水，水入则吐，是胃中有蓄水，水气上逆则吐，故曰水逆。此乃表有郁热，里有蓄水，表里俱郁，五苓散主之。

● 75. 未持脉时，病人手叉自冒心。师因教试令咳，而不咳者，此必两耳聋无闻也。所以然者，以重发汗，虚故如此。发汗后，饮水多必喘；以水灌之亦喘。

"未持脉时，病人手叉自冒心"，师因而教病人试试咳嗽一声，病人而不咳者，此必两耳聋听不见。所以会这样，是因为重发汗，导致心中空虚，因而水气乘虚犯心。重发汗，是与麻黄汤发汗。病人手叉自冒心，是心悸过甚，故手叉护心。自冒心是心气与水气相搏的反应。耳聋者，此以重发汗，导致肾精不足，肾精不能上行于耳，耳失所养，故聋。发汗后，胃中干则胃阴虚而胃阳强，若饮水多，必水停心下，水气凌心则悸，水气凌肺则喘。若胃阳弱者，必水寒下渍犯胃而作吐利；以水灌之，肌肤被寒，腠理被束，气不得外达，亦必上逆作喘。

● 76. 发汗后，水药不得入口，为逆。若更发汗，必吐下不止。发汗、吐下后，虚烦不得眠；若剧者，必反复颠倒，心中懊憹，栀子豉汤主之；若少气者，栀子甘草豉汤主之；若呕者，栀子生姜豉汤主之。

发汗后，水药不得入口，这是过汗伤阳，累及脾胃，导致心下停水，水入则吐，此为逆，如 74 条"水逆"。若更发汗，则进一步损伤脾胃，造成脾胃气虚，水饮下渍胃肠，必然吐下不止。

发汗、吐下后，表里两虚，气血亏少，造成正气虚、邪热郁的火郁之变，出现虚烦不得眠。这种虚烦，不是像蒸蒸发热的调胃承气汤证那样胃阳实热而伤阴气的烦热，而是发汗后阳气外失，吐下后阴气内损，造成气血亏少而胸中空虚的火郁之烦，故曰虚烦不得眠。若剧者，必反复颠倒，不得安宁，心中懊侬，烦恼不已，栀子豉汤主之。栀子泻火清热，淡豆豉宣肺解郁，火去郁解，虚烦则已。若少气者，栀子甘草豉汤主之。少气者，为火伤肺气，气息不足，故以甘草补益肺气；若无少气，则不用甘草，以尽快祛邪，邪去则正安。若呕者，栀子生姜豉汤主之。呕者为有水气，故加生姜发散水气以止呕逆。

栀子豉汤用于虚烦不得眠，乃为栀子质轻味薄，适用于火热伤气，热多湿少之证。这与黄连阿胶汤证"心中烦、不得卧"，为湿热并重不同。

栀子豉汤方：栀子 9g（擘）、香豉 9g（绵裹）。

用法：上 2 味，每 2 剂药以水 800mL，先煮栀子，得 500mL，纳豉，更煮取 300mL，去滓，分为 2 服，温进一服，得吐者，止后服。

栀子甘草豉汤方：栀子 9g（擘）、香豉 9g（绵裹）、炙甘草 9g。

用法：上 2 味，每 2 剂药以水 800mL，先煮栀子、甘草，得 500mL，纳豉，更煮取 300mL，去滓，分为 2 服，温进一服，得吐者，止后服。

栀子生姜豉汤方：栀子 9g（擘）、香豉 9g（绵裹）、生姜 22.5g。

用法：上 2 味，每 2 剂药以水 800mL，先煮栀子、生姜，得 500mL，纳豉，更煮取 300mL，去滓，分为 2 服，温进一服，得吐者，止后服。

● 77. 发汗，若下之，而烦热胸中窒者，栀子豉汤主之。

发汗，若下之，造成胸中空虚，表热陷于胸中则烦，火郁胸中则窒。窒为窒塞，胸中窒，为胸中有堵塞感。栀子豉汤主之，清火除烦，宣郁去窒。

上条"发汗、吐下后，虚烦不得眠"和此条"发汗，若下之，而烦热胸中窒者"，都是正气受损而火热郁窒，可见栀子豉汤的功能是泻火解郁，火郁去则正气复。

● 78. 伤寒五六日，大下之后，身热不去，心中结痛者，未欲解也，栀子豉汤主之。

伤寒五六日，为表热即将传里之时；"大下之后，身热不去，心中结痛者"，是胸中无积水，入胸之热没有与水相结，故身热不去。若胸中有积水，则成结胸。成结胸者，为热与水结，则身热当有所去，如143条"得之七八日，热除而脉迟、身凉、胸胁下满，如结胸状"，可知"结胸状"为热除而脉迟，如134日条"太阳病，脉浮而动数……医反下之，动数变迟……阳气内陷，心下因硬，则为结胸"。此条身热不去而心中结痛者，就不是结胸热实之热与水结，而是但热无水之郁热结痛。此心中结痛，为大下伤阴，心中空虚，表热乘虚入心，心中火热弥漫周身，故身热不去。身热不去，心中结痛，为"未欲解也"。火热郁结心中，病在高位，当越之，故以栀子豉汤主之，泻火解郁止痛。

从此条"伤寒五六日，大下之后，身热不去，心中结痛者，未欲解也"，可知"伤寒五六日，大下之后，身热去，心中不痛者，则为欲解也"。

● 79. 伤寒下后，心烦、腹满、卧起不安者，栀子厚朴汤主之。

伤寒下后，损伤阴气，热入胸腹，故心烦腹满，卧起不安。卧起不安，是邪犯胸腹，卧则邪热壅入胸中，必心烦，心烦则不能安卧；起则邪热陷入腹中，必腹满，腹满则不能静坐，故卧起不安。这是伤寒下后，邪犯胸腹，热伤阴气导致的心中火郁、腹中气郁。栀子厚朴汤主之，上清胸中火郁而止心烦，下除腹中气郁而去腹满。

栀子厚朴汤方：栀子 9g（擘），炒厚朴 18g，枳实 12g（水浸，炙令黄）。

用法：上 3 味，每 2 剂药以水 700mL，煮取 300mL，去滓，分 2 服。温进一服，得吐者，止后服。

● 80. 伤寒，医以丸药大下之，身热不去；微烦者，栀子干姜汤主之。

伤寒，医以丸药大下之，伤损阴气，胃中空虚，表邪乘虚入里，身热不去和 78 条一样，是没有成结胸。此身热不去而微烦者，是医以丸药大下之造成的胸中热、腹中寒，上热下寒的状态。若是胸中、腹中俱热者，法当心烦、腹满，如上条。此条微烦不是烦躁吐逆的甘草干姜汤证。烦与烦躁不同。虚证烦躁者之"烦"为阴虚，"躁"为阳虚。此条有烦无躁，就没有阳虚。此条与上条相比，都是伤寒下后，邪气乘虚入里，但上条是"伤寒下后"，阴气受损，邪气入里，胸腹郁热，故表现为心烦腹满；此条是"伤寒，医以丸药大下之"，汉代以"丸药"下之，是以辛热巴豆制剂下之，以热剂下之，自然上热不去，但是大下伤里，腹中则寒，出现胸中热、腹中寒的状态，故表现为微烦。栀子干姜汤主之，栀子清胸中热，干姜温腹中寒，得吐必愈。

栀子干姜汤方：栀子 9g（擘），干姜 9g。

用法：上 2 味，每 2 剂药以水 700mL，煮取 300mL，去滓，分

2 服，温进一服。得吐者，止后服。

● 81. 凡用栀子汤，病人旧微溏者，不可与服之。

栀子汤清热泄火，病人素有便溏为太阴虚寒体质者，即使出现心烦之上热，也不可与栀子汤。治病的原则是攻邪不伤正，正气本虚者，法当先扶正气。病人旧微溏者，为脾胃虚寒不耐栀子汤寒凉，若用栀子汤，必下利。病人旧微溏者若出现心烦上热，可酌情先温里祛寒，后清热除烦，如甘草干姜汤法；或温清并施，如栀子干姜汤法。

此条可证上条栀子干姜汤证，可有大便微溏。

● 82. 太阳病发汗，汗出不解，其人仍发热，心下悸、头眩、身𥆧动、振振欲擗（一作僻）地者，真武汤主之。

太阳病发汗，汗出不解，是汗不得法，过汗亡阳，表里俱虚，正气无力祛邪，邪气不去，故其人仍发热。心下悸，是心下停水；头眩，是水气犯头；身𥆧动，振振欲擗地者，是阳气过虚，难以支撑身体。茯苓、生姜、白术除水气以治心下悸和头眩；芍药、附子补营血、附子温经以治身𥆧动、振振欲擗地。

真武汤方：茯苓 9g，芍药 9g，生姜 9g，白术 6g，附子 5g。

用法：上 5 味，每 3 剂药以水 1600mL，煮取 600mL，去滓。温服 140mL，日 3 服。

● 83. 咽喉干燥者，不可发汗。

咽喉干燥者，为津液亏虚，或为有内热，或为阳气虚。如 221

条"阳明病，脉浮而紧、咽燥……若发汗则躁，心愦愦反谵语"，这个咽燥是有内热；29条"……咽中干、烦躁吐逆者，作甘草干姜汤与之，以复其阳"，这个咽中干是阳气虚。少阴病证自利而渴者也是阳虚不能上行津液。咽喉干燥者，若发汗伤表则会加重内热，或导致阳气更虚，故咽喉干燥者不可发汗。

● 84. 淋家，不可发汗；发汗必便血。

淋家，指素有小便不利、淋沥涩灼的病人。家，是指某一类人，如姑娘家、小孩子家、老人家。小便淋沥涩灼，多为下焦有热，热伤阴气，津液亏少，故小便淋沥短少。若发汗，则伤津损血，导致下焦热甚，灼伤脉络，必便血。

● 85. 疮家，虽身疼痛，不可发汗，汗出则痉。

生疮的病人，为阴气不足、血虚津亏而成疮。疮家虽发热恶寒、身疼痛，也不可发汗，发汗则越发伤津损血，汗出则痉。痉，是四肢抽搐。

● 86. 衄家，不可发汗，汗出必额上陷，脉急紧，直视不能眴（一作瞬），不得眠。

常常衄血（多为鼻衄）之人，血亏在先，若发其汗，必致额面津液亏竭，额上肌肉脱陷。此脉急紧，是脉中血少，脉不柔和而紧缩，此为热甚。283条："病人脉阴阳俱紧，反汗出者，亡阳也。"此脉阴阳俱紧，是脉中血少而水多，汗出而血容量虚少，水气乘虚充斥脉中而脉紧，此为寒甚。直视不能眴，是眼睛失去血液濡养，出现双目圆睁、直视不能眨眼。阴血亏虚则内热扰心故不得眠。

● 87. 亡血家，不可发汗；发汗则寒栗而振。

亡血家，是里虚血少之人。里虚血少者不可发其汗。因血汗同源，血少津液就少，若发其汗，则因血少而导致表虚，故出现寒栗而振。振，是颤抖。寒栗而振，是冷的起了鸡皮疙瘩并且发抖，如60条"下之后，复发汗，必振寒"，下之后伤血则血少，复发汗则导致表虚，必振寒。振寒就是寒战。

● 88. 汗家，重发汗，必恍惚心乱，小便已阴疼，与禹余粮丸。（方本阙）

常出汗的人，无论自汗、盗汗，必损及心肾血气。重发汗，是与麻黄汤发汗。汗家若与麻黄汤发汗，必然汗出过多，导致心肾俱虚，心气虚则水气乘虚入心，必恍惚心乱；肾气虚则尿道脉络空虚，水气乘虚滞塞尿道脉络，故小便已阴疼。禹余粮丸温扶心肾，收湿去邪，正复邪却。

● 89. 病人有寒，复发汗，胃中冷，必吐蛔。

病人有寒，是病人胃中有水气，法当与甘草干姜茯苓白术汤温里利水，复发汗伤阳，腹中寒者必呕吐。若腹中有蛔虫，蛔虫爬上取暖，必吐蛔。

● 90. 本发汗，而复下之，此为逆也。若先发汗，治不为逆；本先下之，而反汗之，为逆；若先下之，治不为逆。

本发汗，是热邪在表，本应发汗，而复下之，此为逆治；或先发汗，表热不解，应继续解表，而复下之，会引表热入里，此为逆其病机而治，是治疗错误。若先发汗，治不为错。如45条："太阳病，先发汗不解，而复下之，脉浮者不愈。浮为在外，而反下之，故令不愈。"

本先下之，是热邪在里，而反发汗，则徒伤表气，为逆治，是治疗错误。若先下之，治不为逆，是顺应病势趋向的正确治法。

● 91.伤寒，医下之，续得下利清谷不止，身疼痛者，急当救里；后身疼痛，清便自调者，急当救表，救里宜四逆汤，救表宜桂枝汤。

伤寒，邪气在表，医下之，续得下利清谷不止，身疼痛者，是里虚寒甚、表证不解，若非里虚寒甚，则不会下利清谷不止。下利清谷不止，虽有身疼痛表证未解，也当急救里虚，先温里去寒，不可解表。如果解表，则会加重里寒，导致胀满不能食。后身疼痛，清便自调者，是温里救虚以后，大便如常，里寒已去；身疼痛者，是表邪未去，故"急当救表"。救里宜四逆汤，是因为下利清谷不止，乃里虚寒甚，所以宜用四逆汤救里；救表宜桂枝汤，是因为伤寒医下之，阴气已伤，不可用麻黄汤发汗伤津损营，宜桂枝汤益营泄卫，扶正解表。

四逆汤方： 炙甘草9g，干姜7g，附子7g（生用，去皮）。

用法： 上3味，每2剂药以水600mL，煮取240mL，去滓，分温再服，强人可大附子一枚（10g），干姜三两（14g）。

● 92.病发热，头痛，脉反沉，若不瘥，身体疼痛，当救其里，四逆汤方。

病发热、头痛，若为表阳病，其脉当浮；若为里阳病，当有里证小便数、大便硬。今无里证而脉反沉者，则为少阴内寒、阳气被遏而不能浮起，此当与麻黄细辛附子汤扶阳解表。若不瘥，身体疼痛，是里寒阳虚，无力解表，故曰"若不瘥，身体疼痛，当救其里"。此乃本已阳气不足，又解表伤阳，虽然还没有下利，也是阳虚里寒的反应。否则脉沉而无阳虚里寒者，不应当出现扶阳解表而表病"不瘥，身体疼痛"的状况，故宜四逆汤救里。

● 93. 太阳病，先下而不愈，因复发汗。以此表里俱虚，其人因致冒，冒家汗出自愈。所以然者，汗出表和故也。里未和，然后复下之。

太阳病证当发汗，先下为逆治，或兼有里实，也应先解外。先下而不愈，伤其阴气，已不能再发汗。因复发汗，是先下虚其里，复发汗又虚其表，以此表里俱虚，出现脑缺血，所以"其人因致冒"。冒是郁冒，是邪气上冲头部，阻碍血液运行，以至头部供血受阻，因而导致头晕目瞀。"冒家"是病患郁冒者。"冒家汗出自愈"，汗出为阳气自和，血液畅通于脑，所以冒家汗出自愈。"所以然者，汗出表和故也"是自注句。汗出者表部得和，里未和，然后复下之以和里。下之可与调胃承气汤。

冒家为头上血液虚少，水气乘虚侵犯头目，因而致冒。冒家兼夹里实者，不可攻里，若攻里必然招致眩晕更甚。因为头上血液虚少，就没有能力将头上的水气排走，假如又攻下伤血，则能运行到头上的血液会更少，头上的水气会更重，其人就会眩晕更重。

● 94. 太阳病未解，脉阴阳俱停，（一作微）必先振栗，汗出而解；但阳脉微者，先汗出而解；但阴脉微（一作尺脉实）

者，下之而解。若欲下之，宜调胃承气汤。

"太阳病未解"，是接上条太阳病先下、后汗而未解，"脉阴阳俱停"之"停"，是"停当"之"停"，即"妥当"之意，不是停止之停。如果是停止之停，就是无脉了，无脉是阴气绝，不可能随之出现汗出而解，故"脉阴阳俱停"应为脉阴阳俱停当，无浮沉迟数大小之偏，也就是脉阴阳自和。如58条曰："凡病，若发汗，若吐，若下，若亡血，亡津液。阴阳自和者，必自愈。"必先振栗，是因先下、后汗，损失了人体正气所致。先下损失了阴气，后汗损失了阳气，阴阳气俱损，必出现振栗洒寒的感觉。振栗后随之汗出，是阳气自复，阴阳自和，故汗出而解。

"但阳脉微者"，是寸脉微、尺脉停当。寸脉微是表邪微，尺脉停当是里不虚。表邪微而里不虚者，里气就有能力上冲作汗，故曰"但阳脉微者，先汗出而解"。

"但阴脉微者"，是尺脉微、寸脉停当。尺脉微是里邪微，寸脉停当是表不虚。里邪微而表不虚者，法当"下之而解"。调胃承气汤方有甘草益阴气，阴脉微者，是阴气不足，故曰"若欲下之，宜调胃承气汤"。此条但阴脉微者，应有小便利，才是里有热邪，可下之，如124条"脉微而沉……小便自利者……瘀热在里故也"；如果小便不利，则如49条为里虚，不可下。

有说阳脉是指浮取，阴脉是指沉取，此说不妥，如290条"少阴中风，脉阳微阴浮者，为欲愈"。假如阴脉是沉取的话，那么阴脉浮就是沉取脉浮，这就矛盾了。

● 95. 太阳病，发热、汗出者，此为荣弱卫强，故使汗出。欲救邪风者，宜桂枝汤。

太阳时得病，表现为发热、汗出者，这是荣气弱，卫气强。荣气行在脉内为阴气，卫气行在脉外为阳气；荣阴具有收敛之性，卫阳具有发散之性；荣阴弱则收敛之力弱，卫阳强则发散之力强，这就是"荣弱卫强，故使汗出"的机理。荣弱卫强故使汗出，和 12 条"阳浮而阴弱，阳浮者，热自发；阴弱者，汗自出"是一个意思，这种状态叫作中风，故曰"欲救邪风"。"欲救邪风"之"救"，是救治的意思，"邪风者"，当指"太阳中风"者。因为此条和 12 条一样，都是太阳病，也就是在太阳时辰上发病，故为太阳中风。本条"荣弱卫强"和 12 条"阳浮而阴弱"之病机是一致的，但 12 条的脉证为"阳浮阴弱，啬啬恶寒，淅淅恶风，翕翕发热，鼻鸣干呕"，是典型的桂枝汤病证，所以"桂枝汤主之"；此条不是典型的桂枝汤病证，所以"宜桂枝汤"。

● 96. 伤寒五六日中风，往来寒热，胸胁苦满，嘿嘿不欲饮食，心烦喜呕，或胸中烦而不呕，或渴，或腹中痛，或胁下痞硬，或心下悸、小便不利，或不渴、身有微热，或咳者，小柴胡汤主之……若胸中烦而不呕者，去半夏、人参，加栝楼实一枚；若渴，去半夏，加人参，合前成四两半，栝楼根四两；若腹中痛者，去黄芩，加芍药三两；若胁下痞硬，去大枣，加牡蛎四两；若心下悸，小便不利者，去黄芩，加茯苓四两；若不渴，外有微热者，去人参，加桂枝三两，温覆微汗愈；若咳者，去人参、大枣、生姜，加五味子半升、干姜二两。

伤寒五六日中风，应为伤寒中风五六日，中风是倒装句，也就是伤寒五六日或中风五六日，出现柴胡证：往来寒热，是卫气与邪气分争，进退于表里之间，卫气进则邪气退回表部，出现恶寒，邪气进则卫气退回里部，出现恶热；胸胁苦满，是邪热郁结于胸胁部位，满闷难受，令人作苦，苦是难受的意思；嘿嘿不欲饮食，嘿嘿是肝气郁结，其人闷闷不乐、不愿意说话，不欲饮食是肝郁犯脾，影响脾胃的运化功能，胃中有水气停留则不欲饮食；心烦喜呕，是邪热扰心，胃气上逆。若胸中烦而不呕者，是胸中有实热，心下无水气，故去人参之补、半夏之燥，加栝楼实开胸泄热以去实烦。若渴，是热伤津液，故去半夏温燥，加栝楼根凉润、人参甘润以清热生津止渴。若腹中痛者，是热伤营血，腹中筋脉挛急，故去黄芩苦寒燥血，加芍药苦酸益营。若胁下痞硬，是热与水痞结胁下，故去大枣甘壅，加牡蛎咸寒利水。若心下悸、小便不利者，是心下停水，故去黄芩寒凉留水，加茯苓淡渗去水。若不渴，外有微热，是外有邪气，里气未虚，故去人参补里，加桂枝解外；外有微热，应为手足微热，否则不能确定为外有微热。若咳者，是虚寒上逆，迫肺而咳，故去人参、大枣甘壅上气，以干姜易生姜辛热逐寒，加五味子酸敛肺气。小柴胡汤功用，是凭借人体气机外趋之势，清解郁结在半表半里部之邪热从外而解。

● 97. 血弱，气尽，腠理开，邪气因入，与正气相搏，结于胁下。正邪分争，往来寒热，休作有时，嘿嘿不欲饮食，脏腑相连，其痛必下，邪高痛下，故使呕也，（一云脏腑相违，其病必下，胁膈中痛）小柴胡汤主之。服柴胡汤已，渴者属阳明，以法治之。

此条是解释 96 条的病机。伤寒中风，正邪在表部分争五六日，人体血弱了，则腠理空虚，邪气也将要行表部经尽，当要入里之时，故曰血弱、气尽、腠理开，邪气因而入内。"气尽"之"尽"，是"尽头"的意思，是邪气走完表部经界了，在表部走到尽头了，而不是人体的阳气消耗殆尽了。如"伤寒三日，三阳为尽，三阴当受邪。

其人反能食而不呕,此为三阴不受邪也",三阳为尽,是病邪表现为三阳病证的状态为尽,而不是人体的阳气殆尽。如果是阳气殆尽,那就没有三阴不受邪的道理。阳气殆尽了,生命也就结束了。所以说"气尽",是邪气行表部经界为尽,而且"血弱,腠理开",是腠理空虚,因而表邪乘虚入内。

血弱,气尽,腠理开,表邪乘虚入内,与正气相搏,结于胁下,则出现往来寒热。"与正气相搏,结于胁下",含胸胁苦满之义。正邪在胁下分争,就发作往来寒热;有时候也不分争,不分争的时候就不发作往来寒热,故曰"休作有时"。嘿嘿不欲饮食,是小柴胡汤证的特有症状,是肝气郁滞,心情烦闷,故嘿嘿不愿意说话,也影响食欲。脏腑相连,其痛必下,少阳病位涵盖三焦,五脏六腑均相连,阳邪从外入内,病势从上趋下,其病痛必涉及下焦。邪高痛下,故使呕也,反应了邪欲入里,脏腑失和,肝强脾弱,胃受其累的病理状态。邪高痛下,故使呕也,是正邪分争的反应,邪气从上焦下趋,必招致下焦正气上冲抗邪,于是胃受其累,故使呕也。"故使呕也",也包含了"心烦喜呕"之义,是由上焦邪气下趋于胃,胃中气血运行受阻,必致水气停于胃中,又在肝气横逆的作用下,出现肝气迫胃而作呕。胃虚水停,为什么不用茯苓、白术呢?因为此病势胃虚作呕,病理是肝胆气强,脾胃气弱,故适宜柴胡、半夏宣通,不宜茯苓、白术渗利。

此条先述小柴胡汤证的病理"血弱,气尽,腠理开",复述小柴胡汤证的病证"往来寒热,休作有时,嘿嘿不欲饮食",再述小柴胡汤证的病机"邪高痛下,故使呕也"。见此证,即小柴胡汤主之。

"服柴胡汤已","已"是"罢了"的意思,服柴胡汤已,是服罢了柴胡汤,渴者属阳明,是说服罢了柴胡汤,其人若渴的话,属于阳明胃热,以阳明法治之,而不是说,凡是渴者,都属于阳明。五苓散证之渴、柴胡桂枝干姜汤证之渴,都不属阳明。此条"服柴胡汤已，渴者"，可与调胃承气汤。

● 98. 得病六七日，脉迟浮弱、恶风寒、手足温，医二三下之，不能食而胁下满痛，面目及身黄，颈项强，小便难者，与柴胡汤，后必下重。本渴饮水而呕者，柴胡汤不中与也，食谷者哕。

"得病六七日"，为表邪传里之期；"脉迟浮弱"，为血少；"恶风寒"，为表邪未去；"手足温"，为表热入内，系在太阴，如187条曰："伤寒脉浮而缓，手足自温者，是为系在太阴。"若表热没有入太阴，法当手足热。伤寒"脉迟浮弱、恶风寒、手足温"，可与桂枝加芍药汤。医二三下之，过伤阴气，导致肝胃两虚，故不能食而胁下满痛、面目及身黄、颈项强、小便难，好像小柴胡汤证，其实不然。小柴胡汤证脉实，此证脉虚。

"医二三下之"，损伤肝胃血气，导致表热入内，热迫胆汁外泄，故"面目及身黄"；"颈项强，小便难"，皆为医者二三下之，损伤阴气所致。医以"不能食而胁下满痛"为柴胡证，"与柴胡汤，后必下重"，是因为医二三下之，阴气已亏，又与柴胡汤伤其津液，则津液更亏，津液亏少不得下行故后必下重。下重，是排解大便时有重坠感，欲解大便却重滞难出。"本渴饮水而呕者"，是医者二三下之伤损胃气而水停心下的表现，此为"渴欲饮水，水入则吐"的水逆证。此证与柴胡汤，复虚其肝气，导致肝胃两虚不能纳谷，由先前的不能饮水（本渴饮水而呕）发展为不能纳谷，以致食谷者哕。此食谷者哕，为肝胃两虚的吴茱萸汤证，如经曰："食谷欲呕，属阳明也，吴茱萸汤主之。"柴胡是血中之气药，行气活血消耗津液，适用于肝气郁滞实证，《金匮要略》谓之"诸黄，腹痛而呕者，宜柴胡汤"，必不是"脉迟浮弱"的虚证。

　　此条是脉迟浮弱，医者二三下之所出现的两种逆证。一种是"不能食而胁下满痛，面目及身黄，颈项强，小便难"的阴气亏竭瘀热发黄证；一种是"本渴饮水而呕"的水逆瘀热发黄证。阴气亏竭瘀热发黄证，可与茵陈蒿汤加芍药；水逆瘀热发黄证，可与茵陈五苓散。

　　胁下满、胁下硬、胁下痛等属于肝气实者，都可以与柴胡汤攻其实，但是攻实忌虚，也就是正虚不受攻者，不可强攻。本条"脉迟浮弱，不能食，小便难"是阴气亏，与柴胡汤攻其"胁下满痛"，恐其阴亏不受攻。与231条对比，"阳明中风，脉弦浮大，而短气，腹都满，胁下及心痛，久按之气不通，鼻干，不得汗，嗜卧，一身及目悉黄，小便难，有潮热，时时哕，耳前后肿，刺之小瘥，外不解。病过十日，脉续浮者，与小柴胡汤。"两条基本上都一样，不同之处只有一点，就是脉象不同，本条是脉迟浮弱，231条是脉浮。两条之脉证，一虚一实，脉虚者不受攻，不可与小柴胡汤攻阴气亏虚之人，攻之"后必下重"。

● 99. 伤寒四五日，身热、恶风、颈项强、胁下满、手足温而渴者，小柴胡汤主之。

　　伤寒四五日，身热、恶风、颈项强者，是邪热在表；胁下满，是邪气入内，结于胁下；手足温，是表热入内，若表热没有入内，法当身热手足热；手足温而渴者，是表热入内伤阴。胁下满是柴胡证，经曰："伤寒中风，有柴胡证，但见一证便是，不必悉具。"故小柴胡汤主之。可与小柴胡汤去半夏加栝楼根清热滋阴，解邪于外。

　　此条是表热入内之少阳热证，必不是"脉迟浮弱"，与上条不同。

　　此条"恶风、颈项强"为外证，为什么不与柴胡桂枝汤？因为此条"胁下满、手足温而渴"是表热入内伤阴，故不宜与桂枝复伤其阳，如96条"若不渴，外有微热者，去人参，加桂枝三两，温覆微汗愈"。外有微热，必为手足微热。手足温而渴者，则无外热。

小青龙汤证为什么"若渴"者仍用桂枝？因为小青龙汤证表不解，必为手足热，手足热者为阳气强，阳气强者必致外郁，故与桂枝佐麻黄发散外郁。

● 100. 伤寒，阳脉涩，阴脉弦，法当腹中急痛，先与小建中汤；不瘥者，小柴胡汤主之。

伤寒，阳脉涩是阳气运行不利，必为阳脉涩而实；阴脉弦是阴气运行不利，必为阴脉弦而虚。阳脉涩为寸脉涩而实（如涩而紧、涩而浮）。《黄帝内经》曰："诸过者，切之，涩者阳气有余也，滑者阴气有余也。"过者为实，脉涩而实者，则为阳气有余。如48条："阳气怫郁不得越……以汗出不彻故也，更发汗则愈。何以知汗出不彻，以脉涩故知也。"48条之脉涩，必为脉涩而实，如果是脉涩而虚，那么"以汗出不彻"就不成立。阳脉涩而实者为阳气有余，阳气有余则阳气运行不利，故脉涩而实。阴脉弦为尺脉弦而虚（如弦细、弦弱），尺脉弦而虚者为阴气不足，阴气不足则阴气运行不利，故脉弦而虚。阳脉涩则卫气不能入营，阴脉弦则筋脉失养而挛急疼痛。阴脉主腹，阴脉弦则腹中筋脉挛急，故曰法当腹中急痛。阳脉涩法当通泄阳气，阴脉弦法当通补阴气。通泄阳气可与桂枝、柴胡，通补阴气可与芍药、人参。但是仅凭阳脉涩、阴脉弦，还不能确定腹中急痛是属于心脾不和的小建中汤证还是属于肝脾不和的小柴胡汤证，故先与小建中汤通心和脾，不瘥者，再与小柴胡汤疏肝和脾。腹中急痛为什么不先与小柴胡汤？因为腹中痛不是柴胡证常见病位，而是小建中汤证常见病位，如《金匮要略》曰："……腹中痛……小建中汤主之""妇人腹中痛，小建中汤主之。"柴胡证腹中痛者，常与柴胡证并见，此条没有柴胡证，故不先与小柴胡汤。

腹中急痛是腹中挛急疼痛，即腹中筋脉挛急，这和芍药甘草汤证脚挛急是一样的性质，只是病位不同。与小柴胡汤，应去黄芩、加芍药，否则腹痛不除。因为黄芩苦寒燥血，此腹中急痛已经为营血不足。

有学者认为小建中汤证属太阴，因为桂枝加芍药汤证属太阴。其实《伤寒论》曰桂枝加芍药汤方"属太阴"，应是指病位属太阴，因为太阴主腹，所以腹满时痛者属太阴，这与吴茱萸汤证食谷欲呕属阳明一样，是说病位属阳明，而不是说病性属阳明。如麻子仁丸方有芍药，用于脾约证，这不能说麻子仁丸证是太阴证。也不能因为小建中汤能治疗胃炎、胃溃疡，就认为小建中汤是太阴方。因为芍药甘草汤也能治疗胃炎、胃溃疡，不能因此就说芍药甘草汤是太阴方。小建中汤方之桂枝，是用于心中悸，仍然是解肌通阳，向外宣发，这和桂枝人参汤一样，桂枝是用于表热不解，桂枝的特性是向外宣散，而不是向内收敛。再如白虎加桂枝汤方，桂枝是解除外证骨节疼，不能说方中有大剂石膏、知母，就改变了桂枝解外的特性；风引汤方中有大剂寒水石、滑石、紫石英、石膏等，也没有改变桂枝解肌祛风的特性。关键是，太阴虚寒必然腹中冷，或呕吐，或自下利。桂枝加芍药汤证是太阳病证医反下之，太阳表热未解，医反下之伤阴，因而腹满时痛。小建中汤证无呕吐、下利，而有衄血、梦失精、手足烦热、咽干口燥，这是阴精亏虚，阳气亢热。手足烦热、咽干口燥必不属太阴虚寒，太阴虚寒主症为腹中冷，或呕吐，或下利，主药为干姜、人参。如大建中汤证"呕不能饮食，腹中寒"才是太阴虚寒，其方药干姜、人参才是太阴主药，而小建中汤方证，既无太阴主证，又无太阴主药，怎能为太阴虚寒呢？

小建中汤方：桂枝 9g，芍药 18g，炙甘草 6g，大枣 4 枚（擘），生姜 9g，胶饴 18g。

用法：上 6 味，每 3 剂药以水 1400mL，煮取 600mL，去滓，纳饴，更上微火消解。温服一升，日 3 服。"呕家不可用建中汤，以甜故也"。

● 101. 伤寒中风，有柴胡证，但见一证便是，不必悉具。凡柴胡汤病证而下之；若柴胡证不罢者，复与柴胡汤，必蒸蒸而振，却复发热汗出而解。

"伤寒中风，有柴胡证，但见一证便是，不必悉具"之"一证"，是但见有柴胡证邪气结于胁下的病机之"一证"。如往来寒热，是邪气结于胁下，正气胜时，正进邪退，邪气退回表部，其人则恶寒；邪气胜时，邪进正退，邪气又进入胁下，其人则恶热。胸胁苦满，是进入胁下的邪气与正气相搏，结于胁下，外不得出，里不得入，困于胸胁，故胸胁苦满。胸胁苦满可以是两胁都满，肝脾俱郁。嘿嘿不欲饮食，是结于胁下的邪气抑制肝气疏泄，影响脾胃升降功能，故嘿嘿不原意说话，并且没有食欲。心烦喜呕，心烦，是邪气耗损了心血，心血不足则烦；喜呕，是邪气扰乱了胃气下降的功能，胃逆则呕。每一证都反映了邪气结于胁下之肝气郁结的病机。所以，往来寒热、胸胁苦满、嘿嘿不欲饮食、心烦喜呕等四证，但见一证便是，不必悉具。临床所见，有的人以往来寒热为主要见证，有的人以心烦喜呕为主要见证，有的人以胸胁满为主要见证，有的人以嘿嘿不愿意说话、不欲饮食为主要见证，与柴胡汤，均可药到病除。"凡柴胡汤病证而下之；若柴胡证不罢者，复与柴胡汤，必蒸蒸而振，却复发热汗出而解"，这个蒸蒸而振之"蒸蒸"是里热，"而振"是外虚。这是因为柴胡证仍在，是邪气仍然郁结在胁下，可是因为误下而引表热入里则增里热，复与柴胡汤疏肝则会损伤津液而加重里热，故一时出现里热蒸蒸，如经曰："服柴胡汤已，渴者属阳明。"可知服柴胡汤能够加重阳明里热。此条"复与柴胡汤，必蒸蒸而振"之"蒸蒸"，就是服柴胡汤而一时使里热增加，但是为什么"而振"呢？"振"是外虚，这是因为气结在肝，内气实而外气虚，复与柴胡汤疏肝而损伤津液，不仅增加了里热，也加重了外虚，加重外虚则外气不支，体表的经脉缺乏气血的供养，难以支撑身体，故出现振动。有的医家解释"振"为振栗，也是一说，不过此振栗是外虚内实。"蒸蒸"为热在里，"而振"是虚在外，此意类同94条"（先下后汗）太阳病未解，脉阴阳俱停，必先振栗，汗出而解"。94条是太阳病证先下伤耗了阴气，此条是柴胡汤病证而下之伤耗了阴气，阴气被伤者复与柴胡汤解外，必里热蒸蒸、外虚而振，病随"复发热汗出"而得以外解。"复发热汗出"是气机向外，气机向外则弥补外虚，此为里热外趋，故病随汗出而得以外解。

有学者认为，"但见一证便是"是但见或然证之一便是，如："若胸中烦而不呕者，去半夏人参，加栝楼实一枚；若渴，去半夏，加人参，合前成四两半，栝楼根四两；若腹中痛者，去黄芩，加芍药三两；若胁下痞硬，去大枣，加牡蛎四两；若心下悸，小便不利者，去黄芩，加茯苓四两；若不渴，外有微热者，去人参，加桂枝三两，温覆微汗愈；若咳者，去人参、大枣、生姜，加五味子半升、干姜二两。"试分析，柴胡证的病机是邪气结于胁下，而"胸中烦而不呕者"，是邪气结于胸中，如果没有往来寒热，就不能反应邪气结于胁下的病机，就不是柴胡证。"若渴""若腹中痛""若胁下痞硬""若心下悸，小便不利""若不渴，外有微热""若咳"等等，都不能确切反应邪气结在胁下的病机。《伤寒论》可与小柴胡或小柴胡汤主之的条文，如37条，主要依据是"胸满胁痛"；99条之主要依据是"胁下满"；104条之主要依据是"胸胁满而呕"；144条之主要依据是"寒热如疟状发作有时"；148条之主要依据是"头汗出、心下满、不欲食";229 条之主要依据是"胸胁满";230 条之主要依据是"胁下硬满";379 条之主要依据是"呕而发热"。从这些条文的主要依据可以看出，但见一证便是，是但见"往来寒热、胸胁苦满、嘿嘿不欲饮食、心烦喜呕"等四大主证之一便是，而不是但见或然证之一便是。

呕而发热者，是邪气欲入里，里气上冲抗邪，拒邪入里，故呕而发热，需要排除表里证，才可与小柴胡汤。如麻黄汤证、葛根汤证、小青龙汤证、四逆汤证等，都可见发热而呕，需要鉴别。149 条"伤寒五六日，呕而发热者，柴胡汤证具"，这是伤寒五六日，邪气欲入里之时，出现呕而发热，就是表邪入内的柴胡汤证。而伤寒二三日，呕而发热者，不一定是柴胡汤证。呕而发热者若与胁下满或往来寒热并见，必为柴胡汤证。如 266 条"本太阳病不解，转入少阳者，胁下硬满，干呕不能食，往来寒热，尚未吐下，脉沉紧者，与小柴胡汤。"呕而发热者若不与胁下满或往来寒热并见，就需要排除表里证。若兼表阳证者，可参考柴胡桂枝汤法，若兼里阳证者，可参考大柴胡汤法。只有但见呕而发热而无表里证者，才是小柴胡汤证。

● 102. 伤寒二三日，心中悸而烦者，小建中汤主之。

"伤寒二三日心中悸而烦者"，为心阴弱、心阳强的状态。心阴弱则水气犯心，水气犯心则气上冲心，气上冲心则心中悸。心中悸是心阳与水气分争的反应，也是心阳强的反应。心阴弱、心阳强故烦。心主血脉，脉为营，故心阴弱就是营血弱，如《黄帝内经》曰"脉为营""经脉者，受血而营之""血脉者，中焦之道也""营出于中焦""中焦亦并胃中，出上焦之后，此所受气者，泌糟粕，蒸津液，化其精微，上注于肺脉，乃化而为血，以奉生身"。小建中汤之所以主"心中悸而烦"，就在于其补营血而建中气，并以桂枝宣散心中水气，以平心悸。心阴得补，心悸得平，则心烦得止。此心中悸而烦者，为气上冲心，心阴不足，其根本问题是中焦阴弱营虚，故以小建中汤建中补营，除烦平悸。

小建中汤方以胶饴、芍药补阴血，桂枝通阳祛邪，炙甘草补气，姜枣和胃；重用胶饴滋补中焦脾胃，倍芍药以通营气，"营出于中焦"，故名为小建中汤。

● 103. 太阳病，过经十余日，反二三下之。后四五日，柴胡证仍在者，先与小柴胡；呕不止、心下急、（一云呕止小安。）郁郁微烦者，为未解也，与大柴胡汤下之则愈。

"太阳病，过经十余日"，过经，是过表部经界，邪气入内，结于胁下，出现柴胡证，柴胡证是气机向外，"反二三下之"，是逆治。逆治后四五日，为什么柴胡证仍在呢？因为攻下通里，是去胃肠中热，而柴胡证是邪热结于胁下，胁下是人体的半表半里部位，常规攻下之法攻不到胁下，只能徒伤其里部。攻下后四五日，柴胡证仍在者，是其人胃气不虚，经受住了二三下之，邪气不能入里，故先与小柴胡汤解外。服小柴胡汤，见呕不止、心下急、郁郁微烦者，是病未解的表现，这是与小柴胡汤增加了里热，故出现呕不止、心下急、郁郁微烦之状，此为柴胡证未解，又出现热入心下，故与大柴胡汤下之则愈。本方以小柴胡汤去人参、甘草，是因其心下急紧，胃中微热，故以芍药、枳实小泄胃热，缓和心下急。

试析柴胡证的病理原因。柴胡证的"血弱、气尽"就是"营气弱、太阳尽"。营气弱，邪气行太阳经尽了，于是表部肌肉组织间的腠理松懈，这是因为表部血气不足，不能充满腠理，所以"腠理开"，邪气因而进入半表半里部，也就是进入人体中部，在胁下受到阳气的抵抗，与正气相搏，于是结于胁下，邪气不能再继续入里。如果正气继续受到损害，或日渐消耗，邪气就会继续入里，进入心下，进入心下就进入了里部。如此条"过经十余日"，是邪气过了表部经界十余日，进入胁下半表半里部，出现了柴胡证。柴胡证属少阳，少阳不可攻下，医反二三下之，柴胡证仍在者，是其人胃气不虚，没有被二三下之虚损其胃，所以柴胡证仍在，邪气不能入里，故先与小柴胡汤解其外。服小柴胡汤，若呕不止、心下急、郁郁微烦者，是邪热进入到心下，故需与大柴胡汤下之。柴胡的药证是"胁下满"，芍药的药证是"心下急"，这就说明大柴胡汤证的病位在胁下和心下。136条也说明了大柴胡汤证是少阳、阳明并病，如136"伤寒十余日，热结在里，复往来寒热者，与大柴胡汤"，伤寒十余日，已经过了表部经界，热结在里，是热结在胃肠，复往来寒热，与103条不同。103条是过经十余日，柴胡证仍在，就是往来寒热仍在；136条是"热结在里，复往来寒热"，是说热结在里时，没有往来寒热，今复往来寒热。往来寒热，是邪气进退于表里之间，邪气进里则恶热，邪气退表则恶寒。那么热结在里，复往来寒热，就是邪结在里，复又出外，还是阳明、少阳并病。103条与136条都是少阳与阳明并病，不同的是，103条是医二三下之，邪气乘下之而由外进里，表现为少阳与阳明并病；136条是伤寒邪气已经入里，正邪分争，邪气又从里部复出于外，表现为阳明与少阳并病。

大柴胡汤方：柴胡24g，黄芩9g，芍药9g，半夏9g（洗），生姜15g，枳实9g（炙），大枣4枚（擘）。

用法：上7味，每3剂药以水2400mL，煮取1200mL，去滓再煎，温服200mL，日3服。一方，加大黄二两（约为6g）。

● 104.伤寒十三日不解，胸胁满而呕，日晡所发潮热，已而微利。此本柴胡证，下之以不得利；今反利者，知医以丸药下之，此非其治也。潮热者，实也。先宜服小柴胡汤以解外，后以柴胡加芒硝汤主之。

伤寒十三日不解，为过经不解，表热入里。胸胁满而呕为柴胡证；日晡所（日晡所，是日晡的时间范围。所，是所在的意思）发潮热是实热证。已而微利之"已"是作罢的意思，是发潮热作罢后，还有轻微下利，也就是发潮热时有下利，发潮热过后还有轻微下利。此本为柴胡证，用大柴胡汤下之，也没有下利，今反而下利者，知道是医者以丸药下之，如此治法不是正确的治法。柴胡证以丸药峻下之，伤其里，则邪入阳明，故日晡所发潮热。日晡所发潮热，是在日晡的时辰上发潮热，也就是在申时发潮热。潮热者实也，故知此下利为实热下利。胸胁满而呕是少阳之气外趋，不得外解，故胸胁满而呕，先宜服小柴胡汤解"胸胁满"之少阳外实，后以柴胡加芒硝汤解"日晡所发潮热，已而微利"之阳明里实。

发潮热，是身体潮湿发热。身体潮湿发热，才是实热，即"潮热者实也"。若发热身体不潮，就不能确定为实热。如240条"病人烦热，汗出则解；又如疟状，日晡所发热者，属阳明也。脉实者，宜下之；脉浮虚者，宜发汗"。240条虽然也是日晡所发热，但不是发潮热，所以不能确定这个日晡所发热为阳明实热，还需凭脉实，才能确定为阳明实热；而此条就是凭日晡所发潮热，确定有阳明实热，故以柴胡加芒硝汤以泻阳明。

潮热者实也，是什么道理呢？潮为潮湿，潮是触摸身体发潮，不是干的，可参阅208条。潮就是微似有汗，是潮潮的。若为虚者，不是津液不足不得汗出，就是阳不固阴而自汗出，自汗出者不是微似有汗。潮热者，不是虚证的表现或无汗或自汗淌出，故为实证。虚寒证也有身体发潮、微似有汗者，但是虚寒证微似有汗者必然恶风寒，实热证微似有汗者必然不恶风寒，"潮热者实也"必然不恶寒。

柴胡加芒硝汤方：柴胡 12g，黄芩 4.5g，人参 4.5g，炙甘草 4.5g，生姜 4.5g，半夏 3.8g（洗），大枣 1.3 枚（擘），芒硝 9g。

用法：上 8 味，每 2 剂药以水 800mL，煮取 400mL，去滓，纳芒硝，更煮微沸，分温再服；不解更作（臣亿等谨按：《金匮玉函》方中无芒硝。别一方云，以水七升，下芒硝二合、大黄四两、桑螵蛸五枚，煮取一升半，服五合，微下即愈。本云，柴胡再服，以解其外，余二升，加芒硝、大黄、桑螵蛸也）。

● 105. 伤寒十三日，过经，谵语者，以有热也，当以汤下之。若小便利者，大便当硬，而反下利、脉调和者，知医以丸药下之，非其治也。若自下利者，脉当微厥，今反和者，此为内实也，调胃承气汤主之。

伤寒十三日，邪气过表部经界，出现谵语者，是邪热入里，热在阳明，当以承气汤下之。若小便利者，为里热迫津液从小便出，则大便当硬，而反下利、脉调和者，知医以丸药下之，这不是正确的治法。若为虚寒自下利，法当脉微，手足厥冷，今脉反调和、手足亦不厥冷，此下利为内实也，调胃承气汤主之。

此条与上条对比，都是伤寒十三日不解，都为实证。依据是：一为下利而脉反调和，一为日晡所发潮热而反下利，两者皆为医者错误的以丸药下之而出现的变证。此条没有柴胡证，为阳明里证，故以调胃承气汤主之；上条有柴胡证，为少阳与阳明合证，故以柴胡加芒硝汤主之。

此条"下利、脉调和者"这个脉调和，不是阴阳谐和。阴阳谐和者不会有下利，所以下利、脉调和者，是阳明里实。辨别下利为里实里虚的要点：下利脉微且手足厥冷者，为少阴里虚；下利脉和且手足不冷者，为阳明里实。

● 106.太阳病不解，热结膀胱，其人如狂，血自下，下者愈。其外不解者，尚未可攻，当先解其外；外解已，但少腹急结者，乃可攻之，宜桃核承气汤（后云，解外宜桂枝汤）。

太阳病不解，是本太阳病不解。如266条："本太阳病不解，转入少阳者，胁下硬满。"热结膀胱，为热结在里，膀胱应指下焦之里，可与124条互证。如124条："其人发狂者，以热在下焦，少腹当硬满，小便自利者，下血乃愈。"此条其人如狂，是如狂不宁，但还没有到发狂的程度，这是太阳之邪随其行表部经尽，表邪入里，集中到表部的血液亦退回里部抗邪，与邪气相搏，热结膀胱下焦，故少腹急结难耐；血热扰心，故其人如狂。血自下，下者愈，是因为邪气随着血自下而出，则热结膀胱（下焦）得解。其外证不解者，不可攻下，当先解其外证；外证解除罢，只有里证少腹急结者，乃可攻之，宜桃核承气汤。

桃核承气汤方是调胃承气汤加桃仁、桂枝。调胃承气汤证是实热在里，方以芒硝、大黄泻实热；桃核承气汤证是邪热与血瘀结于里，故以调胃承气汤加桃仁活血化瘀，加桂枝解少腹急结。少腹急结之急，是急迫意思，与肾气丸证"少腹拘急"之"急"是一个意思。少腹急结，是少腹膀胱肌肉急迫，有憋尿感，刚尿完不久就又想尿，属于里急小便自利。少腹急结、少腹拘急等症用桂枝还是解肌。

《金匮要略》曰："产后七八日，无太阳证，少腹坚痛，此恶露不尽。不大便，烦燥发热，切脉微实，再倍发热，日晡时烦躁者，不食，食则谵语，至夜即愈，宜大承气汤主之。热在里，结在膀胱也。"此条"少腹坚痛"，就是因为"热在里，结在膀胱"。"热在里，结在膀胱"就是"热结膀胱",说明热结膀胱是热结在里,与"无太阳证"相对应,可知热结膀胱,无太阳表证者,方可攻之。《金匮要略》所谓热结膀胱,是说热在里,且与无太阳证相对应。那么"热结膀胱是太阳腑证"一说,就站不住脚了。因为太阳为表,阳明为里,张仲景说"无太阳证,少腹坚痛"是热结膀胱,已经说明热结膀胱是无太阳证,那热结膀胱又怎么会是太阳腑证呢?

太阳病之太阳一词,不只是指病位,也指病时。如"太阳温病""太阳中暍"之太阳就是指病时,而不是指病位;少阴病大承气汤证之少阴,也是指病时,而不是指病位。把病时和病位弄清楚,《伤寒论》就通俗易解了。太阳病和太阳证的含义是不同的,现代中医教科书把太阳病和太阳证说成一回事了,这是不符合《伤寒论》原意的。

热结膀胱,是指热结少腹,也就是热结下焦,如340条曰:"病者手足厥冷,言我不结胸、小腹满、按之痛者,此冷结在膀胱关元也。"可见《伤寒论》之膀胱一词,与现代医学之膀胱的含义不尽相同。《伤寒论》之膀胱有下焦之义,而不是现代医学之膀胱器官。如果是指膀胱器官,那么热结膀胱,应当通利小便,不应当与桃核承气汤通利大便。桂枝在桃核承气汤方中,是用于少腹肌肉急结,所以用桂枝解肌。桂枝在此不是用于解外,因为仲景明言:"其外不解者,尚未可攻,当先解其外;外解已,但少腹急结者,乃可攻之,宜桃核承气汤。"可见桃核承气汤方之桂枝,是用于解少腹急结,而不是用于解外。《伤寒论》106条之"外解已"与《金匮要略》之"无太阳证"相互佐证了"热结膀胱"不是太阳证,而是热结在里。热结在里,必用下法。故所谓"热结膀胱是太阳腑证"的说法是有问题的。

太阳腑证一说,依据是"太阳随经,瘀热在里"。124条"以太阳随经,瘀热在里故也",是太阳病六七日,表邪随其行表部经尽,而进入里部，故瘀热在里。"以太阳随经"之随，是跟随的意思，是随着行表部太阳经尽，因而进入阳明里部，所以瘀热在里故也。124条之"表证仍在"与106条之"太阳病不解"是一个意思。太阳病不解，热结膀胱，就是因为以太阳随其表部经尽，热入阳明，故曰"热在里，结在膀胱"。需要注意，"其外不解者，尚未可攻，当先解其外；外解已，但少腹急结者，乃可攻之，宜桃核承气汤"。"其外不解"就是"太阳病（证）不解"，也就是"太阳证仍在"，当先解其外。外解已，但少腹急结者，乃可攻之。外解已，是太阳证解已，也就是无太阳证，若其人发狂、少腹硬满、小便自利者，攻之以抵当汤；外解已，无太阳证，若其人如狂，但少腹急结者，攻之以桃核承气汤；外解已，无太阳证，若其人不大便、日晡时烦躁、食则谵语、至夜即愈者，攻之以大承气汤。总之，热结膀胱者，攻之的前提是太阳病证已解，是无太阳证，又怎么会是太阳腑证热结膀胱呢？

桃核承气汤方：桃仁 7.5g（去皮尖），大黄 12g，桂枝 6g（去皮），炙甘草 6g，芒硝 6g。

用法：上 5 味，每 3 剂药以水 1400mL，煮取 500mL，去滓，纳芒硝，更上火微沸，下火。先食温服 100mL，日 3 服，当微利。

此条"血自下，下者愈"是从大便下血，因为热结膀胱为蓄血证，蓄血证的表现是小便自利，小便自利者必为膀胱无瘀，故"血自下，下者愈"应是从大便下血。126条抵当丸证和237、257条抵当汤证，都是大便下血的佐证。

● 107. 伤寒八九日，下之，胸满、烦惊、小便不利、谵语、一身尽重、不可转侧者，柴胡加龙骨牡蛎汤主之。

伤寒八九日，下之，出现胸满、烦惊、小便不利、谵语、一身尽重等症状，是误下虚其里，表邪乘虚入里。邪热入胸则胸满；热伤心血则烦惊；小便不利，是水停肌肤，故一身尽重；谵语，是胃中有热，热扰心神；一身尽重，不可转侧，是太阳湿气过重。此为表、中、里三部受邪，柴胡加龙骨牡蛎汤主之。

胸满为柴胡、黄芩、半夏证；烦惊为铅丹、人参、龙骨、牡蛎证；小便不利，一身尽重，为桂枝、茯苓证；谵语为大黄证。

柴胡加龙骨牡蛎汤证的表现比小柴胡汤证多了"惊""谵语""一身尽重"，此惊为热伤心血之惊，为龙骨、牡蛎适应证，如桂枝去芍药加蜀漆牡蛎龙骨救逆汤证之火邪惊狂，就是加牡蛎、龙骨治惊。

柴胡加龙骨牡蛎汤方：柴胡 12g，龙骨 4.5g，黄芩 4.5g，生姜 4.5g，铅丹 4.5g，人参 4.5g，桂枝 4.5g，茯苓 4.5g，半夏 5g（洗），大黄 6g，牡蛎 4.5g（熬），大枣 2 枚（擘）。

用法：上 12 味，每 3 剂药以水 1600mL，煮取 800mL，纳大黄，切如棋子，更煮一两沸，去滓，温服 200mL。本云柴胡汤，今加龙骨等。

● 108. 伤寒，腹满，谵语，寸口脉浮而紧，此肝乘脾也，名曰纵，刺期门。

伤寒，出现腹满、谵语，是邪热入里，热盛神昏则谵语。邪热入里，寸口脉浮而紧者，也可以是表证未除之表里并病，如 38 条之太阳中风脉浮紧、发热、恶寒、身疼痛、不汗出而烦躁的大青龙汤证。但是此证只有腹满、谵语，而没有恶寒、身疼痛的表证，也没有腹痛、不大便的里证，所以"此肝乘脾也"是肝气郁热之肝强乘脾的中（半表半里）热证。肝热扰脾则腹满，肝热扰胃则谵语，肝气郁热故寸口脉浮而紧，浮为肝阳升浮，紧为肝气郁滞。肝强乘脾为什么不与柴胡汤呢？因为柴胡汤是用于半在里半在外之邪热进退于表里之间，而此条并没有恶寒（往来寒热）之外证，也没有恶热之里证，胸胁苦满和呕而发热的柴胡证也都没有，故不宜与柴胡汤，而以刺期门之法疏泄肝热，以免用柴胡汤过伤肝阴，犯虚虚之戒。

此条提示：肝热乘脾轻者，没有柴胡四大证，不宜与柴胡汤。

此条脉浮而紧，不是太阳证，太阳证法当恶寒，治法应当发汗，不应刺期门泄肝。如221条："阳明病，脉浮而紧，咽燥，口苦，腹满而喘，发热汗出，不恶寒反恶热，身重，若发汗则躁。"221条之脉浮而紧也不是太阳证，而是里热外壅所导致的脉浮而紧，因为太阳证不可能"不恶寒反恶热"，也不可能"若发汗则躁"。

此条"肝乘脾也，名曰纵"的表现是，下有胃实之腹满，上有心热之谵语，此乃肝强乘脾而引起的上下为病，故名曰纵。

● 109. 伤寒发热，啬啬恶寒，大渴欲饮水，其腹必满，自汗出，小便利，其病欲解，此肝乘肺也，名曰横，刺期门。

伤寒发热，啬啬恶寒，此啬啬恶寒为内实外虚。啬啬恶寒为振寒，即冷的发抖。振寒有内外俱虚和内实外虚的不同病机，振寒为内外俱虚者，如87条"亡血家，不可发汗；发汗则寒栗而振"；振寒为内实外虚者，如110条"胃中水竭，躁烦必发谵语；十余日振栗自下利者，此为欲解也"。此条啬啬恶寒为肝气实热而肺气虚寒，肝气实热故大渴欲饮水，饮水多则其腹必满。自汗出为恶寒欲解，小便利为腹满欲解。"此肝乘肺也"为倒装句，应接在"其腹必满"之后。此病证为肝乘肺，肝气强则乘强势而侮肺，肺受欺侮则肺气虚，故啬啬恶寒。取名曰横。刺期门以泄其肝气实热，使肝不乘肺，则肺气得实，便自汗出而啬啬恶寒得解。啬啬恶寒得解，即外虚得解，则上焦得通，津液得下，小便得利，腹满即解。

此条之刺期门一法，与上条意义相同。肝郁不甚，胸胁不满，故与刺法而不与柴胡汤法，恐与柴胡汤过伤正气，出现变证。

此条"肝乘肺也，名曰横"的表现是，外有啬啬恶寒，内有大渴欲饮水，此乃肝强乘肺而引起的左右为病，故名曰横。

● 110. 太阳病二日，反躁，凡熨其背而大汗出，大热入胃（一作二日内烧瓦熨背大汗出，火气入胃），胃中水竭，躁烦必发谵语；十余日振栗自下利者，此为欲解也。故其汗从腰以下不得汗，欲小便不得，反呕，欲失溲，足下恶风，大便硬，小便当数，而反不数及不多；大便已，头卓然而痛，其人足心必热，谷气下流故也。

太阳病二日，通常情况表邪不应当入里。表邪不入里，就没有里热，津液就不会受到过多损伤，也就不应当躁。不应当躁而反躁，这是因为火熨其背，病人大汗出的结果。错误地用火熨的方法，以火劫发汗，迫使病人大汗出，导致腠理空虚，致使大热入胃，胃中水竭，所以病人出现了躁烦。胃中水竭则津液必亏，津液亏竭于里则大便硬，如经曰："汗出多者，为太过；太过者，为阳绝于里，亡津液，大便因硬也。"躁烦是亡津液的表现，也是表热传里的表现，如第4条曰："颇欲吐，若躁烦，脉数急者，为传也。"表热入里伤耗胃肠中津液，里热愈盛则津液愈亏，故热盛躁烦者必发谵语。"十余日振栗自下利者"是倒装句，其顺序应接在"大便硬，小便当数，而反不数及不多"之后。

"故其汗从腰以下不得汗"，是因为火熨其背而大汗出，大热入胃，伤耗胃中津液，则胃中津液亏竭，胃气不得下降，因而腰以下津液亏虚，故其汗从腰以下不得汗。"欲小便不得"，是里热逼迫津液欲从小便出，但是由于里部津液亏竭，欲小便而又不能得小便。

里部津液亏竭，里热上冲故"反呕"，如123条"以呕故知极吐下也，与调胃承气汤"。123条是极吐下导致胃肠津液亏虚，胃热上冲故呕；此条是以火熨其背而大汗出，导致里部津液亏虚而出现里部燥热，里热上冲故反呕。反呕，是说此呕是反常的。《伤寒论》凡呕者，常为加半夏、生姜以去水。呕者通常为心下有水，水为阴邪，若胃中热者则为阳热，阳热者当能食而不呕，如经曰："其人反能食而不呕，此为三阴不受邪也。"此反呕为里热津亏，胃中燥热，胃热上冲，故反呕。"欲失溲"，是好像要失溲，但又没有溲。"反呕，欲失溲，足下恶风"，这些症状都是里热津亏，其人胃气不降的反应。"大便硬，小便当数"，是里部有热，里热逼迫津液从小便出，故小便当数。小便数，津液亏失，故大便硬，如《金匮要略》曰"气盛则溲数，溲数即坚"。"从腰以下不得汗，欲小便不得，欲失溲，足下恶风，大便硬，小便当数，而反不数及不多"等一系列症状，都是"大热入胃"、津液亏虚的表现。"十余日振栗自下利者"，是经过了十余日，津液渐复，邪热渐衰，故其人振栗自下利。振栗，是寒栗而振。寒栗而振是由于津液下行，带走了体表的热量，其人出现一过性的表部津液不足的表现，如常人小便后出现振栗一样，是小便带走了体内的热量，出现了一过性的表部津液不足。此振栗、自下利者，是里热随下利而去，故曰"此为欲解也"。"自下利"则邪热从下出。"大便已，头卓然而痛"，卓然是突出的意思，是大便已，阳气下行，头中津液（血液）不足，故头卓然而痛，感到头特别痛。"其人足心必热，谷气下流故也"，谷气是入胃之水谷经过消化吸收后的水谷之精气，如《黄帝内经》曰"水谷皆入于胃""食气入胃，散精于肝""饮入于胃，游溢精气"；谷气下流，是胃气得复，津液下行，故其人足心必热，这是由足下恶风转为足心热，也就是由下虚转为下实。此谓下实不是实邪，而是正气得复，如49条"须表里实，津液自和，便自汗出愈"，这个表里实，就是正气复。此条"足心必热，谷气下流"，是胃气得复，津液下行。

"十余日振栗，自下利"按顺序应该接在"大便硬，小便当数，而反不数及不多"之后，继之为"大便已，头卓然而痛，其人足心必热，谷气下流故也"，这样就清楚了。大便已，就是自下利已。自下利已，必然血液（津液）下流，头中血液（津液）就少了，故"大便已，头卓然而痛"；谷气下流，则足中血液由少变多，故由"足下恶风"转为"足心必热"，此为欲解也。

振栗这个症状，是不由自主的动作，是身体不由自主的振颤并且有寒栗，起鸡皮疙瘩。这个症状表现是谷气下流引起的，是欲自解的表现。凡自解者，就是阴阳自和者，如94条"必先振栗，汗出而解"，就是阴阳自和而解；此条则为必先振栗，自下利而解。

● 111. 太阳病中风，以火劫发汗。邪风被火热，血气流溢，失其常度，两阳相熏灼，其身发黄。阳盛则欲衄，阴虚小便难。阴阳俱虚竭，身体则枯燥，但头汗出，剂颈而还，腹满，微喘，口干，咽烂，或不大便，久则谵语，甚者至哕、手足躁扰、捻衣摸床。小便利者，其人可治。

太阳病中风，法当与桂枝汤发汗。以火疗法劫汗，邪风之热加上火劫之热，使血流加快，津液外溢，血气失去其正常的运行法度，邪风之热与火劫之热两阳相熏灼，其身体发黄。阳盛外热则欲衄血，阴虚津亏则小便难。火劫发汗导致内外俱热，热伤血气以致阴阳俱虚竭。阴阳气俱虚竭，也是内外气俱虚竭。外气虚竭则表现为欲衄，而不是衄，也就是似衄非衄；内气虚竭则小便难。阴阳俱虚竭，身体则枯燥。但头汗出，剂颈而还，是外热伤津，阳气虚竭，故但头汗出而身无汗。腹满、微喘、口干、咽烂、或不大便，是内热伤血，阴气虚竭。久则谵语，为火热盛，渐至阴气竭，而出现神昏谵语。甚者至哕，是津液亏极至胃气衰败，逆乱而哕。手足躁扰、捻衣摸床是阳气衰竭，病情危殆。小便利者，为阴气未竭，其人可治，治当攻下里热，如《金匮要略》曰："哕而腹满，视其前后，知何部不利，利之即愈。"如果不尿，则腹满至哕就是不治之证。如232条曰："若不尿，腹满加哕者，不治。"

● **112. 伤寒脉浮，医以火迫劫之，亡阳，必惊狂、卧起不安者，桂枝去芍药加蜀漆牡蛎龙骨救逆汤主之。**

伤寒脉浮为邪气在表，法当发汗解表。医以火攻法劫迫汗液大出，为亡阳。亡阳为阳虚，如286条曰："少阴病，脉微，不可发汗，亡阳故也。阳已虚……"阳已虚则表邪乘虚入胸，造成胸中气郁，气血运行受阻，因而停痰留饮，痰饮冲心必惊狂。卧起不安者，为卧则痰饮壅入胸中而胸满，故不能安卧，起则痰饮坠入心下而心下满，故不能安坐，所以卧起不安。气郁不得解则痰饮不得除，痰饮不得除则津液不得复，津液不得复则惊狂不得安。故以桂枝宣泄胸中气郁，蜀漆祛除痰饮，龙骨、牡蛎潜阳益阴、镇惊安神，生姜、大枣调胃气，炙甘草益津液以扶正祛邪。诸药合用，使气郁得解，痰饮得除，津液得复，阴阳得和，则惊狂得安。去芍药是因为胸中有痰实郁滞，芍药益营气则增实，故去之，这和21条去芍药类同。此惊狂是气郁停痰引起的，不解气郁，不除痰饮，则津液不得复，惊狂不得安。桂枝还是解阳郁，不是补阳虚，如《金匮要略》曰："火邪者，桂枝去芍药加蜀漆牡蛎龙骨救逆汤主之。"可知桂枝是宣泄火邪导致的气郁，而不是补气。有学者说，火邪必然伤心气，桂枝当然是补心气。殊不知，火邪伤心气，法当泻心火，岂有补心气之理？如《金匮要略》曰："心气不足，吐血，衄血，泻心汤主之。泻心汤方，大黄二两，黄连、黄芩各一两。"泻心汤证心气不足是心热伤气，法当清泻心热，心热不清，若补气则心更热。《伤寒论》方证凡加桂枝者，都是用于气上冲或解表郁，无一用于补气。《金匮要略》小建中汤证之"心悸、衄血、手足烦热"等也是气上冲、阳气强的表现。气上冲则热，气下陷则寒，如《金匮要略》曰："冲气即低，而反更咳、胸满者，用桂苓五味甘草汤，去桂，加干姜、细辛，以治其咳满。"冲气降低，则为气虚了，故去桂，加干姜、细辛温肺搜寒。此胸满为虚满，桂枝发泄阳气，则胸中更虚，故去之。这与桂枝去芍药汤证之"脉促胸满者"为实满不同。

桂枝去芍药加蜀漆牡蛎龙骨救逆汤方：桂枝 9g，炙甘草 6g，生姜 9g，大枣 4（擘），牡蛎 15g（熬），蜀漆 9g（洗去腥），龙骨 12g。

用法：上 7 味，每 3 剂药以水 2400mL，先煮蜀漆，减 400mL；纳诸药，煮取 600mL，去滓，温服 200mL。本云桂枝汤，今去芍药，加蜀漆、牡蛎、龙骨。

● 113. 形作伤寒，其脉不弦紧而弱。弱者必渴，被火必谵语；弱者发热，脉浮，解之当汗出愈。

形作伤寒，应为发热恶寒，无汗，脉浮。其脉不弦紧而弱，为表热入内，表热入内则伤阴，伤阴则渴。脉浮弱而渴、发热恶寒、无汗者，为内外合证。其恶寒为表证仍在，其渴为表热入内伤阴。被火攻之劫汗，必导致大热入胃而发谵语。弱者发热，脉浮，为热势向外，解之当汗出愈，可与桂枝二越婢一汤酌加栝楼根、人参。

其脉不弦紧而弱之"弱"是与"弦紧"对比而言，不是虚弱之脉。"形作伤寒，弱者发热，脉浮"，即"伤寒发热、无汗、脉浮弱"，此脉象的由来如同 39 条"伤寒，脉浮缓"之大青龙汤证，无汗、脉浮缓是表邪入内的反应。如果表邪没有入内，法当脉浮紧（弦紧）无汗，不应脉浮缓（弱）无汗。但是此条没有大青龙汤证的"身不疼但重乍有轻时"，且脉浮弱比脉浮缓更弱一些，故不能与大青龙汤。脉浮弱发热者可与桂枝汤，但是此条有渴，故不可与桂枝汤。

● 114. 太阳病，以火熏之，不得汗，其人必躁；到经不解，必清血，名为火邪。

太阳病，以火疗法熏之，不得汗，火熏必汗出，不得汗者其人必津液不足，津液不足，更以火熏，津竭必躁。到经不解之到经，是病发于阳者，七日行其经尽为到经。以火熏之，七日到经不解，必清血。清血为便血，这是火邪入胃，迫血下出，因为是以火熏发汗的方法所导致的清血，故名为火邪。

● 115. 脉浮，热甚，而反灸之，此为实。实以虚治，因火而动，必咽燥、吐血。

脉浮，热甚，为太阳表实无汗，若有汗出，则不会脉浮热甚。脉浮热甚，法当以汗解之，而反灸之，实以虚治，因灸火助阳增热，伤津动血，必咽燥、吐血。

● 116. 微数之脉，慎不可灸。因火为邪，则为烦逆；追虚逐实，血散脉中；火气虽微，内攻有力，焦骨伤筋，血难复也。脉浮，宜以汗解，用火灸之，邪无从出，因火而盛，病从腰以下，必重而痹，名火逆也。欲自解者，必当先烦，烦乃有汗而解。何以知之？脉浮，故知汗出解。

此条"微数之脉"是接上条脉浮，是脉浮并稍微有点数，不是又微又数，以下文"脉浮宜以汗解"为证。脉浮为表，脉数为热，脉浮微数，是表部有热，表热慎不可火灸。上条表实者误以火灸，必吐血，吐血则火邪去；此条表热者误以火灸，因火为邪，则为烦逆。烦逆为火逆，火灸助热则心烦，火伤阴气则逆乱。阴气虚者而被灸火追击，则阴气更虚，邪热实者而被灸火追逐，则邪热更实，追虚逐实，以致血热弥散于筋脉中。灸火虽微，内攻有力，血热弥散于筋脉中可焦灼骨骼，伤损筋脉，到筋骨枯痿的程度，则阴血难以平复。脉浮，是邪气（水气）在表，宜以汗解，用火灸之，阴气被伤，火郁脉络，则邪无从出，邪热因火灸而变盛，火气上冲，则上实下虚，上热下寒，病从腰以下，必重而痹，乃水气停在腰以下则重，血虚不能濡养筋脉，则为血痹麻木不仁，这种病状名曰火逆。火逆是因火灸而出现的逆变。火逆欲自解者，必当先烦，烦乃有汗而解。"何以知之？脉浮，故知汗出解"，是自问自答。脉浮为阳浮，阳浮是阳气与邪气在表部分争，欲将邪热从表部解除。正邪分争，郁热增重，必当先烦，烦为郁热所致，烦也是阳气得复，阳气得复才能有汗，故知汗出解。汗出则邪热从表部得泄，故"烦乃有汗而解"。

先烦为阳气得复。阳气得复，与邪气分争，邪在外者，必汗出而解；邪在里者，必下利而解。如192条："阳明病，初欲食，小便反不利，大便自调，其人骨节疼，翕翕如有热状，奄然发狂，濈然汗出而解者，此水不胜谷气，与汗共并，脉紧则愈。"287条："少阴病，脉紧，至七八日自下利，脉暴微，手足反温，脉紧反去者，为欲解也，虽烦、下利，必自愈。"

● 117.烧针令其汗，针处被寒，核起而赤者，必发奔豚。气从少腹上冲心者，灸其核上各一壮，与桂枝加桂汤，更加桂二两也。

伤寒无汗，烧针令其汗，针处被寒，寒郁气滞则起核，核起而赤者，必发奔豚。此"核起而赤"是针处肿起如核而为赤色，乃气滞血瘀，是由"针处被寒"引起，灸核上各一壮，以温散因受寒而引起的肿赤，加桂以泄奔豚气，并解表邪。

桂枝加桂汤方：桂枝 15g，芍药 9g，生姜 9g，炙甘草 6g，大枣 4 枚（擘）。

用法：灸其核上各一壮，与桂枝加桂汤，更加桂二两也。上 5 味，每 3 剂药以水 1400mL，微火煮取 600mL，去滓，温服 200mL。本云桂枝汤，今加桂满五两。所以加桂者，以能泄奔豚气也。"泄奔豚气"，是发泄，不是降泄。

此条"必发奔豚"的原因是，烧针使病人发惊，又"核起而赤"令病人害怕，故必发奔豚。如 119 条曰："太阳伤寒者，加温针必惊也。"《金匮要略》曰："奔豚病从少腹起，上冲咽喉，发作欲死，复还止，皆从惊恐得之。"

● 118.火逆下之，因烧针烦躁者，桂枝甘草龙骨牡蛎汤主之。

"火逆"，即 116 条"脉浮，宜以汗解，用火灸之，邪无从出，因火而盛，病从腰以下，必重而痹，名火逆也"。病在太阳，当以汗解，用火灸之，必发逆变，名曰火逆。火逆者，法当汗出而解，火逆下之，徒伤阴气，为逆之又逆，伤阴则引邪入里。又以烧针迫汗亡阳，造成表里两虚，徒增烦躁。"火逆"本无烦躁，因误下伤阴则烦，又误用烧针损阳则躁，误之又误，导致阴阳气两伤，而出现烦躁者，为病势向外，桂枝甘草龙骨牡蛎汤主之。烧针劫汗后，表部津液不足，故以小量桂枝轻宣阳气、解肌散邪，以炙甘草益气平躁，以龙骨、牡蛎潜阳降逆、镇惊除烦。此方证用桂枝依然不是补气，因为烦躁是烧针引起，烦为气郁，桂枝解郁，邪气不去则正气不能复，邪去正复则阴阳自和。

桂枝甘草龙骨牡蛎汤方：桂枝 3g，炙甘草 6g，牡蛎 6g（熬），龙骨 6g。

用法：上 4 味，每 3 剂药以水 1000mL，煮取 500mL，去滓，温服 160mL，日 3 服。

● 119. 太阳伤寒者，加温针必惊也。

太阳伤寒者，加温针劫汗，过汗亡阳则损失血容量，导致心血虚，故加温针必惊，如《黄帝内经》曰："惊而夺精，汗出于心。""起居如惊，神气乃浮。"惊则神气外浮而汗出于心，汗出于心，则心血不足。血者，心之精，汗出于心，故曰夺精。《黄帝内经》又曰："夫精者，身之本也。"人身之本为血液，失血过多者必死。故夺精就是夺血，夺血则惊。

由此条可知，上条"因烧针烦躁者"必有惊惧。龙骨、牡蛎，善去烦惊。

● 120. 太阳病，当恶寒、发热，今自汗出，反不恶寒、发热、关上脉细数者，以医吐之过也。一二日吐之者，腹中饥，口不能食；三四日吐之者，不喜糜粥，欲食冷食，朝食暮吐，以医吐之所致也，此为小逆。

太阳病证法当恶寒、发热，今自汗出，反不恶寒、发热、关上脉细数者，是表邪入里。为什么自汗出、发热者，会反不恶寒呢？问题在"关上脉细数"，细为虚，数为热。关以候胃，关上脉细数，是胃虚有热。"以医吐之过也"道出了问题的缘由。以医吐之，导致胃中空虚，表热乘虚入里，故反不恶寒，这是医者吐之的过失。

一二日吐之者，胃阴被伤，表热里陷，胃阴虚则气上逆，所以腹中饥、口不能食，食入口即吐。三四日吐之者，不喜糜粥，欲食冷食，这是过吐伤阴，胃阴更亏，虚热更甚，故不喜糜粥，欲食冷食。糜粥是稠厚之粥。胃虚不能消化饮食，故出现朝食暮吐，这是因为医者吐之所导致的，此为小逆乱。因为病人能进食，知胃气尚可，故曰此为小逆。

● 121. 太阳病吐之，但太阳病当恶寒，今反不恶寒，不欲近衣，此为吐之内烦也。

太阳病证吐之，今反不恶寒，不欲近衣，此为吐之伤胃，胃中空虚，太阳邪热乘虚入里，邪气离表入里，故反不恶寒；邪热入里而内生烦热，故不欲近衣。此条"今反不恶寒，不欲近衣"，与11条"身大寒，反不欲近衣"的不同点是，此条为"不恶寒，不欲近衣"，这是邪热在里；11条是"身大寒，反不欲近衣"，是邪热在表。

此条是对上一条反不恶寒的解释。

● 122. 病人脉数。数为热，当消谷引食，而反吐者，此以发汗，令阳气微，膈气虚，脉乃数也。数为客热，不能消谷，以胃中虚冷，故吐也。

病人脉数，若数为胃肠里热，当能消谷引食，而反吐者，是因为发汗过之，令体表津液微，膈中津液虚，也就是腠理空虚，表邪乘虚入膈，故脉乃数也。此脉数是客热入膈，"数为客热"之"客"是外来的意思，是针对表部邪热入膈而言，故曰"数为客热"。客热不能消化水谷，水蓄胃中，胃中虚冷，水气上逆，故吐也。

此条与 120 条对比，120 条是太阳病证吐之伤阴，而生里热；此条是太阳病证过汗伤阳，而生里寒。

● 123. 太阳病，过经十余日，心下温温欲吐而胸中痛，大便反溏，腹微满，郁郁微烦。先此时自极吐下者，与调胃承气汤；若不尔者，不可与；但欲呕、胸中痛、微溏者，此非柴胡汤证，以呕故知极吐下也。

"太阳病，过经十余日"，是太阳之邪过了表部经界十余日，离开了表部。"心下温温欲吐而胸中痛，大便反溏，腹微满，郁郁微烦"，这是表热入里。心下温温欲吐，是邪热郁结在心下，气郁不降故心下温温欲吐。温温之"温"是闷热的意思，温，同煴。心下温温欲吐者，大便不应该溏而反溏，此为极吐下后胃虚，表热乘虚入里，故郁郁微烦。郁郁微烦是心下郁热有点心烦，是胃气不降而反上逆于心胸的反应。先于此时自极吐下者，继而表现为大便微溏，郁郁微烦，与调胃承气汤；若不是先此时自极吐下者，不可与调胃承气汤。但欲呕、胸中痛、大便微溏者，此非柴胡汤证。以呕，故知极吐下伤胃也，胃热上冲则呕。故曰"此非柴胡汤证"。柴胡汤证是"呕不止，心下急，郁郁微烦"，呕不止为心下有水，气上冲逆，乃外证未解，内外合证。此证是"心下温温欲吐，但欲呕、胸中痛、大便微溏、郁郁微烦"，此为外证已解，心下温温欲吐，但欲呕，是心下有热，胸中痛是先此时极吐导致的，大便微溏是先此时极下导致的。由此条亦可知，"呕而发热者，小柴胡汤主之"必不是心下温温欲吐而胸中痛、腹微满。此与大柴胡汤证"呕不止、心下急、郁郁微烦者"，都是邪热入里，病入心下，故都有郁郁微烦，不同的是，此证心下温温欲吐是过经，邪气离表入里，故与调胃承气汤下之以攻里热；而大柴胡汤证呕不止、心下急，是邪热入里但外证未解，故与大柴胡汤下之并解外证。外证的表现为：恶风寒（包括往来寒热），脉浮，颈项强，但头汗出等。

不尔，不是这样，不是先此时自极吐下，继而心下温温欲吐而胸中痛、大便溏、腹微满、郁郁微烦者，不可与调胃承气汤，也就是说"但欲呕、胸中痛、微溏者"不是柴胡汤证，而是调胃承气汤证。以但欲呕、胸中痛、大便微溏，故知是极吐下造成的。但欲呕，怎么会胸中痛呢？一定是先此时之极吐所导致的胸中痛；大便微溏是先此时之极下所导致的。"以呕故知极吐下也"之"以呕"是调胃承气汤证的"但欲呕"，而不是大柴胡汤证的"呕不止"。

● 124. 太阳病，六七日表证仍在，脉微而沉，反不结胸；其人发狂者，以热在下焦，少腹当硬满，小便自利者，下血乃愈。所以然者，以太阳随经，瘀热在里故也。抵当汤主之。

太阳病，六七日，是行其表部经尽或愈或传之期，脉微是表邪衰，脉沉是表邪入里。表证仍在，脉微而沉，是邪气入里。如果邪气没有入里，不应小便自利。因为邪气在表者，正气必外趋抗邪，气机向上向外，则不应小便自利。邪气在外而小便自利者，应是饮水多，而饮水多者必心下悸。此条之病证表现没有心下悸，其小便自利就不是饮水多，而是邪气入里。邪气入里的表现是脉微而沉，少腹硬满，小便自利。表邪入里当作结胸，结胸证是热与水结在上焦，不应有小便自利。小便自利则水有出路，故反不结胸。反不结胸，是没有如一般规律出现结胸。那么小便自利就是热结下焦，少腹当硬满。少腹硬满若小便不利者，"为无血（蓄）也"。此小便自利，为无水（蓄）也，乃热与血蓄于下焦之里，抵当汤主之。

此脉微而沉，与干姜附子汤证脉沉微有什么不同呢？同样是脉沉微，为什么一为阳证，一为阴证呢？此证脉微而沉，是瘀血在里，热在下焦，以"其人发狂，少腹硬满，小便自利"确定为阳证，阴证不可能出现其人发狂与小便自利并见。阳热证小便自利，是热盛迫阴；阴寒证小便自利，是阳虚不能摄阴。阳虚不能摄阴者，不可能出现阳热发狂；阴证其人如狂者，必应小便不利。阴证脉沉微者，以"昼日烦躁不得眠，夜而安静，不呕、不渴，无表证，身无大热者"为基本依据。阳证脉沉微者，不可能表现为"不呕、不渴、无表证"和"身无大热"并见。邪气入里，反不结胸，其人发狂者，是以太阳随其经尽，热陷于里结于下焦，瘀热在里故也。以太阳随经之"随"，是"跟随"的意思，和"随证治之""随其实而取之"之"随"是一个意思。太阳病六七日，行表部经尽，表部正气衰减，故表邪随太阳经尽而入里，结为里热，表现为其人发狂，这是瘀热在里的缘故。此瘀热在里，是瘀热在下焦。下焦少腹部静脉血管丰富，冲脉起于此，冲脉又称血海，故此处血气较盛，太阳随其经尽传热于此，必与血结，热与血结于此处，当少腹硬满，小便自利，故下血乃愈，抵当汤主之。

　　此条"太阳病，六七日表证仍在"与106条"太阳病不解"是一个意思。太阳病不解，就是太阳表证不解。需要注意经文所强调的"其外不解者，尚未可攻，当先解其外；外解已，但少腹急结者，乃可攻之，宜桃核承气汤"。106条"其外不解"就是"太阳病不解"，也就是"太阳病表证仍在"。太阳表证仍在者，"尚未可攻，当先解其外"；外解已，无表证者，乃可攻里。124条表证仍在，为什么可以攻里呢？因为124条脉微而沉，是表邪已经入里。经曰："以太阳随经，瘀热在里故也。"是说以太阳随着行其表部经尽，表热入里了。太阳行其经尽是七日，以太阳随经，应是随太阳行其经尽的意思。如果不是这个意思，那么太阳病一日就有可能传变于里，没有必要说"以太阳随经"。故"以太阳随经"，就是以太阳病六七日，行太阳表部经尽的时候，表热入里，而瘀热在里。比如146条："伤寒六七日，发热、微恶寒、肢节烦痛、微呕、心下支结、外证未去者，柴胡桂枝汤主之。"146 条也是得病六七日，为什么不说"以太阳随经，瘀热在里"呢？因为 146 条是"心下支结"，不是"少腹硬满"。124 条"以太阳随经"，必是以太阳随其经尽，表邪入里，其表现为少腹硬满、小便自利，才可与抵当汤攻里。"以太阳随经"，有学者理解为是随太阳经络入里，太阳经络表证仍在。其实应该是太阳经界，也就是表部经界。因为如果是经络，十二经络都走表部，也都入里部，为什么偏偏是随太阳经络而入里呢？太阳病发热恶寒、头痛、身疼、腰痛、骨节疼痛，并不是只有在太阳经络循行的路线上表现为病痛，而是整个身体表部的病痛。所以"以太阳随经"，必是以太阳随着行表部经尽，表邪入里，并且人体排邪的趋势向里，才可与抵当汤攻里。124 条人体排邪的趋势是向里，其表现为"少腹硬满，小便自利"，故以抵当汤主之。以抵当汤主之，是乘人体气机向里排邪之势，顺势攻逐邪气。

抵当汤方：水蛭（熬）、虻虫（去翅足，熬）各三十个，桃仁（去皮尖）二十个，大黄（酒洗）三两（27g）。

用法：上 4 味，以水 1000mL，煮取 600mL，去滓，温服 200mL，不下更服。

● 125. 太阳病，身黄、脉沉结、少腹硬、小便不利者，为无血也；小便自利、其人如狂者，血证谛也，抵当汤主之。

太阳病，身黄，脉沉结，为瘀热在里。脉结是心率不齐，如 178 条脉结。少腹硬，是水停少腹还是血蓄少腹？鉴别点是小便利不利。小便不利者，为无蓄血也；小便自利，其人如狂者，蓄血证谛也。身黄、少腹硬满、小便不利者，为热与蓄水结在少腹，茵陈蒿汤主之；身黄、少腹硬满、小便自利、其人如狂者，为热与蓄血结在少腹，抵当汤主之。"小便自利，其人如狂者，血证谛也"，血证谛之"谛"，是明确无误的意思，是明明白白的事实，故小便自利、其人如狂者，明确是蓄血证，抵当汤主之。

抵当汤方：水蛭 10 个（熬），虻虫 10 个（去翅足，熬），桃仁 3g（去皮尖），大黄 9g（酒洗）。

用法：上 4 味，每 3 剂药以水 1000mL，煮取 600mL，去滓，温服 200mL，不下更服。

● 126. 伤寒有热，少腹满，应小便不利，今反利者，为有血也，当下之，不可余药，宜抵当丸。

伤寒有热，少腹满，若为热与水结在少腹，应小便不利。今反小便利者，为少腹有蓄血也，法当下之，不可用其他的药，不可发汗，也不宜桃核承气汤或抵当汤，宜抵当丸。因为此证没有"其人如狂"或"发狂"的精神证，没有"身黄"的热耗津亏证，最主要的是没有少腹急结、少腹硬，而只有少腹满，反应此证之下焦结热未深，故不可用其他药，宜抵当丸缓下之。

热与血结少腹急结者，与桃核承气汤；热与血结较重少腹硬满小便自利者，与抵当汤；热与血结较轻少腹满小便自利者，与抵当丸。方药的选择和药量的轻重总是根据病证的状态和病情的轻重而定。

抵当丸方：水蛭 20 个（熬），虻虫 20 个（熬，去翅足），桃仁 25 个（去皮尖），大黄三两（27g）。

用法：上 4 味，捣分 4 丸。以水 200mL，煮一丸，取 140mL 服之。晬时，当下血；若不下者，更服。"晬时"为一昼夜。

● 127. 太阳病，小便利者，以饮水多，必心下悸；小便少者，必苦里急也。

太阳病，邪气在表者，人体气血必然向表部集中抵抗邪气，法不当小便利。太阳病证小便利者，其病当愈，如 28 条。此条小便利者其病不愈，必心下悸，这是饮水多了。太阳病证饮水多者，可以出现小便利和小便少两种情况，小便利者必心下悸，小便少者必苦里急。小便利而心下悸者和小便少而里急者，都是饮水过多而水饮内停引起的。小便少而苦里急者，没有说哪里急，但不管哪里急，都是水饮内停引起的。水停心下则心下急，水停胁下则胁下急，水停腹中则腹中急，水停少腹则少腹急，皆随证治之。急，是急迫难耐，或满或痛。

伤寒论卷第一

漢　張仲景述

晋　王叔和撰次

宋　林億校正

明　趙開美校刻

沈琳仝校

辨脉法第一

平脉法第二

辨脉法第一

問曰。脉有陰陽何謂也荅曰凡脉大浮數動滑此名陽也脉沈濇弱弦微此名陰也凡陰病見陽脉

● 128. 问曰：病有结胸、有脏结，其状何如？答曰：按之痛，寸脉浮、关脉沉，名曰结胸也。

● 129. 何谓脏结？答曰：如结胸状，饮食如故，时时下利，寸脉浮、关脉小细沉紧，名曰脏结。舌上白苔滑者，难治。

● 130. 脏结，无阳证，不往来寒热（一云，寒而不热），其人反静，舌上苔滑者，不可攻也。

"脏结"，是痞结在脏，脏中有痞块，如肝肿大、脾肿大。"无阳证"，是指表部无结热；"不往来寒热"，是指中（半表半里）部无结热；"其人反静"，是指里部无结热；舌上苔滑者，为阳虚不化水寒。此脏结为阳虚痞结，虽然有水结在胁下，但是虚寒不受攻，故曰"不可攻也"。结胸证也有水结在胸胁，但是结胸证为阳气内陷，其水饮所结为实热，故可攻逐水饮。脏结证为阳虚痞结，其水饮所结为虚寒，故不可攻逐水饮。

● 131. 病发于阳，而反下之，热入因作结胸；病发于阴，而反下之，（一作汗出）因作痞也。所以成结胸者，以下之太早故也。结胸者，项亦强，如柔痉状，下之则和，宜大陷胸丸。

病发于表阳证发热恶寒者而反下之，表热入内，因作结胸。此结胸是表热入内，结于胸膈。这是因为表阳证病人胃气尚足，若下之则胃气抗拒表邪入里，故结于胸膈成为结胸。

病发于表阴证无热恶寒者，而反下之，胃气不足，拒邪无力，故邪气不能结于胸膈，而是陷于心下，因作痞也。所以成结胸者，以表邪未尽，下之太早，表热入内故也。

"结胸者，项亦强，如柔痓状"，柔痓是"身体强，几几然"，不象刚痓"胸满口噤，卧不着席，脚挛急，必齘齿"那样严重。痓病是热盛伤阴，肢体不柔和，刚痓则为肢体强硬。结胸者如柔痓状，是表部津液不和，阳强阴弱，故如柔痓状，项亦强。柔痓状反应了阴气不足，故虽然已成结胸，也不宜用大陷胸汤峻攻，而宜用大陷胸丸缓攻。如柔痓状，乃为水结胸膈，阻遏气血运行，津液疏布不利，而致项亦强，故曰"下之则和"，似与28条"服桂枝汤，或下之，仍头项强痛、翕翕发热、无汗、心下满微痛、小便不利者"同理。28条为胃气弱而水停心下；本条为胃气强，水气不能下走而水结胸膈，两条都有项强，可见水邪停聚，妨碍津液疏布，也是项强的病理原因。

大陷胸丸方：大黄 72g，葶苈子 30g（熬），芒硝 30g，杏仁 30g（去皮尖，熬黑）。

用法：上 4 味，捣筛 2 味，纳杏仁、芒硝，合研如脂，和散。取如弹丸 3g，别捣甘遂末 1.5g、白蜜 40mL、水 400mL，煮取 200mL，温顿服之，一宿乃下；如不下，更服，取下为效。禁如药法。

● 132. 结胸证，其脉浮大者，不可下，下之则死。

结胸证，是邪热入内，脉当沉紧，若其脉浮大者，浮为阳气在外，大为阴气亏虚，虽然已成结胸，但是外热未解，阴气已虚，故不可下。若下之，则外热复入内，结胸更甚，下之复虚其阴气，正气更衰，邪盛正衰者，攻补两难，故曰下之则死。

● 133. 结胸证悉具，烦躁者亦死。

结胸证悉具，为邪气内盛。烦躁者，烦为阴气虚，躁为阳气虚，阴阳气俱虚，正衰邪盛，正不胜邪，预后不良。

● 134. 太阳病，脉浮而动数，浮则为风、数则为热、动则为痛、数则为虚；头痛、发热、微盗汗出而反恶寒者，表未解也。医反下之，动数变迟，膈内拒痛，（一云头痛即眩）胃中空虚，客气动膈，短气躁烦，心中懊憹，阳气内陷，心下因硬，则为结胸，大陷胸汤主之。若不结胸，但头汗出，余处无汗，剂颈而还，小便不利，身必发黄。

太阳病，脉浮而动数，是表热入内。浮则为风，是阳浮之风；数则为热，是阴弱之热；动则为痛，是热邪上冲之痛；数则为虚，是热伤阴血之虚。头痛、发热、微盗汗出，是邪在少阳，盗汗者属于目合则汗；盗汗是邪热入内，而反恶寒者，是表邪未解。此本二阳并病，医误用下法，误下虚里，胃中空虚，则动数变迟，表热乘虚入里，邪气动膈，正邪在膈内分争，故膈内拒痛；邪气压迫胸膈则短气，热伤气血则躁烦，伤气则躁，伤血则烦，邪热伤正，故短气躁烦，心中懊憹；"阳气内陷"，是表部血液内陷，阳气内陷，则太阳之邪乘虚入内，结于胸膈，聚于心下，心下因硬，则为结胸。此为热与水结于胸膈，聚于心下。或有不结胸者，是瘀热在里，"但头汗出，余处无汗，剂颈而还，小便不利"，这是里热不得从汗外越，也不得从小便下泄，则热迫胆汁外溢，身必发黄，变为茵陈蒿汤证。

大陷胸汤方：大黄 27g，芒硝 15g，甘遂 0.75g。

用法：上 3 味，每 2 剂药以水 1200mL，先煮大黄，取 400mL，去滓；纳芒硝，煮一两沸；内甘遂末，温服 200mL。得快利，止后服。

● 135.伤寒六七日，结胸热实，脉沉而紧，心下痛，按之石硬者，大陷胸汤主之。

伤寒六七日，太阳经尽，表热不解而入内，故脉沉而紧。脉沉主里，脉紧主实，心下痛、按之石硬者，此为结胸热实，大陷胸汤主之。此条论述结胸证也有不因误下而由表热入内所成结胸者。其证为脉沉而紧，心下痛、按之石硬。

需要注意"结胸热实"，其热实，是心下有水，热与水结实，故心下硬痛不可近。大陷胸汤证之"短气躁烦，心中懊恼"，短气是水饮压迫胸膈，躁烦是实热伤耗心血，心中懊恼是热甚。栀子豉汤证之"反复颠倒，心中懊恼"，是虚烦，是心下无水，"按之心下濡"。

结胸证，心下硬痛，其病位属少阳之中（半表半里）部，其病性属阳明之实热。因为结胸热实者，是热与水结过实，以常规清解少阳的方法，犹如隔靴搔痒，只有采用峻下逐水的方法才能解决问题。通常少阳热证，多为阴弱阳强，虚实夹杂，若下之则更伤其阴，故下之则悸而惊。如白虎加人参汤证，黄连阿胶汤证，小柴胡汤证等。结胸热实者则不同，非峻下则不能去其实。

● 136.伤寒十余日，热结在里，复往来寒热者，与大柴胡汤；但结胸，无大热者，此为水结在胸胁也；但头微汗出者，大陷胸汤主之。

伤寒十余日，热结在里，无外证恶寒，复往来寒热者，是阳明里热复入少阳，为阳明与少阳合证，可与大柴胡汤。此条论述伤寒表热入里者，可以复有外证，即"复往来寒热"如疟状之"往来寒"就是外证。

但结胸，无大热者，是无太阳、阳明之大热，此为水结在胸胁，阻遏阳气运行，阳气不能外越故但头微汗出而身无汗。邪热与水结在胸胁，不能出外，也不能入里，故不能复往来寒热，此为热实结胸，大陷胸汤主之。

● 137. 太阳病，重发汗而复下之，不大便五六日，舌上燥而渴，日晡所小有潮热（一云日晡所发心胸大烦），从心下至少腹硬满而痛不可近者，大陷胸汤主之。

太阳病，"重发汗而复下之"，重发汗是与麻黄汤发汗。太阳病证发汗不解者，可更发汗，宜桂枝汤；与麻黄汤重发汗，则过汗亡阳，病必不除。重发汗，亡津液，导致胃中干燥，大便因硬，且表证亦不除。重发汗而复下之，则引表热入里，里气上冲抗邪，则水与热结于心下。邪气结于心下，阻碍津液下行，故"不大便五六日"；阻碍津液上行，故"舌上燥而渴"。"日晡所小有潮热"，为实热。"从心下至少腹硬满而痛不可近"，此为心下积水为重，少腹燥屎为甚，故从心下至少腹硬满而痛不可近，大陷胸汤主之。

● 138. 小结胸病，正在心下，按之则痛，脉浮滑者，小陷胸汤主之。

取名小结胸病，是与结胸病相鉴别。结胸病心下满而硬痛，不按也痛，邪结较深，故其脉沉而紧；小结胸病正在心下，按之则痛，不按不痛，邪结较浅，故其脉浮滑，与结胸病之热与水互结较深，其脉沉而紧者不同。脉浮滑是热结未深，浮主阳热，滑主痰实，脉浮滑主上焦痰实结热，故与瓜蒌清热涤痰，而不与甘遂峻下逐水。瓜蒌用量宜大，通常不小于40g。

小陷胸汤方：黄连3g，半夏9g（洗），瓜蒌实40g。

用法：上3味，每3剂药以水1200mL，先煮瓜蒌，取600mL，去滓；纳诸药，煮取400mL，去滓，分温3服。

● 139. 太阳病，二三日，不能卧，但欲起，心下必结，脉微弱者，此本有寒分也。反下之，若利止，必作结胸；未止者，四日复下之，此作协热利也。

太阳病，二三日，是表邪欲传里之日。"不能卧，但欲起"，心下必有水饮结聚，卧则水饮迫肺即短气而喘，故不能卧，但欲起。"脉微弱者，此本有寒分也"，是说由脉微弱而出现的心下结，是由于本有寒分的原因。心下结者，是水结于心下，也就是水停心下，如41条"伤寒，心下有水气，咳有微喘，发热不渴，小青龙汤主之"。小青龙汤证之心下有水气，就是水停心下，如《金匮要略》曰"咳逆倚息不得卧，小青龙汤主之"，咳逆倚息不得卧，是水停结于心下，卧则心下之水上壅胸肺，必暴喘满，故咳逆倚息不得卧。所以，此本有寒分，是本有水气之意，如41条："伤寒，心下有水气，咳有微喘、发热不渴。服汤已，渴者，此寒去欲解也，小青龙汤主之。"41条之"寒去"就是"心下水气去"，所以此条"不能卧，但欲起"，应该是本有水气停于心下。而"脉微弱者"，应是洪大之脉变的稍微弱了，这是表热入内的脉证。如27条："脉微弱者，此无阳也。不可发汗，宜桂枝二越婢一汤。"桂枝二越婢一汤证之脉微弱是表热入内的脉证，故经曰："此无阳也，不可发汗。"再如365条："脉大者，为未止；脉微弱数者，为欲自止。"365条之脉微弱者就是和脉大相对比，脉微弱是说脉不大了，有点弱了。"不能卧，但欲起，心下必结，脉微弱者，此本有寒分"，也就是本有水气停于心下，而太阳病二三日，脉微弱者，是表热入内了，故此脉证可与小青龙加石膏汤内外双解、水热并除，如《金匮要略》曰："肺胀，咳而上气，烦躁而喘，脉浮者，心下有水，小青龙加石膏汤主之。"小青龙加石膏汤证是脉浮，不是脉微弱。脉浮者为病在外，怎么会是邪气入内呢？这是因为有烦躁而喘，烦躁是里有邪气的反应。热证烦躁是里有热结，寒证烦躁是里有寒结。总之，张仲景说"此本有寒分也"，这个寒分之意，应是水气之意，"本有寒分"，应是本有水气。本有水气者其人若卧，则水凌胸肺，喘满益甚，咳逆益甚，故"不能卧，但欲起"。此当以清宣为法，而反下之，若利止，必是太阳之热内陷与心下之水互结而作结胸；下利未止者，四日复下之，医家多解释为四日复下利，理由是"没有医家见下利不止者，还与攻下药的"，这样解释似通。但是大论"复下之"一词有九条，除去此条，还有八条，均为攻下的意思，且158条就有下利不止而复下之的，理由是"医见心下痞，谓病不尽"，"复下之"是为了攻痞。那么139条有没有可能复下之也是为了攻心下结呢？因为病人"不能卧，但欲起"，反应了心下有结，所以四日复下之，应是医者复下之，而不是病人复下利。因为下利未止者，已经说明下利没有止，那就是四日下利未止，四日下利未止又怎么能说是四日复下利呢？只能是"太阳病二三日，反下之"，下之后，下利停止者，四日又出现下利，才能说是四日复下利。而此条下利未止者，"四日复下之"，应是医者复下之，"此作协热利也"，这是符合病理因素的。因为"脉浮而动数"、身反恶寒者，下之必作结胸。脉动为实，胃气不弱，若下之则胃气必能上冲抗邪，拒邪入里，故下之必作结胸。脉微弱者，是胃气有点弱了，表热才能入里，且本有寒分，故下之，则胃气不敌邪气，出现下利。也有可能利止，利止是胃气来复，与邪分争，拒邪入里故利止。利止则邪气无从出，留结于胸中必作结胸。若利未止，这是胃气不复，胃弱不受攻，则表热下陷，利下不止。四日复下之，此作表里不解的协热利也，变为桂枝人参汤证，如163条："太阳病，外证未除而数下之，遂协热而利，利下不止，心下痞硬、表里不解者，桂枝人参汤主之。"

● 140. 太阳病，下之，其脉促（一作纵），不结胸者，此为欲解也；脉浮者，必结胸；脉紧者，必咽痛；脉弦者，必两胁拘急；脉细数者，头痛未止；脉沉紧者，必欲呕；脉沉滑者，协热利；脉浮滑者，必下血。

太阳病下之，可有多端变证。"下之，其脉促"，脉促是气上冲，气上冲是里气抵抗外邪入里，气上冲而不结胸者，这是胸中气血平和，胸中气血运行通畅，则胸腔内就没有邪气停留的空间，这种情况表明因误下而导致入里的邪气已被正气代谢出去，故为欲解。34条曰"脉促者，表未解也"，是太阳病桂枝证医反下之，出现了利遂不止而脉促，这是表邪内陷，里气上冲抗拒表邪入里，故脉促，此为表未解。21条"太阳病，下之后，脉促、胸满者，桂枝去芍药汤主之"也是太阳病下之后，出现了脉促并有胸满的情况，故为病未解。此条太阳病下之，其脉促、不结胸者，是既没有表邪内陷的利遂不止，也没有水气犯胸的胸满，更没有心下硬痛的结胸，唯独只有气上冲的脉促，这是正胜邪却的表现，故曰"此为欲解也"。"脉浮者，必结胸"，是太阳病下之，阳气内陷，与水相结，正邪分争，邪热不能入里而外浮，故为脉浮，这个脉浮不是表热，而是胸中之热外浮于寸口，故脉浮者必结胸，如138条："小结胸病，正在心下，按之则痛，脉浮滑者，小陷胸汤主之。"小陷胸汤证的脉浮，就是胸中之热外浮，而不是表热脉浮，这个脉浮并不伴有表证。再如

132 条："结胸证，其脉浮大者，不可下，下之则死。"138、132 两条说明，结胸证并不都是脉沉而紧，也有脉浮的。"脉紧者，必咽痛"，是太阳病下之，表邪入内而气上冲于咽，必致咽部气血郁滞而咽痛，如 283 条 "病人脉阴阳俱紧，反汗出者，亡阳也。此属少阴，法当咽痛而复吐利"。"脉弦者，必两胁拘急"，是太阳病下之，邪气郁滞于肝脾，如《金匮要略》曰："寸口脉弦者，即胁下拘急而痛。""脉细数者，头痛未止"，是太阳病下之，伤损阴气，脉细数者为阴虚阳亢，少阳邪热攻冲上头，故头痛未止，如 265 条 "伤寒，脉弦细、头痛发热者，属少阳"。"脉沉紧者，必欲呕"，是太阳病下之，水气入里，水气上逆必欲呕。"脉沉滑者，协热利"，是太阳病下之，表热入里而作利，脉沉滑而利，为协表热而利。"脉浮滑者，必下血"，浮为热盛，滑为实热，脉浮滑为阳热过盛，太阳病下之而阳热过盛，则灼伤胃肠脉络，故必下血。

● 141. 病在阳，应以汗解之，反以冷水噀之。若灌之，其热被劫不得去，弥更益烦，肉上粟起，意欲饮水，反不渴者，服文蛤散；若不瘥者，与五苓散；寒实结胸，无热证者，与三物小陷胸汤，白散亦可服。

病在阳，为表阳证，应以汗解之，"反以冷水噀之。若灌之"，灌是灌洗，是用凉水洗身而劫热的方法，"其热被劫不得去，弥更益烦"，弥更益烦，是因其热被劫不得去，其热被凉水劫，肉上粟起，起了鸡皮疙瘩，这是湿热粟疹，表热被凉水劫住不得外散而欲入里，故弥更益烦，越来越烦，烦是由热引起，故意欲饮水。反不渴者，这是阳气壅滞在表部，表热还未入里，故反不渴。服文蛤散，应为服文蛤汤，以解邪出表。服文蛤汤若不瘥者，仍意欲饮水，应有蓄水，与五苓散。寒实结胸，无热证者，与三物白散，巴豆辛热，以攻寒实。

弥更益烦，医家多解释为更热或更烦的意思，意即"弥更益"三个字是一个意思，都是"更（入声）"的意思。姚荷生先生慧眼独具，认为"更"是"五更（平声）"的更，"弥"是满的意思，弥更就是满了五更。如诗经曰："诞弥厥月，先生如达。"（《诗·大雅·生民》）"弥厥月"指怀胎满十月。"弥更"指入夜满五更。汉代已有夜间打更报时制。如《孔雀东南飞》："仰头相向鸣，夜夜达五更。"战国时，有一种名叫"刁斗"打更，如《旧汉仪》（东汉·卫宏著）曰："夜漏起，宫门之外，卫士击刁斗，以传五夜，城皇之内，击木柝，呼备水火。"木柝，是打更人用的梆子。此以佐证，"弥更益烦"是入夜满五更时更加烦。"弥更益烦"的"更"是五更的意思，"益"是更加的意思。

弥更益烦，"弥"是满的意思，"更"是五更的意思，"益"是更加的意思。弥更益烦，是入夜则烦，满五更时更加烦。"弥更"不是第五更，是满五更。这比医家解释的不分昼夜的越来越烦，更为具体明确，也符合原文之意。原文曰"反以冷水噀之"，应为昼日以冷水噀之，故昼日不烦，入夜病人入睡，不再以凉水灌洗之，故病人入夜则烦，且弥更益烦。弥更益烦，是黎明时更烦。黎明时是阴尽阳出之时，此时天人相感，若人体阳气实者，得天之阳气相加，故更加烦。例如黎明时有自汗出者，也有自下利者。自汗出者，为人体阳气实，又得黎明天体阳气相加，阳气升浮，故自汗出，乃为阳邪从表出；自下利者，为人体阳气虚，虽得黎明天体阳气相加，但也无力升浮，故自下利，乃为阴邪从里出。在黎明这个时间节点上，病症表现也是辨别阴阳之要点。

反不渴者，服文蛤散，恐有误。因为文蛤散主"渴欲饮水不止者"（《金匮要略》）。渴欲饮水，是有里热，文蛤解热化痰止渴，不渴者服文蛤散，与药证不符。反不渴者，法当与文蛤汤。文蛤汤脉证是："吐后，渴欲得水而贪饮者，文蛤汤主之。兼主微风，脉紧，头痛。"（《金匮要略》）渴欲得水与渴欲饮水，性质不同。渴欲得水者为脾失健运，如经曰："渴欲得水者，加术。"渴欲饮水者为有内热，如经曰："渴欲饮水，无表证者，白虎加人参汤主之。"渴欲得水者，当少少与饮之，令胃气和则愈。若饮水过多即贪饮者，大量饮水入胃，不得消化，水与热抟，结为痰饮，当与文蛤汤。无热证者，如无烦无渴者，与白散。

文蛤汤方：文蛤 22.5g，麻黄 14g，甘草 14g，生姜 14g，石膏 22.5g，杏仁 25 个，大枣 6 枚（擘）。

用法：上 7 味，每 2 剂药以水 1200mL，煮取 400mL，温服 200mL，汗出即愈。

白散方：桔梗 6.8g，巴豆 2.3g（去皮心，熬黑，研如脂），贝母 6.8g。

用法：上 3 味为散，纳巴豆，更于臼中杵之，以白饮和服。强人 0.75g，羸者减之。病在膈上必吐，在膈下必利。不利，进热粥一杯；利过不止，进冷粥一杯。身热，皮粟不解，欲引衣自覆，若以水噀之洗之，益令热劫不得出，当汗而不汗则烦。假令汗出已，腹中痛，与芍药三两如上法。

● 142. 太阳与少阳并病，头项强痛，或眩冒，时如结胸，心下痞硬者，当刺大椎第一间、肺俞、肝俞，慎不可发汗；发汗则谵语、脉弦，五日谵语不止，当刺期门。

太阳与少阳并病，是先病太阳，后病少阳，太阳病证未解，又出现少阳病证。此条头项强痛属太阳，眩冒、时如结胸、心下痞硬属少阳。太阳与少阳并病不可发汗，因为邪犯少阳为少阳血虚，表邪才能侵犯少阳。少阳之病为血虚内热，若发汗则更伤津液，津液愈亏则内热愈甚，故发汗则谵语；若下之，则复引太阳之邪入内，必病结胸。所以太阳与少阳并病，不可汗、下。凡少阳邪热，只宜清解，慎不可汗、下。此条太少并病，太阳头项强痛慎不可发汗，少阳眩冒时如结胸心下痞硬，慎不可攻下，故用刺法泻热。泻太阳，当刺大椎、肺俞；泻少阳，当刺肝俞。发汗则谵语、脉弦，是肝气郁热，五日谵语不止，当刺期门泄肝。正邪分争五日，正气渐复、邪气渐衰者，谵语当止，不止者，是邪热过甚。此五日谵语不止，没有腹满的里热证，也没有恶寒的表热证，只有谵语、脉弦，反应了邪热在肝，故当刺期门，随其实而泻之。

　　凡眩冒者，必无汗，如93条曰："冒家汗出自愈。"既然汗出自愈，为什么"慎不可发汗"呢？因为冒家汗出自愈者是自汗出，冒家自汗出者是阳气自和，故能自汗出，自汗出则阴阳自和。凡眩冒者，是病邪在内引起的，故慎不可发汗攻错方向而引发变证，如本条眩冒，是胸中实，当刺肝俞。

● 143. 妇人中风，发热恶寒，经水适来，得之七八日，热除而脉迟、身凉、胸胁下满如结胸状，谵语者、此为热入血室也，当刺期门，随其实而取之。

　　妇人中风，是妇人刚好来月经时感受外邪，曰中风，必为脉缓弱。发热恶寒，是邪气在表。"得之七八日，热除而脉迟、身凉、胸胁下满如结胸状、谵语者"，是指妇人中风七八日，病不愈而邪气传里之时，表部邪热乘月经下血七八日、血室空虚之机，陷于胞宫之中。热陷胞宫，邪气离开表部，所以热除；月经来之七八日，血虚了，所以脉迟、身凉，邪陷于里，聚结于胸胁下，邪热不能随经水而出，所以胸胁下满如结胸状。如结胸状，是如结胸状胸胁下满，但不是结胸。结胸病是热与水结在胸胁，胸胁有水，不会谵语。谵语者，是水竭热甚，热甚扰心故谵语。此谵语不可攻下，因为脉迟、身凉是血虚，攻下则犯虚虚之戒。如果是发热恶寒如疟状，并胸胁下满，这是内外皆有邪，可与小柴胡汤内外双解。但是，经水适来七八日，热除而脉迟、身凉者，其脉迟是血亏，其身凉是外无邪，治病的法则，是攻实补虚。对于血虚脉迟者，不可攻下再伤其血；其外无邪而身凉者，也不可与柴胡汤攻其外，故刺期门，"随其实而取之"，是最适当的治法。其"实"在哪里呢？根据"胸胁下满"，知道是在胸胁下，所以刺期门，以泻其实处。刺期门疏泄肝经郁热，随其实处而取之，肝经郁热经刺血疏泄，谵语自然消除。

上条发汗则谵语，是发汗更伤津液，津液亏虚则邪热加重，故发汗则谵语；此条谵语，是月经下血七八日，血亏热甚故谵语。

● 144.妇人中风，七八日续得寒热，发作有时，经水适断者，此为热入血室，其血必结，故使如疟状发作有时，小柴胡汤主之。"柴胡半斤（72g），黄芩三两（27g），人参三两（27g），半夏（洗）半升（24g），甘草三两（27g），生姜（切）三两（27g），大枣（擘）十二枚。上7味，以水一斗二升（2400mL），煮取六升（1200mL），去滓；再煎取三升（600mL），温服一升（200mL），日3服。

"妇人中风"，和上条一样，是妇人在经水适来时感受外邪，其脉缓弱。"七八日续得寒热"，是由始得中风，发热恶寒，延至七八日，续得如疟状寒热往来，发作有时。"经水适断者"，是中风七八日经水适断，此为中风表热恰逢经期下血，血室空虚之际，乘虚侵入血室，而七八日经水适断，则由发热恶寒转变为寒热往来，如疟状发作有时。经水适断者，则侵入血室之邪热不能随经水下出，则邪气时而退却表部，即恶寒，时而又进入里部，即恶热，故使如疟状发作有时。此属少阳肝经郁热，不可发汗，故以小柴胡汤主之，清解少阳，使邪热透达于外。

● 145.妇人伤寒，发热，经水适来，昼日明了，暮则谵语，如见鬼状者，此为热入血室。无犯胃气，及上二焦，必自愈。

"妇人伤寒"，曰伤寒，则其脉则紧。发热，不恶风寒，是因为经水适来，血室空虚，邪气乘虚入里侵犯胞宫，邪热离表入里故不恶风寒，表现为昼日明了，暮则谵语，如见鬼状。昼日明了，是卫气不与潜伏在血室之邪热相争，如《黄帝内经》曰："卫气者，昼日行于阳，夜行于阴。"行于阳则不与阴分之邪相争，故昼日明了。行于阴则与阴分之邪相争，故暮则谵语。暮则谵语是卫气入暮时行于阴，则与血室之邪相争，故暮则谵语。如见鬼状，是神识昏蒙心神不清。伤寒发热，经水适来，热入血室，邪有出路，既没有143条之"脉迟、身凉、胸胁下满，谵语"的刺期门证，也没有144条之"如疟状寒热发作有时"的柴胡证，也没有发热恶寒的表证，故不要刺期门或与小柴胡汤犯其无病之所，也不要发汗犯其表部，更不要泻下犯其胃气造成胃虚。此证只有"暮则谵语"，而没有其他症状，这是热入血室的表现，因经水适来，邪热会随经水而出，所以仲师曰："无犯胃气及上二焦，必自愈。"无犯胃气及上二焦，这个上二焦显然是指胸胁，胸为上焦，胁为中焦。

"昼日明了，暮则谵语"是热入血室，而不是胃气热。胃气热者不会昼日明了，因为胃腑为阳，昼日气行于胃腑，与胃中邪热相争，则不会昼日明了。

为什么妇人伤寒，经水适来必自愈，而妇人中风，经水适来不能自愈呢？这和太阳中风衄血者不能自愈，而太阳伤寒衄血者必自愈是一样的道理。太阳伤寒是阳气重，即荣气有余，衄血则荣气得泄，阴阳得和，必自愈；太阳中风为荣气弱，衄血则荣气进一步减弱，故不能自愈。妇人伤寒也是荣气有余，月经下血则荣气得泄，阴阳得和，故自愈；妇人中风是荣气弱，月经下血则荣气进一步减弱，故不能自愈。

妇人中风，妇人伤寒，都是恰逢妇人经水适来时病发热。如果妇人不是在经水适来时病发热，就不叫妇人中风，妇人伤寒。妇人病和"六病"类同，都含有时间因素。

● 146. 伤寒六七日，发热、微恶寒、肢节烦痛、微呕、心下支结、外证未去者，柴胡桂枝汤主之。

伤寒六七日，是行其经尽之期，一般情况是或愈或传之期。发热、微恶寒、肢节烦痛，是外证未解；微呕、心下支结是邪气入里。邪气入里结于心下而有支撑结滞感，可与大柴胡汤下之。但是"外证未解，不可下也，下之为逆"，故以柴胡桂枝汤主之。柴胡桂枝汤实际上是柴胡桂枝各半汤，是柴胡剂和桂枝剂各一半的剂量，这是根据病情而减量的。因为桂枝汤证应为恶寒，如 12 条桂枝汤证"啬啬恶寒"，而此外证为微恶寒，是外部邪气微，故与桂枝汤半剂。里证微呕，说明里证亦轻，不像柴胡证"心烦喜呕""呕而发热"那样重，故与柴胡汤半剂。

柴胡桂枝汤方：桂枝 4.5g（去皮），黄芩 4.5g，人参 4.5g，炙甘草 3g，半夏 4.5g（洗），芍药 4.5g，大枣 2 枚（擘），生姜 4.5g（切），柴胡 12g。

用法：上 9 味，每 3 剂药以水 1400mL，煮取 600mL，去滓，温服 200mL。本云人参汤，作如桂枝法，加半夏、柴胡、黄芩，复如柴胡法。今用人参作半剂。

● 147.伤寒五六日，已发汗而复下之，胸胁满微结、小便不利、渴而不呕、但头汗出、往来寒热、心烦者，此为未解也，柴胡桂枝干姜汤主之。

伤寒五六日，已发汗，若表未解，应复发汗，如45条"太阳病，先发汗不解，而复下之，脉浮者不愈。浮为在外，而反下之，故令不愈"。病在太阳，应发汗解表。已发汗而表不解者，应继续解表，不解表而复下之，则引表邪入内，出现"胸胁满微结、小便不利、渴而不呕、但头汗出、往来寒热、心烦"等诸变证。胸胁满微结、往来寒热、心烦等症，是邪入少阳。胸胁满微结是胸胁间微结水气，是下后胸胁虚，表邪乘虚入于胸胁。为什么说微结呢？因为结甚者当胸胁满而硬痛，此症满而不痛，故曰微结。小便不利，渴而不呕，但头汗出，是汗下损伤津液，内外两伤所致，津液内伤的表现为胸胁内热而心下无水，故渴而不呕，若心下有水，邪犯胸胁必欲呕；津液外伤的表现是但头汗出而身无汗；小便不利，亦为胸胁满微结所导致，因为此小便不利者没有心下满和少腹满，如果有心下满或少腹满，法当与茯苓、白术利水，故此小便不利、渴而不呕、但头汗出、往来寒热、心烦者，为少阳热结。故与柴胡、黄芩清解少阳之胸胁间热结，栝楼根清胸热、滋胃阴、除烦止渴，牡蛎软坚散结以泄胸胁间水气，干姜、甘草温阳气益津液。胸胁满微结者必有水气，故以桂枝、柴胡宣散胸胁之水，牡蛎软坚散结，共解胸胁满微结。不用芍药，是因为此胸胁满为胸中实，芍药益营气则增实，故不用芍药。

胸胁满微结是有水气结在胸胁，水气结在胸胁，故小便不利。不是水停心下，故渴而不呕。渴而不呕是心下燥，故以栝楼根清热润燥。但头汗出是少阳热，故以黄芩清热。

柴胡桂枝干姜汤方：柴胡24g，桂枝9g（去皮），干姜6g，栝楼根 12g，黄芩 9g，牡蛎 6g（熬），炙甘草 6g。

用法： 上 7 味，每 3 剂药以水 2400mL，煮取 1200mL，去滓，再煎取 600mL，温服 200mL。日 3 服，初服微烦，复服汗出便愈。

初服微烦，是邪气微郁于表，尚未得解，故有点增加烦热；复服汗出，邪从表解便愈。

● 148. 伤寒五六日，头汗出、微恶寒、手足冷、心下满、口不欲食、大便硬、脉细者，此为阳微结，必有表，复有里也。脉沉，亦在里也。汗出，为阳微；假令纯阴结，不得复有外证，悉入在里，此为半在里半在外也。脉虽沉紧，不得为少阴病。所以然者，阴不得有汗，今头汗出，故知非少阴也，可与小柴胡汤；设不了了者，得屎而解。

伤寒五六日，是将要行其经尽之期。"头汗出、微恶寒"，是阳微结，不是纯阴结。假如是悉入在里的纯阴结，则不得复有外证头汗出。由此说明，阴结为阴寒里结，阳结为阳热外结。以"头汗出"证明"微恶寒"是外证未解之阳微结，而不是悉入在里的"纯阴结"。阳微结故头汗出，而不是阳结身汗出；阳微结故微恶寒，而不是阳结恶寒。阳微结是说外部热结的程度轻微，不是指里部阳明热结大便硬。阳明里结大便硬者，是"阳绝于里"，而不是阳微结。

阳微结的根据是"头汗出"。此以阳微结，说明该病证不是纯阴结，虽然不是纯阴结，但是也有阴结，只不过不是纯阴结。纯阴结是悉入在里，此证有头汗出，故不是纯阴结。如果没有头汗出，只有"微恶寒、手足冷、心下满、口不欲食、大便硬、脉沉细"，就是纯阴结。或问：大便硬不是阳明里结吗？为什么说大便硬是阴结呢？因为寒结在里也会大便硬。如白术附子汤证之大便硬，就是寒结在里。阳明证大便硬者，能食，此不欲食、大便硬者就是里寒而不是里热。通常热结在里者，当能食，如 190 条曰："阳明病，若能食，名中风；不能食，名中寒。"热结在里，若燥屎太多，里实过甚，也会出现不能食，如 215 条曰："阳明病，谵语、有潮热、反不能食者，胃中必有燥屎五六枚也；若能食者，但硬耳。"此 148 条肯定不是燥屎太多，所以此"心下满、口不欲食、大便硬"是阴结的表现，与小柴胡汤之柴胡、黄芩解阳微结，以半夏生姜解阴结。

"心下满、口不欲食、大便硬"是里证，故曰半在里；"头汗出、微恶寒、手足冷"是外证，故曰半在外。此为阳微结，必有表证，而复有里证。"手足冷"是表邪入里，故曰"必有表，复有里"。脉沉，亦为病在里。头汗出，为阳微结之外热证。假令是纯阴结之里寒证，不得复有外证头汗出，悉入在里，才是纯阴结之少阴病证，故此为半在里半在外之病证。脉虽沉紧（应为沉弦），不得为少阴病证，所以然者，少阴不得有头汗出，今有头汗出，故知不是少阴病证，可与小柴胡汤调和表里。与小柴胡汤，设不了了者，应是微烦不了了，仍大便硬或不大便，如 203 条："病已瘥，尚微烦不了了者，此必大便硬故也。以亡津液，胃中干燥，故令大便硬。当问其小便日几行，若本小便日三四行，今日再行，故知大便不久出。今为小便数少，以津液当还入胃中，故知不久必大便也。"故曰"得屎而解"，就是不久必大便而解。因为小柴胡汤有"上焦得通，津液得下，胃气因和"的功效。

（头）汗出，为半在外的阳微（结）；大便硬，为半在里的阴微结。此条之半在里半在外的病证表现，是邪气入里未深，表热未尽，实为表里合证，乃为伤寒五六日，正邪分争，表部血气渐弱，邪气入里，外邪已减，故寸口脉细。邪气入里较浅，表现为"心下满、不欲食、大便硬"，此为"半在里"（如果邪气入里较深，则应为腹满）。表邪未尽，故"头汗出、微恶寒"，此为"半在外"。里外合邪，阴阳气不相顺接，故手足冷。脉（沉）细者，是外邪入里，若不是外邪入里，其脉不应变细，如37条："太阳病，十日以去，脉浮细而嗜卧者，外已解也。设胸满胁痛者，与小柴胡汤；脉但浮者，与麻黄汤。"37条脉但浮者就是没有变细，此条脉变细了，就是表邪入里了。此半在里半在外之病证可与小柴胡汤透表和里，疏通气机，使"上焦得通，津液得下，胃气因和，身濈然汗出而解"。故认为阳微结是指半在外的阳气轻微结滞，这正符合柴胡汤解外的作用。大便硬与阳微结不是一个概念。阳为外，阴为里；阳结是外有热结，阴结是里有寒结；阳微结是外有轻微热结，大便硬是"阳绝于里，亡津液"，而不是阳微结，如245条曰："阳绝于里，亡津液，大便因硬也"。

从"设不了了者，得屎而解"，也可知小柴胡汤是用于解外的。得屎而解，不是得下而解，这就明确了阳微结不是指大便硬，所以说"阳微结"是指"头汗出、微恶寒"的外证。由此可以看出，小柴胡汤不仅可以用于胁下满的少阳病证，也可以用于头汗出、微恶寒之阳微结的外证。

总之，此条如果没有头汗出的外证，那么"微恶寒、手足冷、心下满、口不欲食、大便硬、脉沉细者"就是悉入在里的纯阴结之少阴病证。张仲景为什么不说"今微恶寒，故知非少阴也"？不说"今大便硬，故知非少阴也"？因为悉入在里的少阴病证也会有微恶寒或大便硬的表现，而不会有头汗出的表现。所以张仲景说："今头汗出，故知非少阴也。"故"阳微结"是指半在外之头汗出。

● 149. 伤寒五六日，呕而发热者，柴胡汤证具，而以他药下之，柴胡证仍在者，复与柴胡汤。此虽已下之，不为逆，必蒸蒸而振，却发热汗出而解。若心下满而硬痛者，此为结胸也，大陷胸汤主之；但满而不痛者，此为痞，柴胡不中与之，宜半夏泻心汤。

伤寒五六日，是表邪欲入里之时，此时出现呕而发热，是表邪欲入里，里气抗拒表邪入里。柴胡汤证具，是说此证具备柴胡汤证，而以他药下之，柴胡证仍在者，仍应与柴胡汤。此柴胡证虽误下之，柴胡证仍在，是其人肝气强，肝气没有被误下削弱，仍然能够抵制邪气入里，故柴胡证仍在。此虽以下之，复与柴胡汤，治不为逆。然经误下后，引邪入里，则增里热，复与柴胡汤，祛邪于外，会出现蒸蒸而振。蒸蒸是里热外熏之状，也是里热透表，故蒸蒸发热。振是振栗，这是正气与邪气分争，邪气被正气驱赶到表部，则出现身体振栗。"却发热汗出而解"，是邪热随汗出而病从外解。

柴胡证误下后，若心下满而硬痛者，是因误下而将胸胁之邪热引入心下，此为结胸，大陷胸汤主之；但满而不痛者，此为痞。结胸与痞的鉴别是：一为心下满而硬痛，一为心下但满而不痛。柴胡汤证与泻心汤证的鉴别是：一为胁下满，一为心下满。将小柴胡汤方中柴胡易黄连，就是半夏泻心汤，可见柴胡走胁下，黄连走心下。

同样是柴胡证误下，出现的三种情况，一为柴胡证仍在，一为结胸，一为痞，这是因为病人的身体状态不同，故出现三种不同的变化。柴胡证误下后，柴胡证仍在者，是病人心下本无停水，肝气亦强，禁得住误下，故不因误下而成结胸。柴胡证误下后，变为结胸者，是病人心下本有寒分，也就是本有水停的因素，故因误下而引胸胁之热与心下之水互结，变为结胸，如139条曰："太阳病，二三日，不能卧，但欲起，心下必结，脉微弱者，此本有寒分也。反下之，若利止，必作结胸。"柴胡证误下后，变为心下痞者，是病人胃气较弱，不能抵抗误下之邪气入里，故变为心下痞。

半夏泻心汤方：半夏9g（洗），黄芩9g，干姜9g，人参9g，炙甘草9g，黄连3g，大枣4枚（擘）。

用法：上7味，每3剂药以水2000mL，煮取1200mL，去滓，再煎取600mL，温服200mL，日3服。须大陷胸汤者，方用前第二法（一方用半夏一升）。

大陷胸汤方：大黄 27g，芒硝 15g，甘遂 0.75g。

用法：上 3 味，每 2 剂药以水 1200mL，先煮大黄，取 400mL，去滓；纳芒硝，煮一两沸；纳甘遂末，温服 200mL。得快利，止后服。

● 150. 太阳、少阳并病，而反下之，成结胸；心下硬，下利不止，水浆不下，其人心烦。

太阳、少阳并病，当刺大椎、肺俞、肝俞，慎不可汗下。医反下之，表热入里与水相结成为结胸；误下伤胃，则下利不止，水浆不下。其人心烦，是阳邪盛阴气虚，阳热伤阴则心烦。下利心烦，但烦无躁，心下硬者，此为支饮聚结胸中，可与十枣汤。

● 151. 脉浮而紧，而复下之，紧反入里，则作痞。按之自濡，但气痞耳。

脉浮而紧，而复下之，紧反入里，则作痞。紧反入里，是表阳内陷于里。此痞是病发于阳，先发汗不解，而复下之，则津液内陷，郁滞在心下，故此心下痞无水，按之自濡，是但气痞耳。为什么说此心下痞无水呢？因为津液为阳，津液内陷，是阳气内陷，阳气内陷，没有与水相持，故心下不硬，按之自濡，是"但气痞耳"。濡，是柔软之意。气痞的形成，应是由于心下无水，如果心下有水，则不会作气痞，这和《金匮要略》杏子汤证"（无水）虚胀者为气"是一样的道理。心下痞如果有水，应该硬满；无水者，按之自濡，但气痞耳。病发于阳而反下之，热入应作结胸，此条为什么不作结胸呢？这是因为先发汗已去水气，脉浮而紧不解，是阳强不解，阳强不解而复下之，则阳气内陷，乃作气痞。气痞是虚痞，与杏子汤证的"虚胀"之虚是一样的，都是无水。杏子汤证之"虚胀"也是但气胀耳。

● 152. 太阳中风，下利、呕逆，表解者，乃可攻之。其人漐漐汗出，发作有时，头痛、心下痞硬满、引胁下痛、干呕、短气、汗出不恶寒者，此表解里未和也，十枣汤主之。

太阳中风，下利、呕逆，应有恶寒，因太阳中风表未解者必恶寒，且后文有"汗出，不恶寒者，此表解里未和也"，可证其表未解者，应有恶寒。下利、呕逆为里证，但是表未解者，不可攻里。其人漐漐汗出，是微微有汗之状。汗出不恶寒，可知此"太阳中风"表证已解，虽表解而里未和，故"其人漐漐汗出，发作有时，头痛、心下痞硬满、引胁下痛、干呕、短气、汗出不恶寒者"是里证之表现。"其人漐漐汗出，发作有时，头痛"很像桂枝汤证，但是"汗出不恶寒"，确定了表证已解，故"其人漐漐汗出，发作有时，头痛"等症，是邪气在里引起的。邪气在里的表现是"心下痞硬满、引胁下痛、干呕、短气、汗出不恶寒"，此为水饮留于胁下，阻碍气机升降，影响营卫交通则漐漐汗出，发作有时。逆气上冲于头则头痛；水饮聚于心下则心下痞硬满；水饮留在胁下，若呕吐、干呕则引胁下痛；水饮迫胃则干呕，迫肺则短气。短气是实邪压迫胸肺，其人呼吸气短，如二阳并病太阳表邪入里而短气者、大陷胸汤证水与热结在胸胁而短气者。短气与少气不同，短气者，主邪气实，邪气压迫胸肺故其人感觉气短不足以息；少气者，主正气虚，其人气息不足，呼吸浅促。此条短气，是水饮留在胁下，水饮上逆则短气。此胁下留饮，十枣汤主之。

十枣汤方药：芫花（熬），甘遂，大戟。

用法： 上 3 味，等份，各别捣为散。以水 300mL，先煮大枣肥者 10 枚，取 160mL，去滓，纳药末。强人服 1.5g，羸人服 0.75g，温服之。平旦服。若下少病不除者，明日更服，加 0.75g；得快下利后，糜粥自养。

● 153. 太阳病，医发汗，遂发热、恶寒；因复下之，心下痞。表里俱虚，阴阳气并竭，无阳则阴独。复加烧针，因胸烦、面色青黄、肤瞤者，难治；今色微黄，手足温者，易愈。

太阳病证，医发汗，是正治，但发汗要得法。若汗不得法，过汗亡阳，则遂发热加重，恶寒不减，如 68 条曰："发汗病不解，反恶寒者，虚故也。"太阳病证医发汗，过汗亡阳者，出现表虚，遂发热恶寒，此当与芍药甘草附子汤扶阳温表。当补不补，反攻，因复下之，又虚其里，里虚邪陷，则心下作痞，这是过汗造成表虚，又复下之，造成里虚，变成表里俱虚，阴阳气并竭。阴阳气并竭，乃为发汗过多竭其阳气，出现发热恶寒加重，因复下之，竭其阴气，出现心下痞，此当与芍药甘草附子汤合人参汤法治之。"无阳则阴独"之"无阳"是说无表部热结，即"太阳病，医发汗，遂发热、恶寒"就是无阳，此"遂发热、恶寒"不是太阳表热，而是表虚阳气竭。"阴独"是说里部阴邪独在，即"因复下之，心下痞"就是阴独，此"阴独"是说里部虚寒心下痞独在。此证"无阳则阴独"，法当扶阳温里，补益正气。不补反攻，复加烧针，是误之又误，"烧针令其汗，"更虚其表，因而胸烦、面色青黄、肤瞤。胸烦是汗多伤损了血容量，则心阴受损，故胸烦。面色青为阳气竭之虚寒面色，面色黄为阴气竭之虚热面色。肤瞤，是津液虚而水气动，津液为阳，阳气虚少不能运化水气，水气停聚肌肤阻碍气血运行，故肌肤瞤动。肤瞤，是皮肤或肌肉抽缩跳动，也就是筋惕肉瞤。阴阳气并竭而出现胸烦、面色青黄、肤眴者，为难治。此难治之证必然手足冷，以后句"手足温者易愈"为佐证。难治是因为，若清热则损阳气，恐寒邪加重；若温阳则耗阴气，恐热邪加重，故曰难治。今面色微黄而不青，是得胃气之色，是胃气尚在，津液未竭；手足温者，亦是胃气能够通达手足，所以易愈。可与真武合人参汤法。

此条提示：胸烦、面色青黄、肌肤眴动、手足逆冷者，为阴阳气并竭难治之证。

● 154. 心下痞，按之濡，其脉关上浮者，大黄黄连泻心汤主之。

心下痞、按之濡，是虚痞，实痞必心下硬。其脉关上浮者，是心下有热。脉浮为阳，关脉候胃，故其脉关上浮者为心下有热。此为心下无水之虚热。有水为实，无水为虚。心下虚实之别，鉴别点就是"心下濡"或"心下硬"，如375条："下利后更烦，按之心下濡者，为虚烦也，宜栀子豉汤。"栀子豉汤证之虚烦，就是心下无水；此心下痞按之濡，也是心下无水，此痞应属151条之气痞。大黄黄连泻心汤主之，泄热消痞。

大黄黄连泻心汤方：大黄二两（约为18g），黄连一两（约为9g）。

用法：上2味，以麻沸汤400mL渍之，须臾绞去滓。分温再服（臣亿等看详大黄黄连泻心汤，诸本皆二味；又后附子泻心汤，用大黄、黄连、黄芩、附子，恐是前方中亦有黄芩，后但加附子也。故后云附子泻心汤，本云加附子也）。

其服用法，麻沸汤渍之，而不是煮之，意在避免煮之味厚泻下伤阴，取麻沸汤渍之气薄以疏泄心下气痞，而不至下利。

● 155. 心下痞，而复恶寒、汗出者，附子泻心汤主之。

此心下痞为气痞。气痞所成是因为表邪入里而表已虚，那么接下来"心下痞而复恶寒、汗出者"，就不是阳气实，而是阳气虚，阳虚不能固汗，故而恶寒汗出。此为外寒内热，附子泻心汤主之。方以大黄、黄连、黄芩除心下痞热，以附子扶阳固汗。

附子泻心汤方：大黄 9g，黄连 4.5g，黄芩 4.5g，附子 9g（炮，别煮取汁）。

用法：上 4 味，切 3 味，每 2 剂药以麻沸汤 400mL 渍之，须臾绞去滓，纳附子汁，分温再服。

● 156. 本以下之，故心下痞；与泻心汤，痞不解。其人渴而口燥烦、小便不利者，五苓散主之。一方云，忍之一日乃愈。

本因误下之，故成心下痞，与大黄黄连泻心汤，痞不解，其人渴而口燥烦、小便不利者，是水痞而不是气痞。水停心下，阻遏津液上行，口腔不能得到津液濡养，故渴而口燥烦；水停心下阻遏津液下行，故小便不利。此为水痞，五苓散主之。五苓散通阳利水，则津液上下得以通行，水痞得解。忍之一日乃愈者，是忍之一日不喝水，待心下停水自消，则水痞自解。

忍之一日乃愈，是提示人体的自愈机能。凡病情轻微能够忍耐者，一般都能自愈。如 59 条："大下之后，复发汗，小便不利者，亡津液也。勿治之，得小便利，必自愈。" 145 条："妇人伤寒，发热，经水适来，昼日明了，暮则谵语，如见鬼状者，此为热入血室。无犯胃气，及上二焦，必自愈。"《伤寒论》有十几条自愈的条文，都是揭示人体的自愈机能。凡能自愈而不得自愈者，必为不能顺应人体气机的运行状态，或为误治，或为不良的生活习惯，或为心情不

好等原因而不得自愈。因误治而不得自愈的情况不用说，无论古代
和现代，误治的例子比比皆是。因不良生活习惯而不得自愈的情况，
如嗜酒不用说了；还有习惯饮水者，有的人本已有蓄水，时或头晕、
时或身体酸重，还习惯性每日饮水若干；心情不好也是常见的不得
自愈的原因，如有的人好好的，健康体检发现有大病，马上卧床不
起，若发现是误检，立马起床。

● 157. 伤寒汗出解之后，胃中不和，心下痞硬，干噫食臭，
胁下有水气，腹中雷鸣下利者，生姜泻心汤主之。

伤寒汗出表解之后，胃中不和，是因为伤寒过汗，虽然汗出，
伤寒表证得解，但是汗出后伤胃，胃虚水停，气逆不和，故心下痞
硬。干噫食臭，是嗳气有饮食馊味，乃因胃虚不能消化水谷，水谷
停于胃中变馊，气逆于上故干噫食臭。胁下有水气，腹中咕噜咕噜
如雷鸣下利者，此为水停胁下，生姜泻心汤主之。生姜能消水气，
止逆气，下食气。

生姜泻心汤方：生姜 12g，炙甘草 9g，人参 9g，干姜 3g，黄芩
9g，半夏 9g（洗），黄连 3g，大枣 4 枚（擘）。

用法：上 8 味，每 3 剂药以水 2000mL，煮取 1200mL，去滓，
再煎取 600mL。温服 200mL，日 3 服。附子泻心汤，本云加附子；
半夏泻心汤、甘草泻心汤，同体别名耳；生姜泻心汤，本云理中人
参黄芩汤，去桂枝、术，加黄连，并泻肝法。

● 158. 伤寒中风，医反下之，其人下利，日数十行，谷不
化，腹中雷鸣，心下痞硬而满，干呕心烦不得安。医见心下
痞，谓病不尽，复下之，其痞益甚。此非结热，但以胃中虚，
客气上逆，故使硬也。甘草泻心汤主之。

伤寒中风，邪气在表，医反下之，伤损里气，导致表邪入里。其人下利，一日数十行，下利次数太多，水谷不得在胃中停留腐熟，故谷不化。腹中雷鸣，是腹中胃肠道蠕动发出的声音，这是由于心下痞塞不通，胃肠道蠕动增强，人体自身欲通塞解痞的表现。腹中雷鸣作响，是腹中发酵的气体过多，并有水饮停滞，经胃肠道蠕动，胃肠道中的气体与水饮摩擦，出现雷鸣作响，此表现属于中焦阴虚阳强。阴虚则邪气停滞在心下故"心下痞硬而满"，阳强则气逆作呕故"干呕心烦不得安"。医见心下痞，谓阳明病证不尽，复下之，其痞益甚。此非阳明结热，但以胃中虚，客气上逆，故使心下硬也。客气就是水气，甘草泻心汤主之。

上条是发汗后造成胃中虚，水停胁下，影响消化，出现饮食不下之食臭气，故加生姜消水下食；此条是下后造成胃中虚，出现阴虚内热之心烦不得安，故加甘草益阴气并解内热以去心烦。

甘草泻心汤方：炙甘草 12g，黄芩 9g，干姜 9g，半夏 9g（洗），大枣 4 枚（擘），黄连 3g。

用法：上 6 味，每 3 剂药以水 2000mL，煮取 1200mL，去滓；再煎取 600mL。温服 200mL，日 3 服（臣亿等谨按，上生姜泻心汤法，本云理中人参黄芩汤，今详泻心以疗痞。痞气因发阴而生，是半夏、生姜、甘草泻心三方，皆本于理中也，其方必各有人参，今甘草泻心中无者，脱落之也。又按《千金》并《外台秘要》治伤寒䘌食，用此方，皆有人参，知脱落无疑）。

● 159. 伤寒服汤药，下利不止，心下痞硬，服泻心汤已，复以他药下之，利不止，医以理中与之，利益甚。理中者，理中焦，此利在下焦，赤石脂禹余粮汤主之。复不止者，当利其小便。赤石脂禹余粮汤。

伤寒服汤药，出现下利不止、心下痞硬者，是因为表证未解，反用下法，导致表邪入里而作心下痞，并下利不止。心下痞硬者，不一定是泻心汤证。如太阳与少阳并病，头项强痛，心下痞硬者，当刺大椎第一间。服泻心汤已，"已"是罢了的意思，服泻心汤已，是服罢了泻心汤，心下痞硬不解，复以他药下之，利不止。医以理中与之，利益甚。理中汤是调理中焦，此利在下焦，不在中焦，与理中汤不能固下焦，故下利益甚。此为下焦虚利，当与赤石脂禹余粮汤主之，以固下焦，涩肠止利。

复不止者，是水气盛，水溢谷道，水谷不别，当通利其小便，以实大便。

赤石脂禹余粮汤方：赤石脂 48g，太一禹余粮 48g。

用法：上 2 味，每 3 剂药以水 1200mL，煮取 400mL，去滓，分温 3 服。

● 160. 伤寒吐下后，发汗，虚烦，脉甚微，八九日心下痞硬、胁下痛、气上冲咽喉、眩冒、经脉动惕者，久而成痿。

伤寒吐下后伤阴，发汗伤阳，伤阴则阴虚故虚烦，伤阳则阳虚故脉甚微。八九日，过经不解，正虚邪盛，表邪入内，水饮停聚心下则心下痞硬，邪气犯胁则胁下痛。心下痞硬、胁下痛，是八九日水聚心下和胁下。气上冲咽喉，影响脑部血液循环，脑部缺血则眩冒。经脉动惕，是经脉失养所致。经脉动惕是筋脉抽动，也就是肌肉跳动，如真武汤证身瞤动。身体瞤动者必有水饮，如《金匮要略》曰："其人振振身瞤剧，必有伏饮。"

眩冒为阴气内虚，经脉动惕为阳气外虚，内外俱虚眩冒并筋惕肉瞤者，若不能尽早治愈，久必成痿。痿是萎缩、枯萎。痿病，是肢体萎缩软弱，或肢体动作不便。

这个脉甚微是表阳甚微，表部血液虚少，故经脉动惕。脉甚微则表邪离表入里。肾气上冲抗拒入里之邪，表现为气上冲咽喉。此气上冲，是因为心下、胁下有水，故肾气上冲抗邪。此心下痞硬，为水停心下，可与茯苓、白术。胁下痛，是胁下脉络挛急，可与芍药、甘草。气上冲咽喉、眩冒，可与苓桂术甘汤，但是"脉甚微，经脉动惕"，是表部血液亏虚，即阳气虚，故不可与桂枝损阳，法当与附子温经通脉。经脉动惕是正虚邪甚，邪伤经脉，久必成痿。

● 161. 伤寒发汗、若吐、若下，解后，心下痞硬、噫气不除者，旋覆代赭汤主之。

伤寒发汗、若吐、若下，表证解除后，心下痞硬，是汗、吐、下损伤胃气，胃虚饮停则心下痞硬。噫气不除，是肝胃两虚，气虚不能化饮，正气欲祛除邪气而不能，故噫气不除。噫气上行，当顺其上行之势升而散之，故以旋覆代赭汤主之。旋覆花、生姜、半夏均为辛温升散之药，人参、炙甘草、大枣皆为甘味提气之药，唯代赭石苦寒沉降、平肝潜阳，用以引药入肝经。心下痞硬、噫气不除者，为肝气不足，以代赭石引药入肝，肝气得扶，则噫气得除。代赭石苦寒重镇，不宜重用，重用则损肝气，故用量仅为一两。旋覆花、半夏、生姜都是消水化痰的，生姜消胃中之水，半夏化膈上之痰，旋覆花化两胁之痰。旋覆花消痰饮，可用于肝郁血虚而痰饮内停，如《金匮要略》旋覆花汤用于肝着和妇人半产漏下，也是肝郁血虚而痰饮不化。

旋覆代赭汤方： 旋覆花 9g，人参 6g，生姜 15g，代赭石 3g，炙甘草 9g，半夏 9g（洗），大枣 4 枚（擘）。

用法： 上 7 味，每 3 剂药以水 2000mL，煮取 1200mL，去滓，再煎取 600mL。温服 200mL，日 3 服。

● 162. 下后，不可更行桂枝汤；若汗出而喘，无大热者，可与麻黄杏子甘草石膏汤。

"下后，不可更行桂枝汤"，无法理解，如 15 条曰："太阳病，下之后，其气上冲者，可与桂枝汤。"所以，此条与 63 条"发汗后，不可更行桂枝汤"一样，是倒装句。其顺序应该是：下后，汗出而喘，无大热者，不可更行桂枝汤，可与麻黄杏子甘草石膏汤。这也就是说，麻杏甘石汤证，是太阳病误下后的变证之一。63 条为发汗后伤阳而致表虚，邪热得以越过表部而入内；此条为下后伤阴而致里虚，表热乘里虚而入内。下后邪热入内，不可更行桂枝汤。汗出而喘无大热，既不是太阳证，也不是阳明证。太阳证发热而喘，必无汗出。因为太阳证是邪气郁滞在表，汗不出则表郁迫肺而喘；汗出则表郁得解，必不能迫肺而喘。阳明证汗出而喘，是里热外熏而汗出，必为身大热。故汗出而喘无大热者，既不是太阳表热，也不是阳明里热，而是少阳中（半表半里）热，是少阳证胸中热，故可与麻黄杏子甘草石膏汤。麻黄辛温开腠理，石膏辛寒泄胸热，麻黄辅助石膏使胸中之热从外而解；苦杏仁降气平喘；炙甘草助正祛邪（方见 63 条）。

● 163. 太阳病，外证未除而数下之，遂协热而利，利下不止，心下痞硬，表里不解者，桂枝人参汤主之。

太阳病证，外证未除而数下之，数下虚其里，表邪乘虚入里，而表热未去，故协热而利。协热而利，是协同表热而利。表热的表现是手足热，手足热而下利者，就是协热而利。利下不止、心下痞硬，是胃气虚寒，水停心下。表里不解，故与桂枝解表，人参汤解里；数下伤阴气，与甘草、人参补阴气；水停心下，与白术行水；

不合用茯苓利水，是因为利下不止，阴气已虚；水停里寒，与干姜温里。里寒外热者可合桂枝汤解表，但是因为下利不止为脾胃虚寒，故不能用芍药泄胃，乃用干姜、人参温中补虚。

所谓表里不解者，其表不解，应为手足热，若为手足厥而利下不止者就不能用桂枝。

桂枝人参汤方：桂枝 12g，炙甘草 12g，白术 9g，人参 9g，干姜 9g。

用法：上 5 味，每 3 剂药以水 1800mL，先煮 4 味，取 1000mL；纳桂，更煮取 600mL，去滓。温服 200mL，日再夜一服。

需要注意煎服法，桂枝后下，以增强解表的力度。不温覆取汗，是避免更伤其阳。因为"利下不止，心下痞硬"，其胃气已虚。不温覆令汗出，其表邪怎么解除呢？自然是桂枝解肌疏表，令表邪从小便出。

● 164. 伤寒大下后，复发汗，心下痞、恶寒者，表未解也。不可攻痞，当先解表，表解乃可攻痞。解表宜桂枝汤，攻痞宜大黄黄连泻心汤。

伤寒大下是误治，大下后，病必不除。大下后复发汗，心下痞、恶寒者，是因为大下伤阴气，阴气被伤，其表不解者，当与桂枝汤解表。复以麻黄汤发汗，复伤阴气，故恶寒表不解，又添心下痞，此痞为气痞。如 151 条："脉浮而紧，而复下之，紧反入里，则作痞。按之自濡，但气痞耳。"气痞属里热。表未解恶寒而兼里热者当先解表。解表宜桂枝汤，是因为伤寒大下后复发汗，表里两伤，虽然恶寒、无汗，也宜与桂枝汤解表。表解后，不恶寒者，宜与大黄黄连泻心汤攻痞。此心下痞必为按之濡，其脉关上浮。

● 165. 伤寒发热，汗出不解，心中痞硬、呕吐而下利者，大柴胡汤主之。

伤寒发热，汗出热不解，是表邪已入里。心中痞硬，应为心下痞硬。大柴胡汤证呕吐的病位在心下，如103条大柴胡汤证之"呕不止，心下急"。心下急就是心下急迫、急紧，与缓和、松弛相对。心下急、心下痞硬可以按出来，是按之硬，和154条"心下痞按之濡"相比，是硬是软可以由按得知，而心中痞硬，就不能由按得知，因为心中隔着胸骨。心下痞硬，是膈肌痞硬，膈肌痉挛，影响血液运行（降主动脉和下腔静脉都从膈肌中通过），导致气机升降失常，故出现呕吐而下利。伤寒发热，汗出发热不解，这是邪气不在表部；心下痞硬，呕吐而下利，此为少阳热郁、气机向里的大柴胡汤证。大柴胡汤证与半夏泻心汤证的不同点是没有腹中雷鸣，没有脾虚。

大柴胡汤方见103条。

● 166. 病如桂枝证，头不痛、项不强、寸脉微浮、胸中痞硬、气上冲喉咽不得息者，此为胸有寒也。当吐之，宜瓜蒂散。

"病如桂枝证"即如桂枝证之发热、汗出、气上冲。然"寸脉微浮、胸中痞硬"却不是桂枝证。桂枝证为邪气在外，寸脉当浮。寸脉微浮，为邪已入内。从"胸中痞硬、气上冲咽喉不得息"的症状来看，应是邪气在胸中。气上冲咽喉不得息，是正邪分争的表现，正气上冲抗邪，抵抗邪气入里，故邪气结在胸中不得入里，而表现为胸中痞硬。胸居高位，又气上冲喉咽，治法当"高而越之"，故宜瓜蒂散，涌吐胸中之邪气。

"此为胸有寒"之"寒"，应是水气、水饮、痰饮之意，与139

条"此本有寒分"之"寒"应是同一意思。"气上冲喉咽不得息者"，是气上冲喉咽影响了呼吸，这是痰饮遏制胸阳，阳气在胸中不得通畅，正邪分争，故出现了胸腔憋闷，影响呼吸的症状，表现为"气上冲喉咽不得息"。

把"此为胸有寒"与"胸中痞硬"联系起来，更能看出"胸有寒"和"胸中痞硬"是胸中有水气。纵观《伤寒》《金匮》所谓心下有水气者则会表现为心下痞硬，胁下有水气者则会表现为胁下痞硬。如《金匮》曰："卒呕吐，心下痞，膈间有水，眩悸者，小半夏加茯苓汤主之。""膈间支饮，其人喘满，心下痞坚，面色黧黑。"生姜泻心汤和旋覆代赭汤证之心下痞硬者，重用生姜散水气，都说明痞硬者有水。

此胸中痞硬，应为按之心下硬，又从气上冲喉咽不得息，推断为胸有寒，所以，胸有寒不是胸中有寒气，而是胸中有痰饮，如41条："伤寒，心下有水气，咳有微喘、发热不渴。服汤已，渴者，此寒去欲解也，小青龙汤主之。"小青龙汤证心下有水气，就是心下有水饮，如《金匮要略》曰："肺胀，咳而上气，烦躁而喘，脉浮者，心下有水，小青龙加石膏汤主之。"所以，41条"寒去欲解"就是水饮去欲解的意思，水饮去则渴，故曰"寒去欲解也"。166条"此为胸有寒"是胸中有痰饮，如果不是胸中有痰饮，而是胸中寒冷，那用干姜温之即可，何须吐之？而且这个痰饮不是寒饮，是热饮，如355条瓜蒂散证"心下满而烦，饥不能食者"就是胸中有热，胸中有热才能知饥。若为396条"胸上有寒"的理中丸证，必然不知饥。瓜蒂苦寒，功善催吐热痰、宿食，如《金匮要略》曰："宿食在上脘，当吐之，宜瓜蒂散。"宿食也是有热，热伤胃中津液，胃中津液亏少，不能运化水谷，才能有宿食，如393条："若有宿食者，纳大黄如博棋子五六枚。"241条："本有宿食故也，宜大承气汤。"可知宿食是实热积食，若胃中寒，则下利清谷，不能有宿食。瓜蒂散用于宿食在上脘，必然是上脘实热；此条"胸有寒"为胸有痰饮，也必然是热饮。

瓜蒂散方：瓜蒂 2.3g（熬黄），赤小豆 2.3g。

用法：上 2 味，各别捣筛，为散已，合治之。取 1.8g，以香豉 5g，用热汤 140mL 煮作稀糜，去滓，取汁和散，温顿服之。不吐者，少少加；得快吐乃止。诸亡血、虚家，不可与瓜蒂散。

● 167. 病胁下素有痞，连在脐旁，痛引少腹，入阴筋者，此名脏结，死。

病人胁下素有癥瘕痞块，连在脐旁，应是素有肝脾肿大。今伤寒邪气入里，加重宿疾，而痛引少腹。痛引少腹是谓胁下疼痛牵掣少腹，甚至入阴筋者，此名脏结。此脏结者，外为寒束，中为寒积，下为寒滞，三焦寒结无阳，纯为阴寒结滞，故为死证。

阴筋是什么？有说是阴囊，如是阴囊，那就只有男性患此病，故阴筋应为前阴，即生殖器官。

● 168. 伤寒若吐、若下后，七八日不解，热结在里，表里俱热，时时恶风、大渴、舌上干燥而烦、欲饮水数升者，白虎加人参汤主之。

白虎加人参汤方：知母六两（54g），石膏（碎）一斤（144g），甘草（炙）二两（18g），人参三两（27g），粳米六合（36g）。

用法：上 5 味，以水 2000mL，煮米熟，汤成去滓，温服 200mL，日 3 服。此方立夏后、立秋前，乃可服；立秋后不可服；正月、二月、三月尚凛冷，亦不可与服之，与之则呕利而腹痛。诸亡血虚家，亦不可与，得之则腹痛利者，但可温之，当愈。

伤寒，若吐、若下后，导致阴气虚，七八日不解，是表热乘虚入里，故曰热结在里。热结在里，伤损阴气，故大渴，此属阳明，法当与调胃承气汤，如经曰："服柴胡汤已，渴者属阳明，以法治之。"服柴胡汤已，是少阳热证已，故曰渴者属阳明。此条若吐、若下后伤损阴气，热结在里，就是热结阳明。热结阳明进一步伤损阴气，因而大渴。阳明大渴，为什么不与阳明法下其里热，而与白虎加人参汤法清热呢？这是因为有表热，表热的表现是"时时恶风"。有表热者若下之，必引表热入里，恐作结胸，所以表里俱热者，不可下之，故与白虎加人参汤主之。此条与26条对比，都有大渴而烦，26条是太阳病服桂枝汤，大汗出后，导致阴气亏虚，表热入里，故出现大烦渴、脉洪大。其脉洪大是心热的反应，大渴是胃中大热、热竭胃阴。26条胃热大渴，不与阳明法下之，是因为脉洪大。脉洪大是热在上焦，若下之，则引上焦之热入里，恐成坏病，故与白虎加人参汤清热，而不能与承气汤攻下。

此条也可以视为三阳并病。因为太阳病则恶风，少阳病则舌上干燥而烦，阳明病则渴欲饮水数升。三阳为病，治在少阳。少阳为枢，白虎汤亦可视为调解少阳枢机之方。

● 169. 伤寒无大热、口燥渴、心烦、背微恶寒者，白虎加人参汤主之。

伤寒无大热，是无太阳之表热，为表热入内了。口燥渴，是脾家热，脾开窍于口。心烦、背微恶寒，是热伤心血，心血虚故背微恶寒。热伤心血会不会口渴？这在26条已做解析，在此不赘述。此证为邪热入心，心热属少阳，故与白虎加人参汤主之。

伤寒无大热，是邪热伤正，外气已虚，表邪乘虚入内。如果外气不虚，太阳气实，人体表部气血充实，邪气就不能越过表部而入里。邪盛正实相搏在人体表部，就会表现为身大热。如果太阳气虚，则表部腠理空虚，表邪就会乘虚入里。邪气入里，如果胃气不虚，阳明气实，邪盛正实相搏在人体里部，里热熏蒸于表，也会表现为身大热。而当胃气不足时，就不能保障五脏之气的充养，从而出现五脏之气的不足。五脏之气不足，就会出现五脏肌肉、膈膜、脉络的空虚，也就是人体中部的空虚，邪气就能乘虚侵入人体中部脏腑之空间，从而表现为少阳或少阴病证。所以，若胃气不虚者，就难以病少阳，更难以病少阴。《伤寒论》有关少阳病证的得病原因，都是由于汗、吐、下伤损了胃气，如柴胡证是血弱、气尽，腠理开，邪气因入，与正气相搏，结于胁下，其脉弦细或弦紧。弦为阴脉，胃必虚。若胃气实者，脉当实大。胃气实者恶热而不恶寒。再如黄芩汤证、栀子豉汤证、泻心汤证、旋覆代赭汤证等等，都有或下利或呕吐等胃气不足的表现，或因汗、吐、下，导致胃气不足，从而出现中部空虚的少阳病证。此条白虎加人参汤证背微恶寒，必然不属于胃家实之阳明里证，而是属于中部空虚的少阳病证。这是因为热伤阴气，故"口燥渴"，热伤心血，故"心烦、背微恶寒"。此证以白虎汤清泄少阳之热，加人参补心血，同时也补脾虚，少阳之热得清，心脾之虚得补，胃气之弱得扶，其证"无大热、口燥渴、心烦、背微恶寒"诸症即可得除。有学者解说此"背微恶寒"是表证未尽，此解不妥。表证未尽应该是全身微恶寒，不能只是背微恶寒。

● 170. 伤寒脉浮，发热，无汗，其表不解，不可与白虎汤。渴欲饮水，无表证者，白虎加人参汤主之。

伤寒脉浮、发热、无汗，这是表实不解，可与麻黄汤解表，不可与白虎汤清热。表证不解，若与白虎汤清热，则会虚其里气，而引表邪入里。渴欲饮水，无表证者，是内热伤阴，故与白虎加人参汤主之。此条强调"渴欲饮水，无表证者，白虎加人参汤主之"，那么口不渴者，就是表证未解，也就是说"伤寒脉浮、发热、无汗、口不渴"，其脉浮就是邪气在表，即便不恶寒，也是表不解；而"伤寒脉浮、发热、无汗、渴欲饮水者"，假如不恶寒，就是其表已解，如 25 条"脉洪大、口不渴者，可与桂枝汤"；26 条"脉洪大、大烦渴不解者，白虎加人参汤主之"。当然，渴而无汗、恶寒者也是表未解。

后人所谓白虎汤四大症"大热，大汗，大渴，脉洪大"，没有一症是绝对的。《伤寒论》白虎汤方证有 3 条，没有一条提出四大症。白虎加人参汤证只有"大渴、脉洪大"，没有"大热、大汗"；26 条是"服桂枝汤，大汗出后"白虎加人参汤主之，而不是"大汗出"白虎加人参汤主之；169 条白虎加人参汤证还是"无大热"。白虎汤四大症的说法，严重束缚了白虎汤的临床应用。其实，只要伤寒发热，汗出热不解，不论大汗、微汗，大热、微热，只要渴欲饮水，尤其是大渴能饮者，就可与白虎加人参。特别要注意的是，伤寒发热、无汗、脉浮细、渴能饮水者，只要身微热，就可与白虎加人参，否则会半日许由低热发展为高热，小儿还会出现高热惊厥。

● 171. 太阳、少阳并病，心下硬、颈项强而眩者，当刺大椎、肺俞、肝俞，慎勿下之。

太阳、少阳并病，是太阳"颈项强"未解，又病少阳"心下硬"。"心下硬"是膈间硬而不是胃脘硬，心下的位置是膈。如《金匮要略》曰："卒呕吐，心下痞，膈间有水。""膈间支饮，其人喘满，心下痞坚。"

颈项强当刺大椎、肺俞，以泄太阳；心下硬、眩，当刺肝俞以泄少阳。慎不可汗、下，如142条慎不可发汗，此条慎勿下之，恐发汗伤津，则里热益甚而发谵语；下之虚里，则表热入内而作结胸。颈项强为表证，为什么不可以发汗呢？柴胡桂枝汤不就是内外并治吗？

柴胡桂枝汤证的表现是"伤寒六七日，发热，微恶寒，肢节烦痛，微呕，心下支结"，发热、微恶寒、肢节烦疼是表邪入里而未尽入里。表邪未入里则应为发热恶寒，不应为发热微恶寒；表邪尽入里则应为不恶寒，也不应为微恶寒。微呕、心下支节，这是里部症状，故以柴胡桂枝汤和解表里。桂枝主肢节烦疼，柴胡主心下支结。而此条外证只有颈项强的局部表现，没有肢节疼痛的全身表现；里证只有心下硬，而没有呕。没有呕就是少阳邪气不甚，少阳邪气甚而心下硬者必呕。此条虽然有头项强的外证，但是没有肢节疼痛的全身表现，也没有肝气横逆迫胃的呕吐，故恐以桂枝过伤表阳，柴胡过伤肝气，所以采用局部刺泻法。从此法可以看出《伤寒论》治法的严谨性。此法还可以从妇人中风的2条中看出。如143条："妇人中风，发热恶寒，经水适来，得之七八日，热除而脉迟、身凉、胸胁下满如结胸状、谵语者，此为热入血室也，当刺期门，随其实而取之。"妇人中风，初始症状是发热恶寒，适逢月经来潮，得之七八日，表部邪热乘月经下血，血室空虚之机，内陷于里，因而表部热除，故身凉。胸胁下满是局部症状，没有全身症状发热恶寒，故刺期门，随其实处而泻之。144条："妇人中风，七八日续得寒热，发作有时，经水适断者，此为热入血室，其血必结，故使如疟状发作有时，小柴胡汤主之。"144条为什么以小柴胡汤主之呢？因为144条没有热除、脉迟、身凉，而是续得往来寒热如疟状。寒热如疟状发作有时，这仍然是全身症状。如疟状之恶寒是外有邪气，如疟状之恶热是内有邪气，故与小柴胡汤和解内外。再如《金匮要略》

曰："病人喘，头痛鼻塞而烦，其脉大，自能饮食，腹中和无病，病在头中寒湿，故鼻塞，纳药鼻中则愈。"此条症状主要是头痛鼻塞，喘是因为鼻塞引起的，而不是因为肺胃有热，故法为纳药鼻中，这也是随其实而取之。

此条没有肢体疼痛之外证，不宜与桂枝解外；也没有肝强迫胃而呕之里证，也不宜与柴胡泄肝，故以刺法随其实而取之。随其实而取之，是仲景不枉损正气的治病原则。

此条与142、150条互参，可明太阳、少阳并病，慎不可汗、下。

● 172.太阳与少阳合病，自下利者，与黄芩汤；若呕者，黄芩加半夏生姜汤主之。

太阳与少阳合病，应是病时相合，如果是病证相合，表有邪气而与黄芩汤清里，恐引表邪入里，这样的治法，与医理不符。若表未解而有里证者，可表里双解，如大青龙汤法、葛根芩连汤法、柴胡桂枝汤法等。此条太阳与少阳合病与黄芩汤，必是无太阳表证，邪热在半表半里且病势趋向于里，病势趋向于里，以自下利为证。从六病时位辨析，太阳与少阳时合病，应为病人从太阳时辰上开始发热，到阳明时辰上发热缓解，至夜间不发热，到早上少阳时辰上则又发热，至太阳时辰上继续发热，到阳明时辰上则发热缓解。这种情况，应为在太阳时辰上，人体太阳之气得天体太阳之气相助，则卫气与表邪分争有力，故而发热；到阳明时辰上，天之阳气下至阳明，人之阳气与天之阳气相应，亦下至阳明，若病人阳明胃气弱者，则表邪必乘弱入里，表邪入里故自下利，自下利则邪热从里有所出，故在阳明时辰上病人发热缓解；假如病人阳明胃气不弱，必然上冲抗御表邪，表邪则不能入里，病人就会在阳明时辰上继续发热。

邪气侵犯人体的规律是，哪里虚就侵犯哪里。病人阳明胃气弱者，表邪就会在阳明时辰上乘弱入里。因为阳明胃气弱者，则抗御表邪不力，表邪必然乘弱入里。邪气入里，是因为胃气弱，没有上冲抗邪之力，则水渍胃肠必下利。到次日早上少阳时辰上，天人相应，人之少阳升发之气得天之少阳升发之气相助，又奋力抗邪，正邪分争，就又发热。如此表现，即为太阳与少阳合病。方与黄芩汤，不说黄芩汤主之，是因为黄芩汤清泄里热，比较适合用于胃气弱而自下利者。自下利者，必然荣气弱，故黄芩汤方，以黄芩清肺胃之热，以芍药益荣气之虚且兼以泄热出里，以炙甘草、大枣扶助胃气之弱。黄芩汤方用于太阳与少阳合病而自下利者，其组方可谓严谨。自下利者是病势趋里，邪从里出的表现，所以不用葛根等升发药。与黄芩汤，用黄芩、芍药清降少阳邪热从里而出，这是顺应自下利之病机的治法。若将此太阳与少阳合病，看作是太阳与少阳合证，则难以理解与黄芩汤之法。

32条太阳与阳明合病，自下利者，为邪气在表，清气不升，其证当以项背强为主，可与葛根汤升提清气，发散表邪；256条阳明少阳合病，自下利者，为邪气在里，浊气难出，其证当以宿食为主，可与大承气汤下之；此条太阳与少阳合病，自下利者，为邪气在半表半里部或者称为中部，既无表证头身强痛，也无里证腹满宿食，故非汗、下所宜，乃与黄芩汤清降半表半里之邪。若将此太阳与少阳合病，看作是太阳与少阳合证，则难以理解与黄芩汤之法。黄芩汤方没有发散表邪之药，那就是无太阳证。所以，经曰"太阳与少阳合病"，必为太阳与少阳之病时相合，而不是太阳与少阳之病证相合。

若呕者，是心下有水气，故加半夏、生姜辛温散水。

黄芩汤方：黄芩9g，芍药6g，炙甘草6g，大枣4枚（擘）。

用法：上4味，每3剂药以水2000mL，煮取600mL，去滓，温服 200mL，日再，夜一服。

黄芩加半夏生姜汤方：与黄芩汤方中，加半夏 8g、生姜 5g（一方 10g）。

● 173. 伤寒，胸中有热，胃中有邪气，腹中痛，欲呕吐者，黄连汤主之。

伤寒，"胸中有热"，是胸中有阳邪；"胃中有邪气"，是胃中有阴邪，此乃上热下寒，阴阳不交。阳气在上不得下，阳热郁滞则欲呕吐；阴气在下不得上，阴寒凝滞则腹中痛。黄连汤中黄连清胸中之热而使阳气得降，干姜温腹中之寒而使阴气得升，诸药合用，扶正祛邪，使阴阳得和，病痛得解。

"胸中有热"，是病人自我感觉胸中热。"胃中有邪气"，故"腹中痛"。腹中痛，为什么不加芍药？因为芍药用于腹中痛，其证属腹中虚热之拘急疼痛，不会有欲呕吐。"欲呕吐者"，是胃中虚寒。假如胃中实热而反欲呕吐者，则为有宿食，或有燥屎。通常胃中实热者，法当消谷引食，不会有欲呕吐。若饥而不欲食，食则吐者，则是上热下寒，如 122、326 条。黄连汤方，以黄连清胸中热，桂枝佐黄连发泄胸中郁热，干姜、人参、炙甘草、大枣等温补胃中寒虚，半夏除心下之水气以止呕。

黄连汤证胸中有热，用黄连清胸中热。胸中热从何处清出呢？胸中离表近，胸中有热者不宜用大黄泻下，且欲呕吐是气机上趋，故用黄连清胸中热，佐以桂枝宣泄胸中之热外解。这和麻杏甘石汤之麻黄助石膏清热外解是一样的道理。

黄连汤方：黄连 4.5g，炙甘草 4.5g，干姜 4.5g，桂枝 4.5g，人参 3g，半夏 4g，大枣 2 枚（擘）。

用法：上 7 味，每 6 剂药以水 2000mL，煮取 1200mL；去滓，

温服。昼三夜二。疑非仲景方。

● 174. 伤寒八九日，风湿相搏，身体疼烦，不能自转侧，不呕、不渴、脉浮虚而涩者，桂枝附子汤主之。若其人大便硬（一云脐下心下硬），小便自利者，去桂加白术汤主之。

"伤寒八九日，风湿相搏"，风性开泄，法当汗出；湿为阴邪，阻遏阳气。风湿相搏，湿气不去，故"身体疼烦，不能自转侧"。身体疼，为病在表，疼烦是苦于疼痛，疼痛不得解。伤寒八九日，是邪气传里之时，"不呕、不渴"，是邪气未传里。"脉浮虚"为卫强营弱之脉象，卫气强则与邪气相搏，故身体疼烦。"脉浮虚而涩者"，脉浮为邪气在表，脉虚而涩为阳气不足，因为脉实而涩为阳气有余，与之相反，脉虚而涩者则为阳气不足。如48条脉涩更发汗则愈，必为脉实而涩。脉浮虚而涩身体疼烦，不能自转侧者，是风湿在表，阳气不足，故桂枝附子汤主之。桂枝解表邪，附子扶阳气。

若其人大便硬，小便自利者，是津液下虚，不可再用桂枝伤其津液，所以去桂。加术以行其表部津液下行濡润大肠。此小便自利，是小便次数多，是内阳不足不能固阴，故以附子扶阳而固小便，以白术行津液而润泽大肠。为什么用附子而不用干姜呢？因为附子辛润，干姜辛燥，其人大便硬者，不宜用干姜。桂枝也是辛燥，大便硬为津液虚，故去桂。

桂枝附子汤方：桂枝 12g，附子 15g，生姜 9g，大枣 4 枚（擘），炙甘草 6g。

用法：上 5 味，每 3 剂药以水 1200mL，煮取 400mL，去滓，分温 3 服。

白术附子汤方：附子 15g（炮），白术 12g，生姜 9g，炙甘草 6g，大枣 4 枚（擘）。

用法：上 5 味，每 3 剂药以水 1200mL，煮取 400mL，去滓，分温 3 服。初一服，其人身如痹，半日许复服之；三服都尽，其人如冒状，勿怪。此以附子、术，并走皮内，逐水气未得除，故使之耳。法当加桂四两。此本一方二法：以大便硬，小便自利，去桂也；以大便不硬，小便不利，当加桂。附子三枚恐多也，虚弱家及产妇，宜减服之。

● 175. 风湿相搏，骨节疼烦，掣痛不得屈伸，近之则痛剧，汗出短气，小便不利，恶风不欲去衣，或身微肿者，甘草附子汤主之。

"风湿相搏、骨节疼烦、掣痛不得屈伸"，与上条相比，邪气所侵犯的具体位置不同。上条是邪气侵犯身体，反应身体疼烦；此条是邪气侵犯骨节，反应骨节疼烦。"掣痛不得屈伸"是屈伸时疼痛剧烈。"近之则痛剧"是痛处不能触摸，触摸痛处就会疼痛剧烈。"汗出短气"，汗出为风，卫阳强则汗出；短气为湿，胸膈有水湿压迫胸肺则短气。短气是因为胸满，如《金匮要略》曰："心气不足，邪气入中，则胸满而短气。"小便不利，就是因为水饮停在骨节和胸中。中风汗出者通常为营弱卫强，此证汗出为什么不与芍药益营阴呢？因为"骨节疼烦"是表郁太重，不可与芍药实表。那附子汤方证"骨节痛"为什么用芍药？附子汤证"手足寒，脉沉"是表虚，其症"骨节痛"是虚痛。此症"骨节疼烦"是表实，必为脉浮而手足不寒。《伤寒论》凡手足寒并脉沉者，必不用桂枝。

"恶风不欲去衣"是里虚，虽汗出而水湿不能被排除，反而陷于胸中，故汗出短气，小便不利，恶风不欲去衣。11 条"身大寒，不欲近衣"，121 条"不恶寒，不欲近衣"，此条"恶风不欲去衣"，三条对比，可知 11 条身大寒不欲近衣，是近衣则汗出增多，必然烦热，故不欲近衣，乃为桂枝汤证营弱卫强；121条不恶寒不欲近衣，是里热；此条恶风不欲去衣，是里寒。

"小便不利，恶风不欲去衣，或身微肿者"，为肾阳不足，膀胱气化不利，水饮不能从小便去，外溢肌肤而身微肿，故用附子温肾扶阳，甘草附子汤主之。甘草、附子辛甘化阳，以扶肾阳，白术利湿，桂枝通阳解表，诸药合用，肾阳得扶，表郁得疏，风湿得除，骨节疼烦得解。

甘草附子汤方：炙甘草6g，附子10g，白术6g，桂枝12g。

用法：上4味，每3剂药以水1200mL，煮取600mL，去滓，温服200mL，日3服。初服得微汗则解；能食、汗止复烦者，将服100mL；恐200mL多者，宜服130mL为始（恐一升多者，宜服六七合为始）。

● **176.伤寒脉浮滑，此以表有热、里有寒，白虎汤主之。**

"伤寒脉浮滑"，脉浮为表有热，脉滑为里有寒。里有寒之寒，是寒分之寒，即水气之意，如41条"心下有水气，服汤已，渴者，此寒去欲解"，139条"心下必结，此本有寒分"，166条"胸有寒，当吐之"。"寒去欲解"之"寒"和"本有寒分"之"寒""胸有寒"之"寒"，都是水气、水饮、痰饮之意。里有寒为心下有水。如138条："小结胸病，正在心下，按之则痛，脉浮滑者，小陷胸汤主之。"小陷胸汤证脉浮滑，是心下有热与水结，按之痛是水结较甚。此条脉浮滑也应是心下有热与水结，不痛是水结不甚，故白虎汤主之，白虎汤知母能下水。如《本经》曰："知母，下水。"

脉浮滑者为胸膈有水气，水气下沉，阳气上冲抗御，则停于心下。脉浮为气机向上，若下之必受向上运行之气的阻抗，恐成结胸。小陷胸汤证脉浮滑，不用大黄攻下，而用瓜蒌涤痰，也是这个道理。

此条白虎汤证是表里合病，其治在中（少阳）。如170条："伤寒脉浮、发热、无汗，其表不解，不可与白虎汤。渴欲饮水，无表证者，白虎加人参汤主之。"伤寒脉浮、发热、无汗、口不渴，是表邪未解，不可与白虎汤。渴欲饮水，是表邪入里，但是无汗，是热在心下（属少阳），还未深入胃肠（阳明），所以白虎加人参汤主之。

● 177. 伤寒脉结代、心动悸，炙甘草汤主之。

伤寒脉结代，为心阴虚弱，故方以地黄滋阴补血，且地黄、麦冬、麻仁、人参、阿胶、甘草等药物都能扶助心阴；心动悸，为水气入心，心阳被水气郁滞，故以桂枝通心阳、祛水气；生姜、大枣和脾胃。加清酒煮之，清酒有化瘀通脉的作用。

阿胶善通血脉。此方证用阿胶，主要是通利血脉。阿胶味甘平，凡血脉不利之出血癥瘕，皆可用阿胶通利血脉。阿胶佐桂枝、甘草，可通脉于上，祛逐上焦之邪，阿胶佐滑石、芍药，可通脉于下，祛逐下焦之邪。

炙甘草汤方：炙甘草12g，生姜9g，人参6g，生地黄48g，桂枝9g，阿胶6g，麦门冬15g（去心），麻仁10g，大枣10枚（擘）。

用法：上9味，每3剂药以清酒1400mL，水1600mL，先煮8味，取600mL，去滓，纳胶烊消尽，温服200mL，日3服。一名复脉汤。

● 178. 脉按之来缓，时一止复来者，名曰结。又脉来动而中止，更来小数，中有还者反动，名曰结，阴也；脉来动而中止，不能自还，因而复动者，名曰代，阴也，得此脉者必难治。

此条接上条论述结脉、代脉。"脉按之来缓","缓"是"缓和"之脉,"缓"与"紧"相对,脉不紧即为缓。"时一止复来",是时而一止,一止后复来,从脉"一止"前,至脉"复来"后,其脉率一致,名曰结脉。"又脉来动而中止",是脉来在一动时中止,中止后更来小数,"小数"是有点数,在"更来小数"中还回原来之脉象,在还回原来之脉象中"反动","反动"是反而动;"小数"之脉为虚,虚者不应脉"动",脉"反动"者为虚中夹实。如经曰:"动则为痛、数则为虚。""反动"之"动",是上一条"心动悸"之"动",从"又脉来动而中止",至还回原来之脉象中间,更来小数之脉,小数之脉率与前后之脉率不一致,即"脉来动而中止"后,脉更来时变为小数,脉在小数中又动而还回原来的脉率,这种脉也名曰结脉。结脉多为水气阻遏血液运行而引起的,故曰"阴也"。"脉来动而中止",中止后停顿时间较长,不能自还,脉率不是在一止后随即衔接,因停顿较久而复动,脉更来时也没有小数,名曰代脉。代脉性质也属于阴,"得此脉者,必难治",是因为代脉多为气血虚衰,故曰难治。

四、辨阳明病脉证并治

傷寒論卷第一

漢　張仲景述　晉　王叔和撰次

宋　林億校正

明　趙開美校刻

沈　琳仝校

辨脉法第一　平脉法第二

辨脉法第一

問曰。脉有陰陽。何謂也荅曰。凡脉大浮數動滑。此名陽也。脉沈濇弱弦微。此名陰也。凡陰病見陽脉

● 179. 问曰：病有太阳阳明，有正阳阳明，有少阳阳明，何谓也？答曰：太阳阳明者，脾约（一云络）是也；正阳阳明者，胃家实是也；少阳阳明者，发汗、利小便已，胃中燥、烦、实、大便难是也。

● 180. 阳明之为病，胃家实（一作寒）是也。

阳明之为病，就是阳明病证，本条是阳明病证的提纲证。阳明病证是反应在人体里部的实、热病证，具有胃家实的特点。胃家实，为病位在里。胃家实是胃肠道中有实邪郁滞，如食郁、血郁、气郁、痰郁或燥屎等。

阳明病证为里部的实证、热证，即里实、里热者属阳明。阳明病证简称阳明证，如 204 条"伤寒呕多，虽有阳明证，不可攻之"，237 条"阳明证，其人喜忘者，必有蓄血"。阳明时辰，天之阳气为日行西下，人气阳（卫）气为气下腹中，常人此时得病，多表现为胃中实热，胃气不降，故为胃家实。

● 181. 问曰：何缘得阳明病？答曰：太阳病，若发汗、若下、若利小便，此亡津液，胃中干燥，因转属阳明。不更衣，内实大便难者，此名阳明也。

● 182. 问曰：阳明病外证云何？答曰：身热，汗自出，不恶寒反恶热也。

● 183. 问曰：病有得之一日，不发热而恶寒者，何也？答曰：虽得之一日，恶寒将自罢，即汗出而恶热也。

● 184. 问曰：恶寒何故自罢？答曰：阳明居中，主土也，万物所归，无所复传，始虽恶寒，二日自止，此为阳明病也。

● 185. 本太阳，初得病时，发其汗，汗先出不彻，因转属阳明也。伤寒发热、无汗、呕不能食而反汗出濈濈然者，是转属阳明也。

本为太阳病证，初得病时，发其汗，汗先出不彻，应更发其汗，或小发其汗。如 48 条："太阳初得病时，发其汗，汗先出不彻，因转属阳明，续自微汗出，不恶寒。若太阳病证不罢者，不可下，下之为逆；如此可小发汗……当汗不汗，其人躁烦，不知痛处，乍在腹中，乍在四肢，按之不可得，其人短气但坐，以汗出不彻故也，更发汗则愈。"太阳病证转属阳明，其人续自微汗出而不恶寒，可因太阳初得病时发其汗，汗先出不彻，表邪未尽，津液已损，表热乘虚入里，而转为里热。

伤寒发热，无汗，呕不能食，是少阳柴胡证。柴胡证"血弱、气尽"故无汗。而反汗出濈濈然者，是转属阳明，阳明多气多血，故汗出濈濈然。汗出濈濈然，是连绵不断的微汗出。由本条"汗出濈濈然者，是转属阳明也"和 188 条"伤寒转系阳明者，其人濈然微汗出也"，可以明确，汗出濈濈然是连绵不断的微汗出。

● 186. 伤寒三日，阳明脉大。

伤寒三日，阳明受病。阳明病位在胃肠，胃肠是水谷之海，是多气多血之部位，故邪热入阳明，其脉则大。脉大是阳明证主脉。

● 187. 伤寒脉浮而缓，手足自温者，是为系在太阴。太阴者，身当发黄，若小便自利者，不能发黄。至七八日，大便硬者，为阳明病也。

伤寒脉浮而缓，手足自温者，是由伤寒脉浮紧变为浮而缓，由手足热自行变为手足温。手足自温是由热变温，是自身的变化。脉浮主表热，脉缓主湿，太阴亦主湿。伤寒由脉浮紧、无汗变为脉浮而缓无汗，是太阳水气入里，这是病势向里发展的一种变化。伤寒脉浮紧者若由汗出变为浮而缓，是邪从外解；若由小便利变为浮而缓，是邪从里解。此证既无汗出，也无小便利，却由浮紧变为浮而缓，由手足热变为手足温，必为表热入里。脉浮而缓者，如果是邪气在表，则应当有汗，有汗则不能发黄，如 236 条"阳明病，发热、汗出者，此为热越，不能发黄也"。身体发黄是瘀热在里，外不得从汗泄，内不得从小便泄，故曰系在太阴。因为阳明法当有汗、小便自利，所以虽然是瘀热在里，也不能说系在阳明。系在太阴，是太阴法当无汗、小便不利。瘀热在里，无汗而小便不利，瘀热无从出，则身当发黄，故曰"太阴者，身当发黄"；若小便自利者，则热有出路，不能发黄。至七八日，大便硬者，为阳明病也。阳明病证的表现是小便利、大便硬，故曰"为阳明病也"。

● 188. 伤寒转系阳明者，其人濈然微汗出也。

此条接上条，论述伤寒表实证有系在太阴的变化，也有转系阳明的变化。系在太阴者，为无汗脉浮而缓，身当发黄；转系阳明者，为濈然微汗出，不能发黄。

● 189. 阳明中风，口苦，咽干，腹满，微喘，发热，恶寒，脉浮而紧。若下之，则腹满小便难也。

阳明中风，是在阳明时辰上中风。口苦、咽干是邪热入内，邪犯少阳中（半表半里）部。腹满、微喘是邪热入里，邪犯阳明里部。

发热、恶寒、脉浮而紧，是表部邪气仍在。表证未解，不可下，若下之，表热入里则腹满更甚，热伤里阴则小便难。

此为三阳合证，治在少阳，可与大柴胡汤。

此条与221条对比，都是三阳合证，都有脉浮而紧，咽干口苦，腹满而喘，发热等症。不同的是，221条是发热汗出，不恶寒反恶热，其舌上苔者亦为里热，里热外熏而发热汗出，但是三阳合证不可下，故与栀子豉汤清热；不恶寒反恶热者为邪热在里，若与柴胡汤解外，则方不对证。此条为腹满微喘、发热恶寒，反应里热为轻、表邪为重，故可与柴胡汤解外，慎不可汗下。

此条与231条对比，也都是三阳合证。但是231条没有咽干口苦和喘，而有一身及目悉黄，反应热势外趋，邪热不得出，小便难也是病势向外津液不得下行的反应，且脉续浮，浮为在外，故与小柴胡汤解外。此条脉浮而紧，是里热外趋。脉浮而紧者，是由脉浮缓变为浮而紧。中风脉浮缓者若不汗出，由浮缓变为浮而紧，是里热趋表。《伤寒论》凡脉浮而紧者，皆为表里并病。此条和187条对比互参，可知伤寒脉浮紧者若不汗出，由浮紧变为浮而缓，是表热趋里。

● 190. 阳明病，若能食，名中风；不能食，名中寒。

阳明病，应不只是指病位，还应指病时。在阳明时得病，若能食，取名为中风；若不能食，取名为中寒。阳明病证，为里部实证、热证；太阴病证，为里部虚证、寒证。此条阳明病，若不与病时相联系，那么阳明病证有中寒，太阴病证就有中热。如此推论，少阳病证和少阴病证也都有半表半里寒和半表半里热。这样推论的结果，就是三阳病证皆有寒证，三阴病证皆有热证，这样辨证就有悖于阴阳学说的基本理论。如果认为三阳病证皆有寒证，三阴病证皆有热证，也就是阴证也有热，阳证也有寒，这样就阴阳不分了。所以说，此条阳明病，应是阳明时得病。阳明时得病，若能食，则为阳明中风；不能食，则为太阴中寒。

● 191. 阳明病，若中寒者，不能食，小便不利，手足濈然汗出，此欲作固瘕，必大便初硬后溏。所以然者，以胃中冷，水谷不别故也。

阳明病，若中寒者，不能食，是因为胃中虚寒不能消化水谷，寒湿凝聚胃肠，故不能食，食则吐。里部虚寒，则膀胱气化不利，故小便不利。手足濈然汗出，此欲作固瘕，是寒湿滞胃，胃阳不足，阳不胜阴，故身无汗而手足濈然汗出，此为虚汗，是寒气凝聚于胃肠道，欲作（将要发生）固瘕的反应。固瘕，固是凝固，瘕是时聚时散的团块。固瘕，应是凝固不散的粪团。此为寒凝胃肠，津液循脉络下行大肠受阻，则大肠中水湿不得吸收，必然为水走谷道，大便初硬后溏，即大便初头成形或硬，后面是不成形的溏便。大便初硬，是因为津液运行受阻不能濡润大肠；大便后溏，是因为水走谷道（直肠）。此"阳明病若中寒者"实际上是太阴虚寒，也就是太阴证，其病机是胃中虚冷，水谷不别，如 226 条。

由此条"此欲作固瘕"，可知胃中冷，大便初硬后溏者，可以发展为胃中虚冷，大便结硬，即大便结为硬团，成为虚寒便秘。虚寒便秘者，法当与理中丸加附子。

● 192. 阳明病，初欲食，小便反不利，大便自调，其人骨节疼，翕翕如有热状，奄然发狂，濈然汗出而解者，此水不胜谷气，与汗共并，脉紧则愈。

阳明病，初欲食者，为胃气强。胃气强者应小便利，大便硬。今小便反不利，大便不硬而自调，大便自调是由大便硬而自调为大便不硬。这是有水气，所以会小便反不利，大便自调。那么水气在何处呢？从"其人骨节疼，翕翕如有热状"来看，是水气在表。骨节属于表部，骨节有水气，故骨节疼。水气在表，则胃气上冲抗邪，故其人翕翕如有热状。翕翕如有热状，正如翕翕发热，其人面色如醉，这是谷气上冲发热，以致奄然发狂，濈然汗出而解者，是胃气强，则表部之水气不胜胃气。胃气强者能食，故曰"此水不胜谷气"，能食故能与汗共并，脉紧则愈。脉紧是营气强，营气强者其表部水气才能与汗共并而从表解，故曰脉紧则愈。"与汗共并"，是说水与汗互动，"共并"是互动的意思，这是人体以濈然汗出之势，形成的一种不可阻挡的气势，此为里气向外祛邪，是胃气的作用。濈然汗出，是连绵不断的微汗出。水气不能阻挡这种气势，必然与汗共并，脉紧则愈。脉紧则愈，是说"与汗共并"的这个结果是以脉紧的气势实现的，而不是与汗共并的时候才脉紧。病愈者必然由脉紧变为脉缓。

此条之病机，为阳明初得病时，邪气不胜胃气，胃气向外抗邪，则病从外解，而没有发展为阳明燥热。

● 193. 阳明病，欲解时，从申至戌上。

义同第9条。六病欲解时皆为同义。

● 194. 阳明病，不能食，攻其热必哕。所以然者，胃中虚冷故也。以其人本虚，攻其热必哕。

阳明病，不能食，为什么攻其热必哕呢？张仲景自解："所以然者，胃中虚冷故也。"所以会攻其热必哕，是因为胃中虚冷的缘故。以其人本虚，是其人本为胃中虚冷，必然水停胃中，则腹满不能食，食则吐。若攻其热则更伤胃气，胃中虚冷益甚，寒结亦甚，因而胃气不降而反上逆，故哕。

阳明病不能食，应是中寒，如191条曰："阳明病，若中寒者，不能食。"中寒者是胃中虚冷，如226条曰："若胃中虚冷，不能食者，饮水则哕。"122条曰："……以胃中虚冷，故吐也。"经文反复提示，不能食，是胃中虚冷。胃中虚冷与太阴病证之"脏有寒"是一样的性质。太阴病证之"腹满而吐，食不下"是因为"脏有寒"，这与阳明病"胃中虚冷不能食，饮水则哕""胃中虚冷故吐"实际上是一样的性质，不同的是，太阴病胃中虚寒的典型表现为下利，阳明病胃中虚冷的典型表现为饮水则哕或大便初硬后溏。故其治法基本相同，以理中汤温里补虚为代表方。

《伤寒论》没有"肠"字，所谓"胃中"，包括了胃脘、小肠和大肠，如89条"胃中冷，必吐蛔"和226条"胃中虚冷，不能食者，饮水则哕"之"胃中"为胃脘；71条"胃中干、烦躁不得眠"和110条"胃中水竭，躁烦必发谵语"之"胃中"为小肠；191条"大便初硬后溏，以胃中虚冷，水谷不别故也"和215条"胃中必有燥屎"之"胃中"为大肠。

把"阳明病胃中虚冷不能食，大便初硬后溏"和"太阴病胃中虚冷食不下，腹满吐利"对比互看，可知发病的时间不同，发病的表现亦不同。虽然同为胃中虚冷，阳明病胃中虚冷表现为不能食，大便初硬后溏，这是水谷不别，是冷在小肠已上，没有水渍大肠，故没有腹满下利；太阴病胃中虚冷表现为食不下，腹满吐利，这是水渍大肠，是冷在整个消化道。阳明病胃中冷和太阴病胃中冷的病因都是腹中冷，小便不利而水停胃中。阳明病胃中冷没有下利，治法当温里利水，干姜白术茯苓甘草汤主之；太阴病胃中冷有下利，治法当温里补虚，干姜人参白术甘草汤主之。

● 195. 阳明病，脉迟，食难用饱，饱则微烦头眩，必小便难，此欲作谷瘅。虽下之，腹满如故，所以然者，脉迟故也。

脉迟主寒，亦主血虚、血瘀，如 50 条脉迟为荣虚血少，143 条脉迟为热入血室之热与血结，333 条脉迟为寒。此条脉迟，系血瘀化为湿热。血瘀不能运化水湿，湿停中焦，则影响饮食物的消化吸收，故食难用饱，饱则加重郁滞，郁而生微热，乃微烦，此烦为湿郁化热。湿热上冲，影响脑部供血则头眩；湿热下流，影响膀胱气化则小便难，头眩和小便难是肝脾湿郁化热所造成的。此欲作谷瘅，谷瘅是因湿郁不化，谷气不行，郁而生热，不得宣泄，热熏肌肤而身发黄色。虽下之，腹满如故，是因为其人脉迟、血瘀而致太阴湿郁化热。去湿之法，当通利小便而不当攻下大便。虽下之，腹满如故，是下之虽然热去但是湿不去，故虽下之，腹满如故，所以然者，这是脉迟的缘故。

此条与《金匮要略》谷疸条互看，则更清楚。如《金匮要略》曰："趺阳脉紧而数，数则为热，热则消谷；紧则为寒，食即为满。尺脉浮为伤肾，趺阳脉紧为伤脾。风寒相搏，食谷即眩，谷气不消，胃中苦浊，浊气下流，小便不通，阴被其寒，热流膀胱，身体尽黄，名曰谷疸。""谷疸之为病，寒热不食，食即头眩，心胸不安，久久发黄为谷疸，茵陈蒿汤主之。"

谷疸脉数。此条脉迟为欲作谷疸，其表现为食难用饱，饱则微烦头眩，小便难，其病机为肝脾湿热，其治可以茵陈五苓散为法。

● 196. 阳明病，法多汗，反无汗，其身如虫行皮中状者，此以久虚故也。

　　阳明病，通常法当多汗，因为阳明本为多气多血。反无汗者，此以血气久虚之故。血气久虚之人，津血不足，若病阳明，则无汗可出。血气不足，血液在身体流通不利，故而皮肤发麻有如虫行皮中状的感觉，可与芍药甘草汤加麻仁。

● 197. 阳明病，反无汗而小便利，二三日呕而咳，手足厥者，必苦头痛。若不咳、不呕、手足不厥者，头不痛。（一云冬阳明。）

　　阳明病证，法当有汗、小便数，乃为里热迫使津液外泄。反无汗而小便利，二三日呕而咳，应为阳明胃气向外抗邪，逼迫邪气退到少阳。邪在少阳则反无汗，呕而咳是少阳邪热迫胃则呕、迫肺则咳，小便利为胃气强的反应。二三日呕而咳，手足厥者，必苦头痛，应为邪气向里进，胃气向外逼，正邪分争，僵持不下。胃气不能进一步逼迫邪气退到表部，邪气退到表部则不当手足厥；邪气也不能进一步进入里部，邪气进入里部也不当手足厥。邪气不能出外，也不能入里，则向上冲逆，必苦头痛。若不咳、不呕、手足不厥者，是气不上冲，故头不痛。气不上冲，则有可能出外，也有可能入里，能出外者必然脉紧，如192条；能入里者必然脉大，如186条。此条"呕而咳，手足厥者"，法当与大柴胡汤，如经曰"厥应下之"。

● 198. 阳明病，但头眩，不恶寒。故能食而咳，其人咽必痛；若不咳者，咽不痛。（一云冬阳明）

　　阳明病，里热生风，风热上攻故头眩，表无邪故不恶寒，里有热故能食，如190条："阳明病，若能食，名中风。"风热上冲则咳，热咳伤咽，咽必痛。若不咳者，为里热不上冲，故咽不痛。

此条头眩、不恶寒、能食而咳、咽痛者，可与调胃承气汤。

● 199. 阳明病，无汗、小便不利、心中懊㑪者，身必发黄。

阳明病，无汗、小便不利、心中懊㑪者，是津液不足，蕴热于里。无汗则邪热不得从汗泄出，小便不利则邪热不得从尿泄出，热蕴于里不能外泄，则热扰心包而心中懊㑪，热熏肌肤则身必发黄。此为瘀热在里的茵陈蒿汤证。

● 200. 阳明病，被火，额上微汗出，而小便不利者，必发黄。

阳明病，无汗，若误用火疗，被火劫，则外火与里热相合，必当汗出。此额上微汗出而身无汗，且小便不利者，是因津液不足，湿热蕴结于里，里热不得从小便内泄，亦不得从汗外越，湿热郁结不得泄越，阻碍胆汁疏泄，则胆汁外溢皮肤，故身必发黄。

● 201. 阳明病，脉浮而紧者，必潮热发作有时；但浮者，必盗汗出。

阳明病，脉浮而紧者，为阳气浮聚于外，且向里收敛，故脉浮而紧，如108、189、221条之脉浮而紧。脉浮为阳热外浮，浮而紧者，为外气向里收敛。阳明病里部实热向外浮者，必潮热发作有时。脉浮而紧且潮热发作有时者，不可攻里，当清热解外。若反攻里，则如151条"脉浮而紧，而复下之，紧反入里"，则作气痞。再如189条，"脉浮而紧。若下之，则腹满小便难也"。

脉但浮不紧者，为邪热在外、阳不入阴，阴气不足，故脉但浮者，必盗汗出。

脉浮而紧、潮热发作有时者，可与麻黄汤酌加石膏栀子黄芩。脉但浮而盗汗出者可与柴胡桂枝汤。

● 202. 阳明病，口燥但欲漱水，不欲咽者，此必衄。

阳明病，口燥但欲漱水不欲咽着，此有瘀血。瘀血阻碍津液上行于口则口燥，血瘀则水停胃中故但欲漱水不欲咽，热伏血中、血热口燥则必衄，如《金匮要略》曰："病人胸满，唇痿舌青，口燥，但欲漱水不欲咽，无寒热，脉微大来迟，腹不满，其人言我满，为有瘀血。""病者如热状，烦满，口干燥而渴，其脉反无热，此为阴伏，是瘀血也，当下之。"

● 203. 阳明病，本自汗出，医更重发汗，病已瘥，尚微烦不了了者，此必大便硬故也。以亡津液，胃中干燥，故令大便硬。当问其小便日几行，若本小便日三四行，今日再行，故知大便不久出。今为小便数少，以津液当还入胃中，故知不久必大便也。

阳明病，不是阳明证，若是阳明证里热汗出，"医更重发汗"，只会加重里热，不会病瘥，如218条："伤寒四五日，脉沉而喘满。沉为在里，而反发其汗，津液越出，大便为难；表虚里实，久则谵语。"

"阳明病，本自汗出"，此为荣弱卫强，宜桂枝汤谐和荣卫。"医更重发汗"，重发汗是不止一次发汗，这是以麻黄汤发汗。桂枝证以麻黄汤发汗，则病不解，于是重发汗，所幸"病已瘥"，但是重发汗亡其津液，导致阴气不足，"尚微烦不了了者"，此必为大便硬之故。

"以亡津液，胃中干燥，故令大便硬"，进一步解释了大便硬，尚微烦不了了，是重发汗以亡津液的缘故。"当问其小便日几行"，若本来小便每天有三四次，今天只有两次，故知大便不久出。今为小便次数减少，以津液当还入大肠中，故知不久必大便也。

此条说明，伤寒发热已解，病已瘥，以重发汗亡津液导致的胃中干燥而不大便者，若小便次数减少，则是津液还入胃中，不久必大便；若小便次数不减少，而是小便次数多，则是麻子仁丸主之。

● 204.伤寒呕多，虽有阳明证，不可攻之。

伤寒呕多，是气机向上，邪气在上，虽有阳明证，也不能攻下。攻下就是逆病机而动，是违法的。呕多者属少阳，少阳法当清热，不可汗下。

● 205.阳明病，心下硬满者，不可攻之。攻之，利遂不止者死，利止者愈。

阳明病，心下硬满而不痛者，此为痞。痞为里虚，救痞当与人参。若与承气汤攻之，利遂不止者，是虚脱证，故利遂不止者死；利止者，是正复邪却，故利止者愈。

阳明病证，应为腹满，此心下硬满，为何谓之阳明病呢？可见此所谓阳明病，应是在阳明时辰上发病，而不是阳明证。阳明证法当攻之，怎有攻之利遂不止的道理呢？

● 206.阳明病，面合色赤，不可攻之。必发热，色黄者，小便不利也。

阳明病，面合色赤，合是聚合。面合色赤，是满面通红，即"面色缘缘正赤"，此为"阳气怫郁在表"，不可攻下。若攻下之，必发热不解而引表热入里。表热入里而身发黄色者，是系在太阴，太阴湿与热结则小便不利，瘀热在里而邪无出路，热迫胆汁外溢则皮肤色黄。

● 207. 阳明病，不吐，不下，心烦者，可与调胃承气汤。

阳明病，"不吐、不下"，是病人不呕吐、不下利，或未经吐下，此心烦为实烦。与栀子豉汤证为发汗、吐下后之心烦为虚烦相比，栀子豉汤证之虚烦为胃中空虚，此证心烦为胃家实。不过此心烦为热伤阴气，故可与调胃承气汤法，方以大黄、芒硝攻泻胃家实热，以甘草益阴气。

● 208. 阳明病，脉迟，虽汗出不恶寒者，其身必重，短气，腹满而喘，有潮热者，此外欲解，可攻里也。手足濈然汗出者，此大便已硬也，大承气汤主之；若汗多，微发热恶寒者，外未解也（一法与桂枝汤）。其热不潮，未可与承气汤；若腹大满不通者，可与小承气汤，微和胃气，勿令至大泄下。

阳明病，脉迟、汗出不恶寒者，这是表证已罢，邪热入里，故汗出，不恶寒。其身必重，短气，这是脉迟的原因，此脉迟是有水湿停饮，如果是阳明热盛伤津，则不会脉迟。脉迟、身重、短气，这是有水气的反应。身重为身体有水湿，短气为胸膈有停饮，水饮压迫胸膈故短气，《伤寒》《金匮》中凡有短气的条文，都是水气迫胸的反应，如"干呕、短气、汗出不恶寒者，此表解里未和也，十枣汤主之""汗出短气，小便不利，恶风不欲去衣，或身微肿者，甘草附子汤主之""水在心，心下坚筑，短气，恶水不欲饮""胸中有留饮，其人短气而渴"等等。因为有水饮停结，所以脉迟，如134条曰："太阳病，脉浮而动数……医反下之，动数变迟……则为结胸，大陷胸汤主之。

身重，是肌肤停湿；短气，是胸膈停饮；腹满而喘，是邪热入里，所以汗出不恶寒。虽然腹满而喘邪热入里，但是身重、短气不除，不可攻里。有潮热者，此外欲解，是说外证身重、短气欲解。为什么"汗出、不恶寒者其身必重，短气"，而有潮热者其外证欲解呢？因为此汗出是里热外越，汗出则腠理空虚，胸膈亦虚，故水湿停聚肌肤及胸膈，所以身重、短气。有潮热则身体及胸膈之水湿不得停留，水湿必然被祛除。潮热是身体潮潮的微似有汗，而不是淌汗，故腠理不虚，则水湿没有停留的空间，必然会随着血液循环而从尿中排出，故曰"有潮热者，此外欲解，可攻里也"。此外欲解，就是身重、短气欲解。"手足濈然汗出者，此大便已硬也"，手足濈然汗出，是手足接连不断的微汗出，这是阳气通达手足，外邪必解，也是里热过盛，"阳绝于里，亡津液"的表现，故知"大便已硬也"。潮热为实，大便已硬，大承气汤主之。"若汗多，微发热恶寒者"，是表证未解。汗多腠理虚，水气停在腠理，阻碍气血在表部运行，肌肤不能得到正常温煦，故恶寒。有一分恶寒，就有一分表证，表证未解，不可与承气汤。此汗多、微发热恶寒，当先与桂枝汤解外，如234条："阳明病，脉迟、汗出多、微恶寒者，表未解也，可发汗，宜桂枝汤。"此外证未解的标志是微发热恶寒，主要是恶寒，微发热和恶寒同时存在，就是外证未解；微发热不恶寒，就是外证已解。阳明证也有微发热的，如242条"时有微热"。

其热不潮，未可与承气汤，是因为其热不潮，则气血未通达于外，身重短气之外证就未欲解，故未可与承气汤。若腹大满不通者则里证为急，虽然其热不潮，外证未欲解，但是腹大满不通者为里证急于外证，可与小承气汤，攻其腹大满，微和胃气，勿与大承气汤令至大泄下。

大承气汤方：大黄 18g（酒洗，四两），厚朴 36g（炙，去皮，半斤），枳实 15g（炙，五枚），芒硝 9g（三合）。

用法：上 4 味，每 2 剂药以水 2000mL，先煮 2 物，取 1000mL，去滓；纳大黄，更煮取 400mL，去滓；纳芒硝，更上微火一两沸，分温再服。得下，余勿服。

小承气汤方：大黄 18g（酒洗，四两），厚朴 9g（去皮，炙，二两），枳实 12g（大者，炙，三枚）。

用法：上 3 味，每 2 剂药以水 800mL，煮取 240mL，去滓，分温 2 服。初服汤当更衣，不尔者尽饮之；若更衣者，勿服之。

● 209. 阳明病，潮热，大便微硬者，可与大承气汤；不硬者，不可与之。若不大便六七日，恐有燥屎，欲知之法，少与小承气汤，汤入腹中，转失气者，此有燥屎也，乃可攻之；若不转失气者，此但初头硬，后必溏，不可攻之，攻之必胀满不能食也。欲饮水者，与水则哕，其后发热者，必大便复硬而少也，以小承气汤和之；不转失气者，慎不可攻也。

阳明病，潮热，是实热。潮热、大便微硬者，是阳明实热，可与大承气汤。若但见潮热而不见大便硬者，则不是阳明实热，不可与大承气汤，如 229 条："阳明病，发潮热、大便溏、小便自可、胸胁满不去者，与小柴胡汤。"若不大便六七日，没有阳明实热的确凿证据，恐有燥屎，欲知之法，是少与小承气汤。汤入腹中，若转失气者，是腹中气机转动，可确定此有燥屎，乃可与大承气汤攻之；若不转失气者，是胃肠中没有结热，此但大便初头硬，后必溏，不可攻之，攻之则虚其胃气，必胀满不能食。

潮热、大便微硬者，与大承气汤攻下后，阴气受伤，欲饮水者，与水则哕，是大下伤胃，胃气虚寒了。胃气虚寒则水气上逆，故哕；其后发热者，是胃气复热，必大便复硬而少也。这是因为大下后，胃中容物所剩不多，所以胃气复热大便复硬而少，可以小承气汤和之。由此可见对于胃中实热者，与大承气汤攻之，虽然出现与水则哕之胃中虚寒的表现，但是其后发热者，是胃气复热，是复发为胃中实热。这就是说，对于原本胃中实热者，即便攻之过甚，出现胃中虚寒的表现，也会较快还原为胃中实热。胃中虚寒和胃中实热的鉴别点，不是"不大便六七日"，而是与小承气汤转不转失气，也就是放不放屁，所以再次强调，与小承气汤，不转失气者，慎不可攻也。少与小承气汤，转失气者，是腹中热结得寒性药物其结欲散；不转失气者，是寒结腹中不得散。寒结者当得热性药物才能散。"不转失气者，慎不可攻也"，反复强调不可妄攻胃中无热之人。

● **210. 夫实则谵语，虚则郑声。郑声者，重语也。直视、谵语、喘满者死，下利者亦死。**

里实则谵语。谵语是说胡话，语无伦次，声音高亢。里虚则郑声，郑声者，重语也。郑声是语言重复，声音低怯。直视，是阴血竭，阴血亏竭则直视；谵语，是里热盛，热盛神昏则谵语；喘满是邪热壅肺，在热盛神昏阴血亏竭的状态下出现喘满，这是邪热独盛、阴血虚竭的状态，这种邪热过盛而阴血亏竭的状态，必须泻火，然而泻火则伤阴，阴血亏竭者禁不住泻；假若补阴，则如火上浇油，会使邪热更旺，如此攻补两难，无法救治，故曰"直视、谵语、喘满者死"。下利者亦死，不喘满而下利者，是邪热迫阴下脱，这种状态同样是攻补两难，若攻阳邪则阴气不支，若补阴气则阳热更甚，故直视、谵语、下利者亦死。从另一种角度分析，直视是阴血虚竭，谵语是阳气虚竭，阴阳俱虚竭，又出现喘满的实证，这是正虚邪盛，明显是攻补两难。直视、谵语是邪热过盛而导致了阴阳俱虚竭的状态，如果不喘满而下利，也是邪盛正虚、攻补两难的局面。

由此可见，医者对于里热证的治疗需要胆大心细、当机立断，病人出现谵语神昏时，应急攻阳邪，不可贻误时机。如果延误至出现直视、谵语、喘满，或直视、谵语、下利等邪气过盛、正气过虚的状态，就为时已晚，无法救治了。

● 211. 发汗多，若重发汗者，亡其阳，谵语，脉短者死；脉自和者不死。

发汗多者，不可重发汗，重发汗是以麻黄汤发汗。若重发汗者，亡其阳，出现谵语，这是因为发汗多则夺其精气，精气夺则正气虚，正气虚则邪热盛，若重发汗，则亡其阳，出现谵语。若阳亡及阴，又出现脉短，这是阴阳俱虚竭。谵语是阳气虚竭，脉短是阴气虚竭。谵语、脉短者，若益其阴气则助邪热，若攻其邪热则伤阴气，故曰"谵语，脉短者死"。脉自和者，是阴气自行得复，脉不短了，则阳气有根，可以攻泄其热而止谵语，故谵语、脉自和者不死。

发汗多，若重发汗，过度损伤阳气，阳亡及阴，出现阴气亦虚竭的脉短之证，这是阴阳俱虚竭，如果脉不能自和者，就是《黄帝内经》所说的"夺血者无汗，夺汗者无血，故人生有两死而无两生"。发汗多，若重发汗，是谓夺汗；夺汗者脉短，是谓无血。夺汗者无血，则阳无阴根，阴无阳根，必死。

● 212. 伤寒若吐、若下后不解，不大便五六日，上至十余日，日晡所发潮热，不恶寒，独语如见鬼状。若剧者，发则不识人，循衣摸床，惕而不安（一云顺衣妄撮怵惕不安），微喘直视，脉弦者生，涩者死。微者，但发热谵语者，大承气汤主之。若一服利，则止后服。

"伤寒若吐、若下后不解，不大便五六日，上至十余日，日晡所发潮热，不恶寒，独语如见鬼状"等症状，这是表证误吐、误下后伤阴，表邪入里，热结阳明。里热过盛故独语如见鬼状，独语如见鬼状就是谵语、说胡话。不大便五六日，上至十余日、日晡所发潮热、不恶寒、谵语者，必有燥屎无疑，当与大承气汤下之，不可拖延。若剧者，则谵语神昏不识人，表现为循衣摸床，惕而不安，微喘直视。"循衣摸床，惕而不安"是肢体躁动不宁，为津液亏竭的表现；"惕而不安"之"惕"是"经脉动惕"之"惕"，经脉动惕也就是筋惕肉瞤。"循衣摸床、惕而不安"为阳气亏竭，"微喘直视"为阴气欲绝。直视是阴血亏竭，谵语、直视、微喘者，为其气欲绝，如210条"直视、谵语、喘满者死"。微喘，是邪热还未至喘满的程度。死与不死的鉴别，在于脉，脉弦者生，涩者死。弦为阴脉，脉弦者是阴气尚在，虽然热盛，但是脉弦者还可承受大承气汤急下热邪，故曰脉弦者生；脉涩者，是气血亏竭，不能承受大承气汤攻下热邪，故曰脉涩者死。微者，是在病情比较轻的时候，只有潮热、谵语、不大便，没有加剧到神志昏迷（发则不识人）、循衣摸床、惕而不安，就应以大承气汤急下存阴。服大承气汤，若一服得利，则止后服。

此条和111条都是阴阳俱虚竭的证候表现，111条是小便利者其人可治，此条是脉弦者生。小便利和脉弦，都反应了阴气尚在。由此可见诊疗阳热疾病，不可贻误时机，需要在阴气未被大伤的时候，适时攻泄里热。如果延误时机，待到邪热伤正到阴阳俱虚竭的时候，就回天无力了。

● 213. 阳明病，其人多汗，以津液外出，胃中燥，大便必硬，硬则谵语，小承气汤主之。若一服谵语止者，更莫复服。

阳明病，邪热入里，其人多汗，以津液外出，阳绝于里，因而胃（大肠）中燥，大便必硬。大便硬是大肠中燥热之故，燥热扰心则谵语。大便硬而谵语者，为什么不与大承气汤下之呢？因为有外证多汗。通常大便硬而谵语者，是大肠中燥热，可与大承气汤，但是如果发热汗多，则必损阴气，阴气不足并谵语者不宜与大承气汤峻攻。那么253条"阳明病，发热、汗多者"，为什么宜大承气汤急下之呢？因为253条虽然发热汗多，但是没有谵语，也就是里部津液还没有过虚，所以宜大承气汤急下存阴。此条多汗并有谵语，为里部津液过虚，不宜与大承气汤大泻下，故以小承气汤主之。"若一服谵语止者，更莫复服"，是强调里热去则止后服。里热去则津液自和，必然大便自调，更莫复服承气汤，以免更损胃气。

此条与212条的不同之处是，此条为多汗，谵语，多汗谵语者必阴气不足，故为小承气汤主之；212条为但发热谵语，谵语者没有多汗，则阴气尚足，故为大承气汤主之。

● 214. 阳明病，谵语、发潮热、脉滑而疾者，小承气汤主之。因与承气汤一升，腹中转气者，更服一升；若不转气者，勿更与之。明日又不大便，脉反微涩者，里虚也，为难治，不可更与承气汤也。

阳明病，不大便、谵语、潮热者，通常可与大承气汤，因为潮热为实，大承气汤善泻实热。然大承气汤证之脉象为实，如脉紧、脉弦紧、脉滑等，均为实脉，脉实者可与大承气汤下之。"脉滑而疾者"，疾为数之甚，过数之脉，阴气必伤，故虽脉滑为实，但滑而疾者，是实热伤阴、阴气不足之象，故不能与大承气汤攻下，而以小承气汤主之，恐以大承气汤攻下而过伤其阴气。因与小承气汤一升，腹中转气、屎不出者，更服一升。若不转气者，必为正气虚，勿更与之。服小承气汤大便通了，明日又不大便，脉反微涩者，里虚也，为难治。不大便为实，脉微涩为虚，不大便而脉微涩者是邪实正虚。肠燥里热者法当攻下，正气亏虚者又忌攻下，故为难治。此证脉微涩，是稍微有点涩，脉微涩者阴气虚，治疗就比较难了，应根据情况攻补兼施，不可更与承气汤妄攻。如果妄攻到脉涩的程度，就不治了。因为谵语、不大便是津液虚竭，脉涩是血液虚竭，这是阴阳俱虚竭的状态，经曰：阴阳俱虚竭，脉弦者生，涩者死。

《金匮要略》曰："脉数而滑者，实也，此有宿食，下之愈，宜大承气汤。"对比脉数而滑者宜大承气汤，脉滑而疾者小承气汤主之，可以明确疾为数之甚。脉经曰：数脉为一息六至，疾脉为一息七八至。脉疾反应了阴气不足，为热盛伤阴之脉。

● 215. 阳明病，谵语、有潮热，反不能食者，胃中必有燥屎五六枚也；若能食者，但硬耳。宜大承气汤下之。

阳明病，谵语、有潮热，为里部实热，法当能食，反不能食者，为燥屎过多，大肠实满，胃气不得下行，故不能食，宜大承气汤下之。谵语、有潮热，若能食者，是屎但硬耳，还没有燥结过甚，法当大承气汤主之，如212条。"若能食者，但硬尔"是倒装句，按语句顺序应接在"宜大承气汤下之"之后。胃中有燥屎是阳明燥结过甚的表现，燥屎是燥结成团的屎，故曰"燥屎五六枚"。大便硬不是燥屎，大便成一粒粒的硬团才是燥屎。有燥屎者，宜大承气汤下之。

谵语、潮热、大便硬者，大承气汤主之；谵语、潮热、有燥屎者，宜大承气汤。两者对比可以看出，宜大承气汤，是阴气不足而

燥屎过多，小承气汤不堪此用，故宜大承气汤。言外之意，不可过
下伤阴，若一服得利，则止后服。

● 216. 阳明病，下血、谵语者，此为热入血室。但头汗出
者，刺期门，随其实而泻之，濈然汗出则愈。

　　阳明病，下血、谵语者，此为热入血室，迫血从血室下出。下
血则血少，血少则热盛，热盛扰心故谵语。下血者，汗源不足，故
但头汗出。刺期门，随其实而泻之，使肝热得泻，枢机得利，则正
气得复，濈然汗出则愈。如果攻下其热，则犯虚虚之戒。因为下血
者其血室已虚，攻下则更虚其血，正气虚者邪必不去。

　　此条下血，是指子宫下血。如《金匮要略》此条是在妇人杂病
篇。故血室，是指子宫。

● 217. 汗出谵语者，以有燥屎在胃中，此为风也。须下者，
过经乃可下之；下之若早，语言必乱，以表虚里实故也。下之
愈，宜大承气汤。

　　汗出谵语者，为表邪未尽，邪已入里。风邪在表则汗出，汗出
则胃中燥热，故谵语，所以说"以有燥屎在胃中"。此为表里并病，
表证未罢，邪已入里。"此为风也"，是说此汗出为风。为风则脉浮，
如经曰"浮则为风"。脉浮、汗出为太阳外证未解，邪气未过表部经
界。"须下者，过经乃可下之"，"过经"，是指过了表部经界，过经
而脉不浮者乃可下之，如 394 条曰："脉浮者，以汗解之，脉沉实者
以下解之。"下之若早，则引表热入里，加重里热，里热益甚，谵语
亦甚，故语言必乱。"以表虚里实故也"，是以下之若早，引表热入
里，则表气为虚，里热成实，故曰表虚里实。里实为热结在里，里

实益甚则谵语益甚，故风邪在表者不可下，下之若早而造成表虚里实之谵语神昏、语言错乱者，宜大承气汤，下之愈。

● 218. 伤寒四五日，脉沉而喘满。沉为在里，而反发其汗，津液越出，大便为难；表虚里实，久则谵语。

伤寒四五日，脉沉而喘满者，是邪热入里。脉沉为邪气在里，喘满为里热不得下，则上壅胸肺故喘满。脉沉而喘满者，为邪热在里，法当下之，而反发其汗，徒伤其表部津液，则造成表虚；津液越出，导致阳绝于里，则里热成实，故大便为难；此为表虚里实。表虚是发汗令表部津液亏虚，里实是里部燥热成实。里部燥热成实则大便为难，久则里热扰心，必神昏谵语。

上条言风邪在表，脉浮而汗出者不可下，若误下之则会造成表虚里实；此条言邪热在里，脉沉而喘满者不可发汗，若误发汗则同样会造成表虚里实。这是因为误下、误汗都会徒伤津液，造成正气虚、邪热甚的状态，正虚热甚者必致神昏谵语。无论是误下或是误汗造成表虚里实、神昏谵语者，都宜大承气汤攻下里部实热。

● 219. 三阳合病，腹满，身重，难以转侧，口不仁，面垢，谵语，遗尿。发汗，则谵语；下之，则额上生汗、手足逆冷。若自汗出者，白虎汤主之。

三阳合病，是病时相合。腹满，为表邪入里；身重、难以转侧，为表部湿重；口不仁、面垢、谵语、遗尿，为中（半表半里）部热盛。口不仁，是吃东西没有滋味，不仁，是感觉不灵敏，或没有感觉。面垢，是面部不干净，垢是尘垢。因为心主血脉，其华在面，所以面垢为心血过热，上熏面部所致。谵语、遗尿也是少阳热盛，以三部六病辨证，心肾邪热属少阳，此谵语为心热神昏，此遗尿为热伤肾气，故此谵语、遗尿为少阳热盛。

发汗则谵语，是发汗伤其津液，虚其心气，则内热加重，故谵语亦加重。下之则额上生汗，是下之则虚其胃气，胃气虚则额上生汗，生汗不是汗出，汗出是汗水淌下，生汗是生出微汗而不淌；胃气虚则血液不能通达四肢末端，故手足逆冷。若自汗出者，是少阳热盛，迫汗外出。为什么说此自汗出是少阳热盛呢？因为身重、难以转侧是表部湿重，表部湿重就不会太阳热盛；腹满也不是阳明热盛，阳明热盛谵语者必大便硬，此证大便不硬，故不是阳明热盛。为什么说此证大便不硬呢？因为身重为表部湿气重，所以里部无燥热成实，如192条"阳明病，初欲食，小便反不利，大便自调"是表部有水气，故其人大便自调，大便自调自然是里部无燥热成实。而口不仁、面垢、谵语、遗尿等正是少阳热盛的表现，故白虎汤主之，清泄中（半表半里）部心肾之热。心热除则口不仁、面垢、谵语除，肾热除则遗尿除。白虎汤方石膏能清泄心热而除口不仁、面垢、谵语；知母能泻肾火、坚肾阴而止肾热遗尿，知母还能清肺热、除表湿，以解身重、难以转侧。

为什么说石膏能清泄心热？有原文为证：如38条大青龙汤证之烦躁，是表热入内，心热烦躁，大青龙汤方清热之药，唯有石膏。再如169条："伤寒无大热、口燥渴、心烦、背微恶寒者，白虎加人参汤主之。"白虎加人参汤证之心烦，也是心热之烦，169条也佐证了石膏能清心除烦。

此条白虎汤主之，则必无恶寒之表证，如170条曰："伤寒脉浮、发热、无汗，其表不解，不可与白虎汤。"故此条白虎汤主之，必为表证已解。表证已解，那么表部身重是何病机呢？自然是少阳热盛，内热外迫故自汗出，自汗出而身重，则为湿停表部故身重。

白虎汤方：知母18g，石膏48g，炙甘草6g，粳米12g。

用法：上4味，每3剂药以水2000mL，煮米熟，汤成去滓。温服200mL，日3服。

● 220. 二阳并病，太阳证罢，但发潮热，手足漐漐汗出，大便难而谵语者，下之则愈，宜大承气汤。

二阳并病，是先病太阳，后病阳明。太阳证罢，是表证已罢。但发潮热，是只有发潮热，而没有太阳证恶寒。但发潮热，手足漐漐汗出，大便难而谵语者，这是阳明燥热，大便必硬。漐漐汗出，是微似有汗，如12条曰："遍身漐漐微似有汗者益佳；不可令如水流离。"发潮热，手足微似有汗，反应了津液不足，故发潮热、手足漐漐汗出、大便难而谵语者，必为阳明燥热。阳明燥热者大便必然结硬，故大便难。此阳明燥热大便难而谵语者，宜大承气汤下之。但发潮热、谵语，而无手足汗出者，大便未必结硬。但是潮热、谵语为实热，潮热谵语而不恶寒者，为阳明实热，既使没有手足汗出，也应急与大承气汤下之，以免阳明热盛伤阴，演变为阴阳两虚难治之证，如212条"脉弦者生，涩者死"。

● 221. 阳明病，脉浮而紧，咽燥，口苦，腹满而喘，发热汗出，不恶寒反恶热，身重，若发汗则躁，心愦愦（公对切）反谵语；若加温针，必怵惕烦躁不得眠；若下之，则胃中空虚，客气动膈，心中懊憹。舌上苔者，栀子豉汤主之。

阳明病，脉浮而紧、身重，这是里热外熏；腹满而喘、发热汗出、不恶寒反恶热，为热入阳明；咽燥、口苦，为热在少阳。脉浮而紧，发热汗出、不恶寒反恶热者，为表邪入里，里热外蒸故脉浮，表部湿重故脉紧。若为寒邪束表，脉浮紧者法当恶寒无汗。此证发热汗出，不恶寒反恶热，是里热迫汗外出；汗出表虚，则水湿困表，阻碍气血在表部运行，故身重。"阳明病，脉浮而紧、咽燥、口苦、腹满而喘、发热汗出、不恶寒反恶热、身重"，此证可与白虎汤，如219条"三阳合病，腹满、身重，难以转侧，口不仁、面垢、谵语、遗尿。发汗，则谵语；下之，则额上生汗、手足逆冷。若自汗出者，白虎汤主之"。若发汗，徒损其表部津液，表虚则肢体躁动，不仅没有减轻病情，反而出现神昏谵语。心愦愦、反谵语，愦是昏愦、昏乱的意思；心愦愦是昏乱不安，神智错乱；谵语就是说胡话，不仅心愦愦昏乱不安，而且说胡话，这是发汗造成内外两伤，热势加重，外伤津液则躁动不安，内伤津液则谵语神昏，此为大承气汤证，如212条"独语如见鬼状，惕而不安"。若加温针，必怵惕烦躁不得眠，"怵"是恐惧，"惕"是动惕，如经曰"经脉动惕""惕而不安"，这是比"若发汗则躁"伤损津液还要严重。加温针，是加以火劫的方法发汗，以火劫汗则必大汗出，大汗出伤损心气，心阳虚则惊惧、心阴虚则发烦，这是汗出过多造成了心阳心阴俱虚，故怵惕烦躁不得眠。心阳虚则怵惕，心阴虚则烦躁不得眠。若下之，则虚其胃气，表热乘虚入里，与正气相搏，出现客气动膈，心中懊恼，虚烦不宁。舌上苔者，应是舌苔白，是邪热客留上焦胸膈之象，栀子豉汤主之。栀子豉汤为少阳之剂，具清火开郁、宣邪外出之功，用于发汗或吐下后，胃中空虚，客气动膈，心中懊恼之胸膈火郁证。为什么说舌苔白是邪热客留胸膈呢？如《金匮要略》曰："舌黄未下者，下之黄自去。"《伤寒论》230条曰："……舌上白苔者，可与小柴胡汤。"由此两条可知舌苔黄是胃中有热，舌苔白是胸膈有热。舌苔黄是胃中实热上熏于舌，此证"若下之，则胃中空虚"，胃中空虚则无胃中实热上熏。"若下之，胃中空虚"，则胃中实热应去，故舌上苔者，应为白苔。客气动膈是表热入膈，心中懊恼是火郁胸膈，故栀子豉汤主之。

栀子豉汤方：栀子 18g（擘）、香豉 9g（绵裹）

用法：上 2 味，每 2 剂药以水 800mL，先煮栀子，得 500mL，纳豉，更煮取 300mL，去滓，分为 2 服，温进一服，得吐者，止后服。

● 222. 若渴欲饮水，口干舌燥者，白虎加人参汤主之。

上一条若下后心中懊侬者，是下后胃中空虚，客气动膈，热在胸中的栀子豉汤证；此条若下后渴欲饮水，口干舌燥者，是下后胃中空虚，客气动膈，热在心脾的白虎加人参汤证。心开窍于舌，脾开窍于口，心脾阴血被伤，故出现口干舌燥。以白虎汤清心脾之热，加人参补心脾之血。

● 223. 若脉浮、发热、渴欲饮水、小便不利者，猪苓汤主之。

若下后脉浮、发热，是阴气受损，血热阳浮。渴欲饮水，小便不利者，是热结下焦，其热在肾，此属少阳。

此条有脉浮发热，为什么不解外呢？因为渴欲饮水，小便不利，是内热伤血，阴气亏虚，故不能解外，而以猪苓汤育阴利尿泄热，使内热从小便出。这和 225 条："脉浮而迟，表热里寒，下利清谷者，四逆汤主之。"之脉浮表热而不解表是一样的道理。225 条之脉迟下利清谷是里部虚寒，223 条之渴欲饮水小便不利是下焦虚热，这两条脉浮而不解外，都是因为里（内）虚。里虚者法当救里，如果解外则里部更虚。里为本，外为标，治病固本是基本原则。

猪苓汤证的表现是脉浮、发热、口渴、小便不利。五苓散证的表现也是脉浮、发热、口渴、小便不利，这两者怎么区别呢？猪苓汤证和五苓散证相同的是脉浮、小便不利（二者也都有心烦）；不同

的是猪苓汤证为发热、渴欲饮水，五苓散证为微热、消渴。两证相
比，猪苓汤证发热较重而渴的程度较轻，五苓散证发热较轻而渴的
程度较重，这就反应了猪苓汤证是热在下焦，故口渴较轻，其小便
不利是肾被热困，故以阿胶滑石利血泄热；五苓散证是热在中焦故
口渴较重，其小便不利是脾被湿困，故以白术桂枝祛湿健脾。

猪苓汤方：猪苓 3g（去皮），茯苓 3g，泽泻 3g，阿胶 3g，滑石
3g（碎）。

用法：上 5 味，每 3 剂药以水 800mL，先煮 4 味，取 400mL，
去滓；纳阿胶烊消。温服 140mL，日 3 服。

● 224. 阳明病，汗出多而渴者，不可与猪苓汤。以汗多胃
中燥，猪苓汤复利其小便故也。

阳明病，汗出多而渴者，是胃肠有热，热在中焦，胃热迫汗故
汗出多而渴。胃热迫汗则亡津液，亡津液则胃（肠）中燥，故不可
与猪苓汤复利其小便。胃（肠）中燥热或也有小便不利者，如 242
条之小便不利就是胃热上冲导致的，当与下焦水热互结、膀胱气化
不利的小便不利相鉴别。下焦水热互结者，也会有口渴，乃是下焦
气机被阻，津液不得上承口腔而口渴。但是下焦气机被阻不会汗出
多，因为下焦气机被阻是少阳局部火热，少阳局部火热包括肝火热
或胆火热、心火热或心包火热、肾火热或膀胱火热，这些局部火热，
不会出现身大热。《伤寒论》曰"大热"者即为太阳全身大热或阳明
胃家大热，曰"无大热"者就不是太阳或阳明大热。如 11 条"病人
身大热，反欲得衣者"，这是太阳全身大热；110 条"大热入胃，躁
烦必发谵语"，这是阳明胃家大热；63 条"汗出而喘，无大热者，可
与麻黄杏仁甘草石膏汤"，这是少阳胸腔中热；136 条"但结胸，无
大热者，此为水结在胸胁也"，这也是少阳胸腔中热；169 条"伤寒

无大热、口燥渴、心烦、背微恶寒者，白虎加人参汤主之"，这还是少阳胸腔中热。少阳身无大热，则不会汗出多，后人所谓白虎汤四大症之"大热、大渴、大汗出、脉洪大"等，没有一症是对的，查《伤寒论》原文就知道了；白虎加人参汤证也不是大热、大汗出，脉洪大也不尽然，只有大渴是对的。白虎汤证是热在胸腔中，不会身大热。《伤寒论》曰"身大热""身热""身微热"等，都是他人触摸病人之触觉，是他觉而不是病人的自我感觉。

总之，汗出多而渴者，是阳明胃家热，"以汗多胃中燥"，故不可与猪苓汤复利其小便。猪苓汤证属少阳，少阳不会汗出多。后人传世的白虎汤四大症，是对白虎汤证的曲解，严重束缚了白虎汤和白虎加人参汤的应用范围，使白虎名方在临床上失去了很多治疗温热病证的机会。

● 225. 脉浮而迟，表热里寒，下利清谷者，四逆汤主之。

脉浮而迟，浮主表热，迟主里寒。下利清谷者，是胃肠寒甚，不能腐熟水谷，则水谷不化，水寒浸渍大肠故下利清谷。下利清谷为里部寒甚，虽有表热，也不能发汗，当急温其里，四逆汤主之。

此脉浮表热是真表热，不是假表热，假表热者法当脉沉、手足冷。此条脉浮、手足不冷，就是真表热，而脉迟是里寒，脉迟、下利清谷是里虚寒。下利清谷是胃肠虚寒不能消化水谷，所以当先温里，四逆汤主之。如果不先温里，而先攻表，会出现什么情况呢？如364条曰："下利清谷，不可攻表，汗出必胀满。"攻表损阳，则胃肠更虚寒，汗出必胀满不能食。

表热里寒、下利清谷者，应当先温里救虚。桂枝人参汤证表里并治，是因为其证没有虚寒到下利清谷的程度，所以可以表里并治。

四逆汤方：炙甘草 9g，干姜 7g，附子 7g（生用，去皮）。

用法： 上 3 味，每 2 剂药以水 600mL，煮取 240mL，去滓，分温再服，强人可大附子一枚（10g），干姜三两（14g）。

● 226. 若胃中虚冷，不能食者，饮水则哕。

经曰："阳明病，不能食，攻其热必哕。所以然者，胃中虚冷故也。"胃中虚冷，不能食者，不仅攻其热必哕，而且饮水亦哕。可见胃中虚冷，阳虚不能化水，不仅不可攻之，而且不能饮水，因为胃中虚冷，里阳虚弱，不能消化吸收排泄胃中水饮，必寒饮内停，若再饮水，则胃中水满而溢，故饮水则哕，此当以甘姜苓术汤法温里利水。

● 227. 脉浮、发热，口干、鼻燥、能食者则衄。

脉浮、发热为太阳有热，口干、鼻燥为少阳有热，能食为阳明有热，三阳俱热而能食，能食则助热，热盛则迫血妄行，鼻腔最易动血。可与桂枝加葛根汤加石膏治之。

能食则为腹中热，经曰："腹中冷，当不能食。"那么与腹中冷不能食相反，能食则为腹中热。如果腹中冷而反能食者，则为除中，必死。此条虽然为腹中热，但是脉浮为气机向上，所以不可攻下。

此条与 225 条对比，225 条是表热里寒，此条是表里俱热。

● 228. 阳明病，下之，其外有热，手足温，不结胸，心中懊憹，饥不能食，但头汗出者，栀子豉汤主之。

此条"阳明病下之"与"不结胸"怎么联系到一起呢？阳明里实，法当下之，攻泻阳明之热，必不会结胸，所以此条所谓"阳明病"，不应是阳明病证。如果是阳明病证，也应该是太阳与阳明并病或少阳与阳明并病，这样才能理解"下之，其外有热"，也就是说，外证未解而反下之，才能与"不结胸"有关系，所以此条"阳明病，下之"，应是少阳热郁证下之。其外有热，手足温，是热在少阳，下不得法。通常下法只能通达里部，不能通达半表半里部。不结胸，心中懊憹，是胸中没有实邪，没有热与水结，为下后伤阴，胸中虚热扰心，故心中懊憹。饥不能食，是虚热扰胃，胃津不足，不是胃气实热，胃气实热者当能食。但头汗出者，就是其外有热，如148条曰："假令纯阴结，不得复有外证（头汗出）。"但头汗出是阳微结，也就是其外有热，这是少阳外热，不是太阳外热。太阳外热者应为手足热，不应为手足温；太阳外热者亦应为身汗出，不应为但头汗出。此条但头汗出、手足温、不结胸、心中懊憹、饥不能食，是热郁胸膈的栀子豉汤证，属少阳。

此条可以读出，栀子豉汤证为热郁胸膈而无有形实邪的上焦郁热之证。

● 229. 阳明病，发潮热、大便溏、小便自可、胸胁满不去者，与小柴胡汤。

阳明病，发潮热，"潮热者实也"。此实热在何部呢？若为阳明实热，当小便数、大便硬，此大便溏，小便自可，自然不是阳明里热。大便溏应为脾虚水谷不别。若为脾胃虚寒水谷不别，则应小便不利，且不应有潮热，因为潮热为实热。潮热并胸胁满不去者，是肝气实热，此为肝强脾弱，脾被肝克，脾气不足故大便溏，那么大便溏而胸胁满不去者，就是肝脾不和。此条突出症状是胸胁满不去，是小柴胡汤证的主症，故与小柴胡汤，疏肝健脾，清解少阳热郁。

● 230. 阳明病，胁下硬满，不大便而呕，舌上白苔者，可与小柴胡汤。上焦得通，津液得下，胃气因和，身濈然汗出而解。

阳明病，胁下硬满，不大便而呕，是水气聚结在胁下，阻遏肝气通达，肝气郁滞影响胃肠，则胃气不得下降，津液不得下行，故不大便，胃气不降而上逆则呕，此呕是肝气郁热扰胃所致。此证胁下硬满、不大便而呕、舌上白苔者，是邪在少阳，若为邪在阳明，当为腹满。所以此条冠以阳明病，和其他冠以阳明病的条文一样，应是在阳明时辰上发病，而并不一定是阳明病证。此证"不大便而呕"并不是阳明病证胃中燥热不大便，也不是胃热上冲而呕，而是上焦不通，肝气不疏，影响到胃气不降而不大便，其呕是胃虚被肝气所迫，而不是胃实，故可与小柴胡汤疏解少阳，健脾益胃。少阳得疏则上焦得通，津液得下，胃气因和，大便自调，其呕自止，故身濈然汗出而病随汗解。濈然汗出，是连绵不断的微汗出。

舌上白苔者，可与小柴胡汤。应当重视白苔、黄苔的病位所在，这关系到治法。舌上白苔是热在上焦。柴胡证是热在胸胁，热系上焦。苔白者为热在胸膈，法当清宣，药主辛寒。苔黄者为热在胃肠，法当泻热，药主苦寒。

● 231. 阳明中风，脉弦浮大，而短气，腹都满，胁下及心痛，久按之气不通，鼻干，不得汗，嗜卧，一身及目悉黄，小便难，有潮热，时时哕，耳前后肿，刺之小瘥，外不解。病过十日，脉续浮者，与小柴胡汤。

阳明中风，脉弦浮大，应为按之脉弦、举之浮大。脉弦为阴，为邪气入内；脉浮大为阳，为气机向外。脉浮大为风热在外，脉弦为表热入内，故短气腹满。短气为邪气迫胸。腹都满，为邪犯阳明。胁下及心痛，是热郁少阳。久按之气不通，为久按之气郁加重，有窒息感，这是邪热内郁不得疏泄所致。鼻干、不得汗、嗜卧，为热郁少阳之症。一身及目悉黄，小便难，为邪热郁滞于里，阻遏气机，外不得从汗解、内不得从小便解，邪热无从出，则外熏肌肤故一身及目悉黄。有潮热为有实邪，时时哕亦为实证。哕逆多属太阴，然而有潮热与时时哕并见，则为湿热蕴结，邪无出路，故时时哕逆。耳前后肿为阳明少阳热邪上攻。刺之小瘥，刺血泄热，耳前后肿、腹满、短气等症小有好转。外不解，为发热、脉浮等症不解。病过十日，上述病证不解，脉续浮者，与小柴胡汤，慎不可汗下。

原文有两条论述阳明中风脉证，即189条和本条。从这两条脉证可以看出，阳明中风不能汗下，而其脉象为浮，浮为向外，故与小柴胡汤解外，这是顺应人体气机向外之势使少阳邪热得以外解。

● 232. 脉但浮，无余证者，与麻黄汤。若不尿，腹满加哕者，不治。

脉但浮，为承上条，阳明中风，脉不弦不大，但浮。无余证者，为无上条之阳明、少阳证。脉但浮，发热，不得汗，阳明、少阳证不见，此为邪热在太阳，可与麻黄汤发汗祛邪。若不尿，是肾气衰竭，又加哕者，是胃气衰败，乃为阴阳俱衰竭，故曰不治。

● 233. 阳明病，自汗出，若发汗，小便自利者，此为津液内竭，虽硬不可攻之，当须自欲大便，宜蜜煎导而通之。若土瓜根及大猪胆汁，皆可为导。蜜煎导方。食蜜七合（140mL）上一味，于铜器内微火煎，当须凝如饴状，搅之勿令焦着，欲可丸，并手捻作挺，令头锐，大如指，长二寸许。当热时急作，冷则硬。以内谷道中，以手急抱，欲大便时乃去之。疑非仲景意，已试甚良。又大猪胆一枚，泻汁，和少许法醋，以灌谷道内，如一食顷，当大便出宿食恶物，甚效。

此条"阳明病，自汗出"和203条一样，是在阳明时辰上发病，而不是阳明证。自汗出通常为太阳外热或少阳内热的表现，如太阳证桂枝汤证自汗出和少阳证白虎汤证自汗出。阳明证汗出者通常为续自微汗出，即濈然微汗出，如48条"二阳并病，太阳初得病时，发其汗，汗先出不彻，因转属阳明，续自微汗出"，188条"伤寒转系阳明者，其人濈然微汗出也"。濈然微汗出就是连续微汗出。而自汗出者，不是微汗出，也不是连续汗出，自汗出如果是连续汗出，势必脱汗。

此条自汗出是太阳外热，若发汗病瘥，小便次数减少者，则为津液还入胃中，不久必大便，如203条；若发汗病瘥，小便自利者，此为津液内竭，屎虽硬也不可与承气汤攻之，若攻之，则更竭其津液，损伤胃气，导致长期便秘。故当须自欲大便，宜蜜煎导而通之，滋润其大肠而通导其大便。203条是小便次数少，本来一日小便三四次，今日只有二次，故知津液当还入胃中，不久必大便；此条是小便自利，故知津液没有还入胃中，必为津液内竭，故虽硬不可攻之。

● 234. 阳明病，脉迟、汗出多、微恶寒者，表未解也，可发汗，宜桂枝汤。

"阳明病，脉迟、汗出多、微恶寒者"，此病机为荣弱卫强，故曰"可发汗，宜桂枝汤"。此脉迟为营血弱，不是营血虚，因为营血虚者不能汗出多，如桂枝新加汤证脉沉迟为营血虚，则无汗。"汗出多、微恶寒者，表未解也，可发汗"，也证明此"脉迟汗出多"为营血弱，而不是营血虚，营血虚者必不可发汗。

333条曰"脉迟为寒"，这是阳虚，此条脉迟怎么是营弱呢？这是以全身状态的表现为依据的。脉迟为寒是阳虚者，通常为恶寒无汗，若阳虚到汗出的程度时，一定有吐利。此证汗出多、微恶寒而没有吐利，就不是阳虚，而是阳实，故此汗出多、微恶寒者，为表邪未解，属于营弱卫强。另外还要注意有没有身重、短气，有身重、短气者，也是外未解，如208条："阳明病，脉迟，虽汗出不恶寒者，其身必重，短气，腹满而喘，有潮热者，此外欲解，可攻里也。"

须注意，脉迟不一定是阳虚，如50条脉迟是荣虚血少、134条脉迟是表热入里之热与水结、143条脉迟是热入血室之热与血结。另外，汗出恶寒也有阳虚恶寒和血虚恶寒的不同，如388条"吐利汗出，发热恶寒"之汗出恶寒是阳虚恶寒、《金匮要略》"汗出恶寒，身热而渴"之汗出恶寒是血虚恶寒。汗出恶寒为阳虚者必有吐利，汗出恶寒为血虚者必有口渴。

● 235.阳明病，脉浮、无汗而喘者，发汗则愈，宜麻黄汤。

此条比232条"脉但浮，无余证者"，多一"喘"症，此无汗而喘亦为邪气在表，不得外越，因而上壅作喘，故发汗解表则愈，宜麻黄汤。

从此条也可以看出，阳明病，应是指在阳明时辰上得病，而不是阳明证，否则的话，若阳明病是胃家实热，则不可能表现为"无汗而喘"。

● 236.阳明病，发热、汗出者，此为热越，不能发黄也。但头汗出、身无汗、剂颈而还，小便不利，渴引水浆者，此为瘀热在里，身必发黄，茵陈蒿汤主之。

阳明病，发热、汗出者，此为热越，是热邪随汗出而从外越出，汗出者热有出路，故不能发黄。但头汗出，身无汗，剂颈而还，这是热被湿困而不得外越。小便不利，是湿被热遏而不得下泄。湿热胶结，热盛伤津，则其人渴引水浆。此为瘀热在里，外不得从汗越出，里不得从尿泄出，故身必发黄，茵陈蒿汤主之。茵陈清利湿热，栀子、大黄凉血化瘀。从服药后"小便当利，尿如皂荚汁状，色正赤，可知是里热从尿泄出。而从"一宿腹减，黄从小便去也"亦可知此证当有腹满，"一宿腹减"应是一宿腹满得减，"黄从小便去"是瘀热从小便去。

茵陈蒿汤方：茵陈蒿 18g，栀子 9g（擘），大黄 6g（去皮）。

用法：上 3 味，每 3 剂药以水 2400mL，先煮茵陈，减 1200mL；内 2 味，煮取 600mL，去滓，分 3 服。小便当利，尿如皂荚汁状，色正赤，一宿腹减，黄从小便去也。

● 237. 阳明证，其人喜忘者，必有蓄血。所以然者，本有久瘀血，故令喜忘；屎虽硬，大便反易，其色必黑者，宜抵当汤下之。

阳明证，不同于阳明病。阳明证，为胃家实热，大便必硬。其人喜忘者，必有蓄血，为什么呢？这是因为本有久瘀血，阻碍血液运行，则心脑供血不足，故令喜忘，如《黄帝内经》曰："血并于下，气并于上，乱而喜忘。""气之所并为血虚，血之所并为气虚。"气并于上，则心脑血虚，故令人喜忘。本有久瘀血，这是宿有痼疾，又新病伤寒，加重痼疾，里热迫血妄行，出现消化道潜血，所以屎虽硬，大便反易。消化道潜血者大便必黑，宜抵当汤下之，攻逐里热蓄血。

抵当汤方：水蛭（熬），虻虫（去翅足，熬）各三十个，大黄

（酒洗）三两（27g），桃仁（去皮尖及两仁者）二十个。

用法： 上4味，以水五升（1000mL），煮取三升（600mL），去滓，温服一升（200mL），不下更服。

● **238.** 阳明病，下之，心中懊憹而烦，胃中有燥屎者，可攻。腹微满，初头硬，后必溏，不可攻之。若有燥屎者，宜大承气汤。

阳明病，下之，出现心中懊憹而烦，这是因为表邪未解，下之引表邪入里，故心中懊憹而烦。若胃中无燥屎者是虚烦，法当与栀子豉汤；若胃中有燥屎者，则是实烦，可攻，宜大承气汤。如何鉴别虚烦和实烦呢？可根据腹部症状，若腹满按之痛而拒按者是实烦，可攻；若腹满按之不痛而不拒按者是虚烦，虚烦者其热不是在人体里部之胃肠，而是在人体中（半表半里）部之心胸，故不可与承气汤攻之。

阳明病，下之，出现腹稍微满、大便初头硬而后溏者，这是下之伤了胃气，胃中冷，水谷不别，不可与承气汤攻之，若攻之必胀满不能食。这种心中有热懊憹而烦，腹中有寒大便初硬后溏之上热下寒者，可与栀子豉汤加干姜。

● **239.** 病人不大便五六日，绕脐痛、烦躁，发作有时者，此有燥屎，故使不大便也。

病人不大便五六日，绕脐痛、烦躁，发作有时，则确定有燥屎。发作有时，和太阴之为病"时腹自痛"相似。太阴病证"时腹自痛"，必自下利，如358条"伤寒四五日，腹中痛，若转气下趣少腹者，此欲自利也"。太阴证时腹自痛，是水饮停聚在肠中，肠道蠕动时肠壁被水饮刺激故引起腹痛，腹痛时若转气下趋少腹，则肠中水饮与粪便俱下，故下利。太阴证为腹中冷，因而有水饮停在腹中；阳明证为腹中热，因而有燥屎停在腹中。阳明证绕脐痛，也是肠道蠕动时则痛，肠道蠕动时燥屎难动，涩滞大肠，肠壁被燥屎刺激，故绕脐痛。燥屎涩滞不出，故不大便。烦躁，为有里热。绕脐痛、烦躁、发作有时等症具备，且病人不大便五六日，必为阳明燥热成实。

绕脐痛者不一定都是阳明燥热，如《金匮要略》曰："夫瘦人绕脐痛，必有风冷，谷气不行，而反下之，其气必冲；不冲者，心下则痞。"此瘦人绕脐痛者为感受风冷，瘦人表虚，抗风冷之能力较弱，则谷气不行，因而绕脐痛，而反下之，其气必上冲，其气上冲者，可与桂枝汤。由此可知，瘦人绕脐痛，为厥阴风冷，不是阳明燥热。厥阴风冷绕脐痛者没有烦躁。阳明燥热绕脐痛者必有烦躁。发作有时，是"绕脐痛、烦躁"发作有时，这是肠蠕动增强时则发作，肠蠕动减弱时则不发作。因为燥屎涩滞难动，肠蠕动增强时，燥屎对肠壁刺激强，故疼痛。

● 240. 病人烦热，汗出则解；又如疟状，日晡所发热者，属阳明也。脉实者，宜下之；脉浮虚者，宜发汗。下之与大承气汤，发汗宜桂枝汤。

病人烦热，汗出则解，是邪热在表，汗出表邪得解，故汗出，烦热得解。若为邪热在里，汗出则当胃中燥热，恐不能汗出则解。汗出，烦热得解后，"又如疟状，日晡所发热者，属阳明也"，这个"属阳明也"，是说日晡所这个时间段属阳明，而不是说日晡所发热者属于阳明证，否则的话，若是日晡所发热者属于阳明证，那后文脉浮虚者宜发汗就不成立了。所以，对于日晡所发热者，需要结合脉证作鉴别。日晡所发热、脉实者，为阳明实热证，病位在里，宜下之；日晡所发热、脉浮虚者，为营弱卫强证，病位在表，宜发汗。下之与大承气汤，发汗宜桂枝汤。

病人烦热，汗出烦热得解，为什么又会出现如疟状日晡所发热呢？这是因为汗出伤损了阳气，而邪气不得尽除者，则又出现如疟状日晡所发热。如疟状日晡所发热，是规律性的每天在日晡所的时辰上发热。日晡所，是天将暮时。晡，为申时；所是处所，在此指时间范围。日晡所，是从晡时到暮时之间的时间范围。"如疟状日晡所发热"，是有规律的在日晡所的时间范围里发热。日晡所属于阳明时辰，故曰"日晡所发热者属阳明也"。

脉实者宜下之，为实而不浮，脉实而不浮者为什么宜下之呢？因为人体中之阳气的运行趋势法随天体中之阳气的运行趋势，即人之道法天之道。天之阳气盛于日中，人之阳气亦盛于日中，如《黄帝内经》曰："平旦阴尽，而阳受气矣。日中为阳隆，日西而阳衰，日入阳尽，而阴受气矣……如是无已，与天地同纪。"天之阳气为日西而衰，日西之时就是日晡所时。日晡所时阳气应当衰减，不应像日中时那样隆盛，故脉不应当实。不应当实而反实，就是有实邪，治法就应泻实。日西时为太阳西下，人之阳气亦为下行，故日晡所发热而脉实者宜下之。如疟状日晡所发热者，是每天只在日晡所发热，其脉实，没有其他症状，所以应当顺应阳气下行的趋势而下之。

脉浮虚者，为邪热在表，故宜发汗。此"脉浮虚"之"虚"，是与"脉实"之"实"相对比，脉浮虚就是脉浮而不实。脉实为紧密、充实之脉，如脉紧、脉滑等；脉虚为疏缓、松弛之脉，如脉缓、脉弱等，脉浮虚也就是脉浮缓、浮弱之意。此所谓脉浮虚，不是脉虚弱。《伤寒论》曰脉虚弱为"脉微"，如经曰："尺中脉微，此里虚。""脉微，不可发汗，亡阳故也，阳已虚，尺脉弱涩者，复不可下之。""男子平人，脉虚弱细微者，喜盗汗也。"故脉细、脉微才是脉虚弱，而此条脉虚是与脉实相对比。脉实是脉强，脉虚是脉弱。脉虚不是脉微、脉细之意，如《伤寒论》有"脉微欲绝""脉细欲绝"之论，却没有"脉虚欲绝"之说。脉虚当然不是脉实，但是脉浮虚，就属于表实了。浮为邪气在表，表实才可发汗攻表。脉浮虚为实，不是实在脉虚上，而是实在脉浮上。此条亦可佐证，桂枝汤证脉浮弱，就是脉浮虚。浮是卫阳有余，故可与桂枝汤发汗，以泄有余之卫阳。而真正脉虚弱者，是脉细、脉微，脉浮细微者必不可发汗，如 37 条曰："脉浮细而嗜卧者，外已解也"。

● 241. 大下后，六七日不大便，烦不解，腹满痛者，此有燥屎也。所以然者，本有宿食故也，宜大承气汤。

　　大下后，六七日不大便，原有之烦不解，出现腹满痛者，此有燥屎也。所以会这样，是其人本有宿食的缘故。本有宿食，胃肠本有积热，大下后伤阴，里热仍在，热不去则烦不解。六七日不大便，里热不去，热伤津液则形成燥屎，此为里热成实腹满痛，宜大承气汤。

　　此条提示，伤寒有旧疾合新病者。"本有宿食"是旧疾，"本有久瘀血""本有寒分"也是有旧疾。有旧疾就会有特殊的表现，如本条大下之后，肠道必空，为什么还会有燥屎呢？就是因为本有宿食积热，大下伤阴，宿食去而里热不去，故烦不解，六七日烦热伤津，故有燥屎。

● 242. 病人小便不利，大便乍难乍易，时有微热，喘冒（一作息）不能卧者，有燥屎也，宜大承气汤。

　　病人小便不利，不是热伤阴气；热伤阴气，小便不利者，会出现直视谵语，病情就严重得多了，如第 6 条和 212 条。此条小便不利，是胃热上冲导致的，胃热上冲的厉害，导致津液下行不利，故小便不利。大便乍难乍易，是忽难忽易。"乍"是忽然的意思，如乍冷乍热、乍暖还寒。大便乍难，是津液乍而行不至大肠，则大便乍难；大便乍易，是津液乍而行至大肠，则大便乍易。时有微热，是定时稍微有点热，这是病人的自身感觉。如 56 条"伤寒不大便六七日，头痛有热者，与承气汤"，这个"头痛有热"，也是病人自我感觉头痛有热，这是胃热上冲，故可与承气汤。"头痛有热"和"头痛发热"含义不一样。"头痛发热"，可能会发热恶寒；"头痛有热"，没有恶寒，所以"发热"和"有热"，词意是不一样的。又如 173 条"伤寒，胸中有热，胃中有邪气，腹中痛，欲呕吐者，黄连汤主之"，这个"胸中有热"，也是病人的自我感觉，否则他人怎么知道病人胸中有热呢？胸中有热，腹中痛，欲呕吐，都是病人的自我感觉。因此，问诊很重要。

时有微热，是时有胃热上冲，故喘冒；卧则胃热上冲益甚，喘冒益甚，故不能卧。胃热上冲如此之甚，必有燥屎也，宜大承气汤。

● 243. 食谷欲呕，属阳明也，吴茱萸汤主之。得汤反剧者，属上焦也。

食谷欲呕，属阳明也，这个属阳明，是说病位属于阳明中焦，而不是说病证属于阳明里实。阳明病证为胃家实，不可能与吴茱萸汤。下句"得汤反剧者，属上焦也"，佐证了属阳明，是属于阳明中焦病位。此为中焦虚寒不能化水，则饮停于心下，影响胃中受纳，故食谷欲呕。吴茱萸汤温中祛寒，去饮止呕。得汤反剧者，属于上焦有热，吴茱萸汤加重了上焦之热，则上焦不通、津液不下、胃气不和，故得汤反剧，欲呕变成呕吐。临床吴茱萸汤证和柴胡汤证的典型症状不难区别。吴茱萸汤证呕吐，以吐涎沫为主，吐涎沫之前是干呕；柴胡汤证呕吐，不吐涎沫。吴茱萸汤证烦躁厉害时情绪焦躁；柴胡汤证心烦常为嘿嘿不愿意说话。但是初犯病时，典型症状没有暴露，二者就不容易区别，如二者都有呕吐、心烦、脉弦。

此条可以看到虚实寒热不明时的治法原则，应先以虚寒治，以免虚寒者误以实热被攻，导致中气被伤，如 100 条"先与小建中汤，不瘥者，小柴胡汤主之"也是这个原则。如果忽视这一点，恐生悲剧，333 条"除中"便是。

吴茱萸汤方： 吴茱萸 6g（洗），人参 9g，生姜 18g（切），大枣 4 枚（擘）。

用法： 上 4 味，每 3 剂药以水 1400mL，煮取 400mL，去滓，温服 140mL。日 3 服。

● 244. 太阳病，寸缓、关浮、尺弱，其人发热汗出，复恶寒，不呕，但心下痞者，此以医下之也。如其不下者，病人不恶寒而渴者，此转属阳明也。小便数者，大便必硬，不更衣十日，无所苦也。渴欲饮水，少少与之，但以法救之。渴者，宜五苓散。

太阳病，寸缓、关浮、尺弱，发热汗出，不恶寒者，为表邪传里。寸脉主表，寸缓而不浮为表和；关脉主半表半里（心下），关浮为心下热；尺脉主里，尺弱为里虚。表邪传里者必欲呕，如第 4 条曰："颇欲吐，若躁烦，脉数急者，为传也。"表邪传里，则表部水气入里，里部正气与入里之水气分争，水气停于心下，则欲呕吐。复恶寒，不呕，但心下痞者，这是因为医下之的缘故。医下之而复恶寒，不是表邪未去，而是因为下之里虚，尺弱，故复恶寒。里虚则与入里之邪气分争无力，故不呕而但心下痞，此"但心下痞者"法当按之心下濡，因为关脉浮者是邪热在心下，浮为阳热，且但浮而不紧、不滑，则为无水，故法当心下濡。寸缓、关浮、尺弱，发热汗出，复恶寒，不呕，但心下痞者，是由误下而导致的附子泻心汤证，如155条"心下痞，而复恶寒、汗出者，附子泻心汤主之"。如其不下者，以寸缓、关浮、尺弱的脉象并发热汗出的状态，必转属为不恶寒而渴的阳明病证，此为表部正虚邪胜，表邪乘虚入里而转属阳明也。邪热入里伤阴故不恶寒而渴，此可与调胃承气汤。小便数者，为里热迫使津液从小便出，津液亡失，大便必硬，不更衣十日无所苦，无腹满腹痛，此为血虚肠燥，可与麻子仁丸。渴欲饮水者，要少少与之，以不渴为度，若饮水过多，水饮不得消化，则水停心下，虽饮水却渴不解，小便不利者，宜五苓散。诸证皆应观其脉证，以法救之。

● 245.脉阳微而汗出少者，为自和（一作如）也；汗出多者，为太过。阳脉实，因发其汗，出多者，亦为太过。太过者，为阳绝于里，亡津液，大便因硬也。

脉阳微，为寸脉微。寸脉微为表邪去，表邪去而汗出少者，为阴阳自和。脉阳微而汗出多者，为汗出太过，阴阳不和。阳脉实，为寸脉实，寸脉实为表邪未去，因而发其汗，汗出多者，亦为太过。汗出太过者，亡其阳导致阳绝于里，里部津液亏虚，大便因而变硬也。阳绝于里，是津液亏虚于里，大肠燥热，大便因而变硬。

此条论述，表热病有阳脉微、汗出少之阴阳自和的变化；也有阳脉微、汗出多之阴阳不和的变化；还有阳脉实，因发其汗，汗出多，亦为阴阳不和。汗出多导致津液亡失于里，故大便因硬也，这是太阳表部病转为阳明里部病的变化。

● 246.脉浮而芤，浮为阳，芤为阴，浮芤相搏，胃气生热，其阳则绝。

　　脉浮而芤，浮为阳气亢热，芤为阴气亏虚。浮芤相搏，即阳气亢热与阴气亏虚相互影响，则阳愈亢热而阴愈亏虚，以致胃气生热，胃气生热小便乃数，其阳则绝失于里。"其阳则绝"即上条"阳绝于里"，也就是津液绝失于里。此条是对上条大便因硬的进一步解释。"绝"是绝失的意思，如368条"下利后，脉绝，手足厥冷，晬时脉还，手足温者生；脉不还者死"。368条脉绝是下利导致的脉绝失，此条阳绝是胃气生热导致的津液绝失。胃气生热，实质上是胃中脉络内的血液生热。胃中脉络内的血液生热则必以汗出和小便数的方式泄越里热，因而津液绝失于里，大便因硬。脉浮而芤，胃气生热，其阳则绝，这种病证不可与承气汤攻里，可与白虎加人参汤泄阳热而复阴血。

　　联系上一条，此条可以理解为"脉阳微而汗出多者为太过"，太过者则由上一条脉阳微变为此条脉浮而芤，此系桂枝汤证汗出过多的变证；"阳脉实，因发其汗，出多者，亦为太过"，太过者则由上一条阳脉实变为此条脉浮而芤，此系麻黄汤证发汗过多的变证。

● 247.趺阳脉浮而涩，浮则胃气强，涩则小便数，浮涩相搏，大便则硬，其脾为约，麻子仁丸主之。

　　趺阳脉浮而涩，趺阳脉主脾胃，胃气强则趺阳脉浮，脾气弱则趺阳脉涩。胃气强则脾被胃约，脾不能为胃行其津液，即为脾约。其脾为约，是其脾被胃约束，不能正常运行津液上归于肺，而出现津液渗泄于膀胱，其脉则涩，涩则小便数。浮涩相搏，是胃气强和脾气弱相互影响，大便则硬，这是其脾被胃约束，运化津液失职。

主之以麻子仁丸润肠通便，泄胃和脾。此条阐释了脾约证大便硬的病机。

麻子仁丸方：麻子仁120g，芍药72g，枳实72g（炙），大黄144g（去皮），厚朴90g（炙，去皮），杏仁60g（去皮尖，熬，别作脂）。

用法：上6味，蜜和丸如梧桐子大。饮服10丸，日3服，渐加，以知为度。

● 248. 太阳病三日，发汗不解，蒸蒸发热者，属胃也，调胃承气汤主之。

太阳病三日，发汗热不解，表现为蒸蒸发热者，为表邪离表入里，属于胃气不和，胃中有热。

"蒸蒸发热者属胃也"，是属于胃家热。《伤寒论》有关发热的状态有两个形容词，即"翕翕"和"蒸蒸"。翕翕发热，是邪热聚合于面部，病人感觉面热，如《金匮要略》曰"其面翕热如醉状""翕翕发热，形如醉人"，翕翕发热是邪热在表；蒸蒸发热是邪热从里蒸发，透出表部，热气蒸腾的样子，如经曰"蒸蒸而振，却复发热汗出而解"。"蒸蒸而振"之"振"，是身体振动，"蒸蒸而振"之"蒸蒸"是热气蒸蒸，里热外出之状。蒸蒸发热为邪热在里，病人应感觉胃中热，故曰属胃也，调胃承气汤主之。

● 249. 伤寒吐后，腹胀满者，与调胃承气汤。

伤寒吐后，腹胀满者，是吐后损伤里部胃肠之阴气，表热乘虚入里，里热壅滞于胃肠，故吐后腹胀满，如《黄帝内经》曰："诸胀腹大，皆属于热"。

此腹满为里热，胀满为实热，故与调胃承气汤，大黄攻里热，芒硝攻里实，甘草益阴和中。

需要注意"伤寒"二字，"伤寒"寓意发热恶寒，即太阳伤寒，故伤寒吐后腹胀满者，必为表热入里。

● 250. 太阳病，若吐、若下、若发汗后，微烦，小便数、大便因硬者，与小承气汤，和之愈。

太阳病，若吐、若下、若发汗后，微烦、小便数者，为表热入里，里热迫津液渗泄膀胱，故小便数。小便数，大便因硬，与小承气汤泻热通便。微烦，为阴血微伤，可不可与小承气汤，当看其小便次数的多少。若微烦而小便次数多者，大便必硬，此为胃气热，是里热迫津液渗泄，可与小承气汤和之；若微烦而小便次数少者，此为胃气复，以津液当还入胃中，故知不久必大便，不可与承气汤，如 203 条。

● 251. 得病二三日，脉弱，无太阳柴胡证，烦躁，心下硬；至四五日，虽能食，以小承气汤，少少与，微和之，令小安；至六日，与承气汤一升。若不大便六七日，小便少者，虽不受食，（一云不大便）但初头硬，后必溏，未定成硬，攻之必溏；须小便利，屎定硬，乃可攻之，宜大承气汤。

"得病二三日，脉弱"，是表热入里，阴气不足，如 27 条曰："脉微弱者，此无阳也。不可发汗。"脉微弱者为表邪入内，所以张仲景说"此无阳也，不可发汗"。无阳是说无表部结热，也就是无太阳证，无太阳证当然不可发汗。此条无太阳柴胡证，是说无太阳和少阳证，那么脉弱、烦躁者，自然是表热入里之阳明证。烦躁、心下硬，是邪热在心下。至四五日，虽能食，能食为胃中有热，但是大便未必结硬，里实未必已成，故应与小承气汤，少少与，是一次少与一点，稍微调和之，去去胃热，不要顿服，令其小得安宁。至六日，若不大便，与小承气汤一升。若不大便六七日，小便少者，是津液还入胃中，虽不受食，但大便未定成硬，攻之必溏，即"但初头硬，后必溏"。此不受食，是胃中有寒。前后对比，可知心下硬而能食，为胃中有热；心下硬而不受食，为胃中有寒，必小便少。小便少者，则大便未定成硬，攻之必溏泻。须小便利，小便利就是小便次数多，是里热内迫津液渗利，屎定成硬，宜大承气汤攻之。

经文前后互证，能加深理解经义。如130条："脏结，无阳证，不往来寒热，其人反静，舌上苔滑者，不可攻也。""无阳证，不往来寒热"与此条"无太阳柴胡证"语义相同，"其人反静"与此条"烦躁"相反，可知此条烦躁是指阳明里热，彼条无阳证是无太阳表热。

● **252. 伤寒六七日，目中不了了，睛不和，无表里证，大便难，身微热者，此为实也。急下之，宜大承气汤。**

伤寒六七日，是太阳病行其经尽之期，即太阳病自愈或传里之期。目中不了了，与目中了了相反。了了，是了然、清楚的意思。目中不了了，就是目睛不了然、视物不清楚。睛不和，与睛和相反。和，是和谐的意思。睛不和，就是眼睛转瞬不和谐、不灵活。无表里证，是无恶寒、头痛、身痛等表证，亦无腹满腹痛、大便硬或下利等里证。大便难，是津液难以下行，故大便难解。

此条"目中不了了，睛不和，大便难，身微热"，反应了热伤津血，阴阳俱虚。睛不和是血虚，大便难是津液虚，此为邪热伤正，法当急泄热邪，刻不容缓。若再发展，则有如111条"阴阳俱虚竭，身体则枯燥，但头汗出，剂颈而还。腹满、微喘，口干，咽烂，或不大便，久则谵语，甚者至哕、手足躁扰、捻衣摸床。小便利者，其人可治"和212条"若剧者，发则不识人，循衣摸床，惕而不安，微喘直视，脉弦者生，涩者死"。

此条，伤寒六七日，是表热传里之期，虽然无表里证，但是出现了阴阳俱虚的危急之候，法当急下热邪，以存阴气。医家多解释为此条是里热伤正，但是经曰"无表里证"，那么说里热伤正则不免与经文矛盾。既然无表里证，那么"目中不了了，睛不和，大便难，身微热"就不是里部胃肠中热，而是中（半表半里）部胸腹腔中之热。但是这个中（半表半里）部之热必为偏于里热，因为"无表证"必为不恶寒。但半表半里之热偏于表者，也会有恶寒，如柴胡证的"微恶寒"、白虎加人参汤证的"时时恶风"。此条无表里证，但是有大便难，此为实热。大便难是病人欲大便，欲大便是气机欲下行，故这个半表半里之热为偏于里热，偏于里热且证候危急，故宜大承气汤急下之。

● 253. 阳明病，发热、汗多者，急下之，宜大承气汤。

阳明病，发热汗多者，为里热过甚，势必导致阴阳两虚。此条发热汗多者，一定不恶寒，方为里热过盛，迫汗外越，乃当急下之，宜大承气汤，以防汗多亡阳，阳亡及阴，变为阴阳两虚之证。

此条可以佐证，潮热者、蒸蒸发热者，都不是汗多，因为里热汗多者应当急下之。《伤寒论》凡潮热为里热者，有208、209、212、214、215、220条等共6条，没有一条是急下之。蒸蒸发热者也不是急下之。

此条也可佐证，白虎汤证发热也不是汗多。发热、汗多、不恶寒者，法当急下之。170条曰："其表不解，不可与白虎汤。"故知白虎汤证一定不恶寒。白虎加人参汤证恶寒是心血虚，故加人参补心血。

● 254. 发汗不解，腹满痛者，急下之，宜大承气汤。

发汗不解，是谓太阳病发汗后，病不解，出现腹满痛，这是发汗伤表，津液亡失，表热入里，胃中燥屎已成。此病变急速，病势急迫，当急下里热，以免出现危候，宜大承气汤。241条"大下后，六七日不大便，烦不解，腹满痛者，此有燥屎也"，这是六七日不大便，烦热不解，结为燥屎，故腹满痛。此条发汗不解，就出现腹满痛，可见病势之急，必当急下。

● 255. 腹满不减，减不足言，当下之，宜大承气汤。

腹部持续胀满不减轻，有减轻的时候也只是减轻一点，不值得说，这是里部实热而满，法当下之，宜大承气汤下其实热。因里部实热而腹满者，实不去则里热不解，故腹满不减，减不足言。与之相反，若腹满有明显减轻的时候，虽然减轻以后仍会腹满如故，但这种表现就不是实热了，而是虚寒，法当温补，如《金匮要略》曰："腹满时减，复如故，此为寒，当与温药。"寒伤阳气而腹满者，为虚寒而满，虚寒而满，得温则减。但是虚寒而满者，是"至虚有盛候"，自身阳气已虚，难去里寒，里寒不去，则阳气不复，阳气不复，则腹部得不到根本畅通，故表现为"腹满时减，复如故"。

对比寒热虚实的表现，有助于准确鉴别阴证阳证。

● 256. 阳明少阳合病，必下利。其脉不负者，为顺也；负者，失也。互相克贼，名为负也。脉滑而数者，有宿食也，当下之，宜大承气汤。

"阳明少阳合病，必下利，脉滑而数者，宜大承气汤"，这不是病证相合，而是病时相合。这和"太阳与阳明合病者，必自下利，葛根汤主之"一样，都不是病证相合，而是病时相合。太阳与阳明合证，有 279 条桂枝加大黄汤为法；阳明与少阳合证，有 104 条柴胡加芒硝汤为法。还有"太阳与少阳合病，自下利者，与黄芩汤"也是病时相合。太阳与少阳合证，有 146 条柴胡桂枝汤为法。阳明少阳合证，宜大承气汤，无法用证候解释，因为大承气汤虽通阳明，但不解少阳，所以阳明少阳合证宜大承气汤，无法理解。而从六病时位上认识合病，就比较容易理解。阳明少阳时合病，从阳明时到少阳时，经过了三阴时，法当有宿食。阳明时（下午）得病，则中午进食不得消化，经过三阴的时辰至少阳（早上）时，则必有宿食。宿食影响肠胃则下利；宿食为实热，则脉见滑而数。为什么此条经过了三阴病时，不命名为"阳阴合病"呢？因为宿食与脉滑而数属于阳病，按理阳病入阴（夜）时，人之阳气不得天之阳气之助，与邪交争无力，会表现出病情缓和之状。阳明少阳合病，病人在阳明时得病，病势明显，如"日晡所发热者，属阳明也"，入阴则病势得缓，至少阳时病势又显，所以名曰阳明少阳合病。阳病入阴（夜）时，会表现出病情缓和之状，如《金匮要略》曰："产后七八日，无太阳证，少腹坚痛，此恶露不尽。不大便，烦燥发热，切脉微实，再倍发热，日晡时烦躁者，不食，食则谵语，至夜即愈，宜大承气汤主之。"此条就是阳明病大承气汤证，"日晡时烦躁者，不食，食则谵语"是在阳明时病情加重，"至夜即愈"是至夜则病情缓和。

认为合病是病时相合，有两个理由：一是若认为合病是病证相合，从道理上说不通，如"太阳与阳明合病者……葛根汤主之""太阳与阳明合病……宜麻黄汤"，葛根汤、麻黄汤都是用于太阳病证的，而太阳与阳明合病用此二方，很难理解。二是《伤寒论》之合病只有阳病相合，没有阴病相合。如果认为合病是病证相合，那么既然有阳病相合，也就应该有阴病相合。可是《伤寒论》为什么没有阴病相合呢？应该是阴病在病时上相互重叠的原因。三阴病的病时相互重叠，难以分得清楚。还有非阳非阴之时，如冬至时节，酉戌时天色已黑，此时就不能称为阳明时，因为阳明时必应是天色还亮的时候，也不能称为太阴时，因为太阴时辰还没有到；夏至时节，卯辰时天色已亮，此时就不能称为厥阴时，因为厥阴时必应是天色还没有亮的时候。像这样，因为时空的变化，三阴时就更不容易分辨清楚，所以《伤寒论》没有阴病相合。若不是这样的理由，不是病时相合，而是病证相合，就应该有三阴合病。如353条："大汗出，热不去，内拘急，四肢疼，又下利厥逆而恶寒者，四逆汤主之。"353条之大汗出、四肢疼，属厥阴；下利，属太阴；厥逆属少阴。有三阴合证却没有"三阴合病"，也可以佐证"三阳合病"是病时相合，阳明少阳合病也是病时相合。

阳明少阳合病，"其脉不负者，为顺也"，即脉象为大、滑、数、实者，是其人阳明脉盛，木不能克土，此为顺也。相反，若其脉负者，则为逆也。逆而相反者，是正气受到损伤的脉象，故曰"负者，失也"。失也，是损失，损伤的意思。其脉负者，如出现弦脉，弦主少阳，木来克土，乃为木旺土虚，土气不胜木气，则会木克土失，损伤胃气，即为负。"互相克贼，名为负也"，克贼，是损伤的意思。互相克贼，是逆而受损。如胃气当强而不强则为逆，逆则土不胜木，少阳邪盛，木盛克土，胃气受损，虽有阳明证，却不得用下法，此为负。脉滑而数者，为阳明主脉，阳明不负，则少阳不胜，木不克土，胃气不损，此为顺，有宿食者，当下之，宜大承气汤。如《金匮要略》曰："下利，脉反滑者，当有所去，下乃愈，宜大承气汤。"

● 257. 病人无表里证，发热七八日，虽脉浮数者，可下之。假令已下，脉数不解，合热则消谷喜饥，至六七日，不大便者，有瘀血，宜抵当汤。

病人无表里证，即病人无恶寒、头项强痛、胸腹满痛等表里证，发热七八日，虽脉浮数，亦可下之。因为发热七八日，是表邪传里之期，此时无表里证，即可下之。发热七八日与发热二三日不同，发热二三日，脉浮数而无表里证者，可汗之；发热七八日，脉浮数而无表里证者，可下之。

假令已下，脉数不解，脉浮解，则表热入里，合热则消谷喜饥。合热是表热入里，表里合热，加重了胃热，则胃中饮食物消化得快，故消谷喜饥。若单是里部胃热，则为消谷引食，不是消谷喜饥，如《金匮要略》曰："胃中有热，即消谷引食。"消谷引食，是能吃得下食物，如122条曰："数为热，当消谷引食。而反吐者"，而反吐者，就是吃不下食物，也就是不能消谷引食。至六七日，不大便者，为大肠有瘀血，阻碍胃气通降，故不大便，宜抵当汤攻下瘀血，瘀血去则大便通。

消谷喜饥者，是胃中津液充足，饮食消化得快。胃中津液充足者法不当不大便，而消谷喜饥至六七日不大便者，就是下焦邪热有瘀血，宜抵当汤下之。

● 258. 若脉数不解，而下不止，必协热便脓血也。

此条是接上条，"虽脉浮数者，可下之"，下之后，脉数不解，而下利不止，是下之后，里热迫使胃中津液下泄，胃液不足而热伤胃中黏膜，则血脉被灼，血腐化脓，必协热便脓血也。协热，是里热协表热。里热协表热，则表热仍在，法当脉浮不解。如果脉浮已解，则为表热入里，表热入里则为合热，不是协热，如上条。

257、258 两条，说明了病人发热七八日，脉浮数者虽无表里证，可下之，但是下之后，不一定能够病愈，还可能出现瘀血不大便，或下利不止、便脓血的情况。读此两条，务必要牢记，病人发热二三日，脉浮数而无表里证者切忌下之，如 52 条："脉浮而数者，可发汗，宜麻黄汤。"57 条"伤寒发汗已解，半日许复烦，脉浮数者，可更发汗，宜桂枝汤"。

另外，便脓血者多为痢疾，痢疾的特异表现是"下重"，即里急后重。里急后重是下利急迫，肛门重坠，便出不爽，《伤寒论》用"下重"概括这种情况。此条下利不止，协热便脓血，这是热利便脓血，便脓血者必有下重感，如 371 条："热利下重者，白头翁汤主之。"下重是有湿邪，湿性重浊。此条协热便脓血，可与葛根黄芩黄连汤合白头翁汤。

● 259. 伤寒发汗已，身目为黄，所以然者，以寒湿（一作温）在里不解故也。以为不可下也，于寒湿中求之。

"伤寒发汗已，身目为黄"，为伤寒发汗，汗出过后身目发黄。伤寒发黄，通常为瘀热在里，无汗出并且小便不利，瘀热无出路，则身必发黄。此条伤寒发汗已，则热从外越，反而身目为黄，就不是瘀热在里，而是寒湿在里不解故也。"以为不可下也"，是说不可与茵陈蒿汤下也。"寒湿在里"应是相对于茵陈蒿汤证之"瘀热在里"而言。治湿不在温，而在利小便，"于寒湿中求之"，应是于利小便中求之。《金匮要略》曰："诸病黄家，但利其小便。"此寒湿在里，身目为黄者，不是太阴虚寒，太阴虚寒者法当吐利，吐利者邪有出路，自不会身目为黄，故此条于寒湿中求之，可与茯苓甘草汤加茵陈蒿；寒湿在里不解，法当不渴，汗出不渴者，茯苓甘草汤主之，如73条："伤寒，汗出而渴者，五苓散主之；不渴者，茯苓甘草汤主之。"

黄疸多为湿热在里不解而发黄。此条提示，也有寒湿在里不解而发黄者。

● **260. 伤寒七八日，身黄如橘子色，小便不利，腹微满者，茵陈蒿汤主之。**

伤寒七八日，到经不解，身黄如橘子色，这是邪热不得外越而入里。身黄如橘子色，为黄色鲜明，这是阳黄。阳黄为湿热证，必有口渴，如236条茵陈蒿汤证"渴饮水浆"。小便不利、腹微满者，这是邪热入里，湿热困脾。茵陈蒿汤主之，通利二便以除湿热，湿热去则黄疸去。

此条身黄如橘子色，黄色鲜明为阳黄湿热证，可以反推阴黄为黄色晦黯寒湿证；阳黄者口渴，阴黄者口不渴。

● **261. 伤寒身黄发热，栀子柏皮汤主之。**

伤寒身黄发热，是瘀热在表，应与瘀热在里者相鉴别。瘀热在表者，影响皮肤散热，故身发热，身发热是触觉；瘀热在里者，影响膀胱气化，故小便不利。瘀热在表身黄发热者，栀子柏皮汤主之，方以柏皮清皮热而化表瘀，合甘草缓中，以佐栀子、黄柏化解皮间瘀热。

栀子柏皮汤方： 栀子20g（擘），炙甘草4.5g，黄柏9g。

用法： 上3味，每2剂药以水800mL，煮取300mL，去滓，分温再服。

● **262.** 伤寒瘀热在里，身必黄，麻黄连轺赤小豆汤主之。

伤寒瘀热在里而身黄，必有小便不利。麻黄连轺赤小豆汤主之，以利小便为法，则为湿重于热。其煎药用潦水，是取潦水性味轻薄，有利于利尿去湿。此方解热的作用是体现在利尿上。如果是热重于湿，则不宜利尿，如上条栀子柏皮汤。

麻黄连轺赤小豆汤方： 麻黄 6g（去节），连轺 6g（连翘根是），杏仁 6g（去皮尖），赤小豆 20g，大枣 4 枚（擘），生梓白皮 18g（切），生姜 6g（切），炙甘草 6g。

用法： 上 8 味，每 3 剂药以潦水 2000mL，先煮麻黄再沸，去上沫，纳诸药，煮取 600mL，去滓。分温 3 服，半日服尽。（注：潦水为雨水）

五、辨少阳病脉证并治

傷寒論卷第一

漢　張仲景述

晉　王叔和撰次

宋　林億校正

明　趙開美校刻

　　沈琳仝校

辨脈法第一　平脈法第二

辨脈法第一

問曰。脈有陰陽。何謂也答曰凡脈大浮數動滑此名陽也。脈沈濇弱弦微此名陰也。凡陰病見陽脈

● 263. 少阳之为病，口苦、咽干、目眩也。

少阳之为病，就是少阳病证。本条是少阳病证的提纲证。少阳病证是反应在人体中（半表半里）部的实、热病证，具有口苦、咽干、目眩的特点。人体中部为胸腔、腹腔及盆腔中。

少阳病证为中部的实证、热证，即中实、中热者属少阳。少阳病证简称少阳证，如第 5 条："阳明、少阳证不见者，为不传也。"少阳之热容易上熏口、咽、目，出现口苦、咽干、目眩的症状表现。少阳时辰为寅卯辰上，此时天之阳气为旭日东升，人与天应，人之阳（卫）气亦向上升浮，常人此时外感风寒，少阳升浮之气被邪气压抑，则郁而化火，少阳火气上熏口腔及眼睛，即出现口苦、咽干、目眩。凡发热病证，若有口苦、咽干、目眩，应先鉴别是否有少阳证。

口苦、咽干一并出现，才是有少阳热证。只有咽干或只有目眩则不一定是少阳热证，如甘草干姜汤证也有咽干、苓桂术甘汤证也有目眩。口苦、咽干是因为少阳之气被郁，气郁化火而上熏咽喉，故口苦、咽干，所以经曰："少阳不可发汗，发汗则谵语。"少阳发汗则谵语，是因为发汗伤损了津液，则少阳之热更甚，热扰心神导致神智昏乱则出现谵语。

"口苦、咽干、目眩"之目眩，也是少阳之热上熏于目引起的，与水气上冲引起的目眩之性质不同，如 142、171 条之眩是少阳热眩，治法为泄热（刺血）止眩；苓桂术甘汤证、五苓散证之眩是水眩，治法为利水止眩。

● 264. 少阳中风，两耳无所闻、目赤、胸中满而烦者，不可吐下，吐下则悸而惊。

少阳中风，两耳无所闻为少阳火气攻冲所致。少阳气郁化火，上犯耳目，则耳聋、目赤。热郁胸膈，则胸中满而烦。少阳位居中（半表半里）部，吐下之法不达病位，反伤津血，伤津则惊，伤血则悸，如 112 条被火劫汗则惊，是劫汗亡阳（津液）；炙甘草汤证心动悸为心阴不足而心阳亢奋。

● 265. 伤寒，脉弦细、头痛发热者，属少阳。少阳不可发汗，发汗则谵语。此属胃，胃和则愈；胃不和，烦而悸（一云躁）。

伤寒脉弦细，为表邪入里，邪气在表者脉不应细。表邪入里而脉弦细、头痛发热者，属少阳。脉弦为津液郁滞，脉细为血不足，血不足则表邪入里，如 37 条："太阳病，十日以去，脉浮细而嗜卧者，外已解也。" 37 条脉浮细为外已解。外邪有没有入里，还要看有没有里部症状，假设有胸满胁痛者，就是外邪入内的柴胡证。此条脉弦细，是脉不浮，脉不浮就不是太阳脉，如第 1 条："太阳之为病，脉浮、头项强痛而恶寒。" 太阳病证法当脉浮，故脉浮、头痛、发热者属太阳，而脉弦细、头痛、发热者属少阳，脉实、头痛、发热者属阳明。如 56 条："伤寒不大便六七日，头痛有热者，与承气汤。" 与承气汤必然脉实，如 240 条："脉实者宜下之。" 条文先后论述了伤寒头痛发热，脉浮者属太阳，脉实而不浮者属阳明，脉弦细者属少阳。

少阳不可发汗，发汗则徒伤表部津液，津液耗伤则胃中燥热，燥热扰心故谵语。"此属胃"，是说谵语者属于胃气不和，此胃气不和是因为误发少阳之汗导致胃中燥热，因而热入阳明，出现胃气不和，如110条："火气入胃，胃中水竭，躁烦必发谵语。"29条："若胃气不和谵语者，少与调胃承气汤。""胃和则愈"，是说胃中燥热得和者谵语则愈；"胃不和，烦而悸"，是说胃中燥热不得和者不仅烦不解，而且还会出现心悸，此心悸为胃火扰心。心悸的性质有寒热的不同，水气犯心和火气犯心都能导致心悸。

● 266. **本太阳病不解，转入少阳者，胁下硬满，干呕不能食，往来寒热，尚未吐下，脉沉紧者，与小柴胡汤。**

"本太阳病不解"，是说本来是太阳病证不解。本，是原本、起初的意思，如185条："本太阳，初得病时，发其汗，汗先出不彻，因转属阳明也。"本太阳病不解，转入少阳者，是太阳表证不解，邪气入内转入少阳，而不是直接得少阳病证，也不是由于误吐、误下而使邪气入内，转入少阳。其证是胁下硬满，干呕不能食，往来寒热，脉沉紧。脉紧与脉弦都主郁，脉紧是津液郁滞、血液充实，故紧而不细；脉弦是津液郁滞、血液不足，故弦而细。此条"尚未吐下，脉沉紧"，是未经吐下伤血，故脉紧而不细。脉沉紧是邪气入里，为什么不用下法呢？因为"胁下硬满"是邪气在胁下，胁下在腹腔中，属于中（半表半里）部，不是胃肠道之里部，故不用下法。"胁下硬满，干呕不能食，往来寒热"，这是柴胡证，故可与小柴胡汤。此条再一次说明，诊断病情必须"病、脉、证"参详，不能仅凭脉象断病。无论脉象浮沉，只要有柴胡证，就可与柴胡汤，如231条："脉续浮者，与小柴胡汤。"

此条脉沉紧，是表部水气入于胁下，故胁下硬满。脉沉紧主水，水气上逆者必欲呕，如140条曰："脉沉紧者，必欲呕。"故此条有干呕不能食。上条"伤寒脉弦细，头痛发热者属少阳"，说明伤寒脉浮紧者，可因过汗或吐、下等误治而变为脉弦细的少阳证。此条"本太阳病不解，转入少阳者，尚未吐下，脉沉紧"，说明不论太阳中风或伤寒，只要太阳病证不解，都有可能转入少阳，正如经曰："伤寒中风，有柴胡证，但见一证便是，不必悉具。"

● 267. 若已吐、下、发汗、温针，谵语，柴胡汤证罢，此为坏病。知犯何逆，以法治之。

柴胡汤证若已用吐、下、发汗、温针等法治疗，都是错误的治法。这样妄治，徒伤津液，导致津亏热甚而发谵语。若见谵语，柴胡汤证罢者，此为治坏的病，应鉴别此坏病所犯何逆，以法治之。"知犯何逆，以法治之"是治疗一切疾病的基本原则，当然也是治疗坏病的基本原则。怎么鉴别坏病所犯何逆呢？如 16 条所言："观其脉证，知犯何逆，随证治之。"

● 268. 三阳合病，脉浮大，上关上，但欲眠睡，目合则汗。

三阳合病，按《伤寒论》的时间排列顺序应是在太阳、阳明至少阳的时辰上整日发热，昼重夜轻。"脉浮大，上关上"，为少阳邪热，关上为少阳脉位。寸脉候表，尺脉候里，关脉候半表半里（心下），如 245 条曰："阳脉实，因发其汗，出多者，亦为太过。"阳脉为寸脉，寸脉候表，故寸脉实，因发其汗；49 条曰："尺中脉微，此里虚。"尺脉候里，故尺中脉微为里虚；154 条曰："心下痞，按之濡，其脉关上浮者，大黄黄连泻心汤主之。"关脉候心下（膈），故心下痞，关上浮，为心下（膈间）气痞。

但欲眠睡，为阳气入阴，如《黄帝内经》曰："夫卫气者，昼日常行于阳，夜行于阴，故阳气尽则卧，阴气尽则寤。"阳气尽即为卫气入阴，卫气入阴则卧寐；阴气尽则为营气出阳，营气出阳则醒寤。其人但欲眠睡，则为卫气入阴。目合则汗，为阳气强，目合则阳气逼迫阴气出外，故目合则汗。"脉浮大，上关上，但欲眠睡，目合则汗"，此为少阳郁热之征。但欲眠睡、脉沉细无汗者，病属少阴，如281条"少阴之为病，脉微细，但欲寐也"；但欲眠睡，脉浮大有汗者，病属少阳，如第6条"脉阴阳俱浮、自汗出、身重、多眠睡"即属少阳。少阴证脉微细、但欲眠睡，目合无汗，以少阴悉入在里，不得有汗。目合则汗是刚入眠睡就出汗。脉浮大、上关上，目合则汗，这是心下（膈间）有热，病属少阳，可与白虎汤。

注：心下不是胃，是膈。如《金匮要略》曰："卒呕吐，心下痞，膈间有水，眩悸者，小半夏加茯苓汤主之。""膈间支饮，其人喘满，心下痞坚，面色黧黑，其脉沉紧。"

● 269. 伤寒六七日，无大热，其人躁烦者，此为阳去入阴故也。

伤寒六七日，为行其经尽，或愈、或欲作再经、或传里之期。无大热，是触摸皮肤无大热；其人躁烦者，为邪热离去阳位。表为阳，里为阴，"此为阳去"指表热去，故触摸皮肤无大热，"入阴"指入里。邪热但在表部者，表邪向内迫压可以出现烦，此烦为表实，是表邪不得外解而向里迫压所出现的心烦，如46条"发烦目瞑"的麻黄汤证、57条"半日许复烦"的桂枝汤证，都是有烦无躁，这是表邪没有入里故不会有躁。躁是躁动，只有表部津液被伤、表邪入里才会有躁的表现。躁烦，是肢体躁动并心烦。

伤寒六七日，表邪入里之时，外无大热，其人躁烦者，为表邪传里，故曰"此为阳去入阴也"。躁烦者常为热入少阳，躁烦是以躁为主；阳明多血，热入阳明者常表现为烦躁，烦躁是以烦为主。

● 270. 伤寒三日，三阳为尽，三阴当受邪。其人反能食而不呕，此为三阴不受邪也。

伤寒三日，三阳为尽，三阴当受邪，此可参阅《黄帝内经》："伤寒一日，巨阳受之，二日阳明受之，三日少阳受之，四日太阴受之，五日少阴受之，六日厥阴受之。"其人反能食而不呕，此为三阴不受邪也。《伤寒论》曰："太阴之为病，腹满而吐，食不下……"其人反能食而不呕，表明太阴不受邪。《黄帝内经》谓之"四日太阴，五日少阴，六日厥阴"，是依次递传。太阴不受邪，自然三阴不受邪，且三阴受邪者，皆有呕吐不能食的表现。

伤寒三日，三阳为尽，三阴受邪，当出现阴证不能食而呕；今反能食而不呕，是三阴不受邪，仍为阳证。

● 271. 伤寒三日，少阳脉小者，欲已也。

《黄帝内经》曰："伤寒三日少阳受之。"伤寒三日，少阳脉小者，为邪气衰退，故为欲已也。脉大为邪气进，脉小为邪气退。三日邪犯少阳，法当脉弦长，或关上脉浮大，今脉不弦长、少阳脉小，故为邪退欲已也，如《黄帝内经》曰："大则邪至，小则平。"

"少阳脉小者，欲已也"，还是以《黄帝内经》所说"伤寒三日，少阳受之"为前提条件，是说伤寒三日，邪犯少阳之时，脉象由大变小，预示伤寒病欲已。三日邪犯少阳，少阳脉反小，且无表里证者，为欲已也。

若三日少阳脉小，但是有表里证者，则不是欲已也，如23条："太阳病，其人不呕，清便欲自可，一日二三度发。脉微缓者，为欲愈也；面色反有热色者，未欲解也。"23条其人不呕是无少阳证，清便欲自可是无阳明证，脉微缓者是太阳脉缓，故曰为欲愈也；面色反有热色者，是阳气怫郁在表，虽太阳脉缓，也是未欲解也。少阳脉变小和太阳脉变缓类同，都是从脉象的变化上预示疾病的转归，具体说明了"凡病，若阴阳自和者，必自愈"的规律性。再如245条"脉阳微而汗出少者，为自和也"，也是阴阳自和。阳脉微是寸微，寸脉微为表邪去，表邪去而汗出少者，为阴阳自和，阴阳自和者必将余邪从小便代谢出去。表邪去而汗出多者则是邪入阳明。

"少阳脉小者，欲已也"，必为无其他病证表现，才是欲已之征象。如果少阳脉小，而反有其他病证表现，就不是欲已之征。中医诊断一定要四诊合参，才能避免犯原则性错误，如124条抵当汤证脉微而沉，如果只凭脉象，脉微而沉通常为少阴脉象，但是其证表现为少腹硬满，小便自利，其人发狂，这就不是少阴虚寒，而是瘀热在里。

● **272. 少阳病欲解时，从寅至辰上。**

义同第9条。

六、辨太阴病脉证并治

伤寒论卷第一

漢 張仲景述 晋 王叔和撰次

宋 林億校正

明 趙開美校刻

沈琳仝校

辨脉法第一 平脉法第二

辨脉法第一

問曰。脉有陰陽。何謂也荅曰。凡脉大浮數動滑。此名陽也。脉沈濇弱弦微。此名陰也。凡陰病見陽脉

● 273. 太阴之为病，腹满而吐，食不下，自利益甚，时腹自痛。若下之，必胸下结硬。

"太阴之为病，就是太阴病证"。本条是太阴病证的提纲证。太阴病证是反应在人体里部的虚、寒病证，也就是胃家虚寒，与阳明病证胃家实热相反。

太阴病证为里部的虚证、寒证，即里虚、里寒者属太阴。太阴病证简称太阴证。太阴证腹满而吐，乃因脾寒不升、胃虚不降，寒饮结滞胃肠，故腹满；寒饮上逆则吐；寒饮痞塞胃肠故食不下；寒饮浸渍大肠故自利益甚。时腹自痛、时痛时不痛，这是虚证疼痛特点，若为实证疼痛，则是疼痛不止。若误以实证疼痛而下之，则使胸下亦虚，阴寒益甚，寒湿邪气乘虚又聚结于胸下，必胸下结硬。

太阴时辰为亥子丑上，此时天之阳气为日没入夜，人与天应，人之阳（卫）气为入阴入脏，常人此时外感风寒，则表现为寒邪直入胃肠之腹满而吐，自利益甚。

● 274. 太阴中风，四肢烦疼，阳微阴涩而长者，为欲愈。

太阴中风，中风者为表有邪气，故四肢烦疼。烦疼，为疼痛不解，苦于疼痛，因疼而烦。四肢烦疼为苦于四肢疼痛，这是正邪分争的反应。阳微阴涩而长者，指脉象寸微、尺涩而长。寸脉微者为表邪衰、邪风退，尺脉涩而长者，是胃气来复。尺脉涩者为里部血虚，里部血虚者不应当脉长，故此脉长者则为正气来复。正气来复，邪气衰退，正复邪却，必为欲愈。

凡中风者，法当阳脉强，如太阳中风"阳浮而阴弱"，就是寸浮而尺弱，也就是寸不弱而尺弱；阳明中风"脉浮而紧"或"脉弦浮大"，也是寸脉不弱；少阳中风"两耳无所闻、目赤、胸中满而烦者"，为气上冲至头目，必然寸脉不弱，如经曰："脉弦细、头痛发热者，属少阳"，此弦细为有力细长之脉，若为无力细长之脉，则为欲愈之象。

少阴中风"脉阳微阴浮者，为欲愈"和太阴中风"阳微阴涩而长者，为欲愈"类同。厥阴中风"脉微浮为欲愈"，是由脉不浮变为稍微浮，脉稍微浮是正气来复。厥阴中风，必然阳脉强，否则不能称其为中风。

太阴中风是在太阴时辰上发病为中风，太阴中风不是太阴病证。脉阳微，是阳脉由强变微，也是表邪由强变衰。

● 275. 太阴病欲解时，从亥至丑上。

其义同第9条。

● 276. 太阴病，脉浮者，可发汗，宜桂枝汤。

冠名太阴病，是在太阴时辰上得病。脉浮者，为邪热在表，故可发汗。太阴时，人体卫气入阴（五脏），此时得病则相对为营气不足，脉浮者，属于营弱卫强，故宜桂枝汤发汗，如《黄帝内经》曰："日入阳尽而阴受气矣。""阴者主脏，阳者主府，阳受气于四末，阴受气于五脏。"太阴时辰，卫气内入五脏，故法不当脉紧。脉浮为里气外出抗邪，拒表邪入里。

把太阴病桂枝汤证和太阳病桂枝汤证加以比较，可知太阴病桂枝汤证无汗出，太阳病桂枝汤证有汗出，如274条："太阴中风，四肢烦疼。"四肢烦疼者法当无汗出，若有汗出，则表部气血郁滞得到缓解，不应有肢体烦疼。汗出者会有身体局部较小区域的疼痛，如头痛、骨节痛，不会有全身较大区域的疼痛，如身体疼痛、四肢疼痛。第13、95条是太阳病桂枝汤证的表现，如13条："太阳病，头痛、发热、汗出、恶风，桂枝汤主之。"95条："太阳病，发热、汗出者，此为荣弱卫强，故使汗出。欲救邪风者，宜桂枝汤。"这两条揭示了太阳病桂枝汤证发热有汗出；274、276条揭示了太阴病桂枝汤证发热无汗出。

● 277. 自利、不渴者，属太阴，以其脏有寒故也，当温之。宜服四逆辈。

为什么自利、不渴者属太阴呢？因为阳明、少阳病证下利者为热利，热伤津液必渴；少阴病证下利者为心肾脾胃虚寒，必渴而饮水自救；太阴病证下利者为脾胃虚寒，水湿浸渍胃肠，故不渴。"以其脏有寒故也"，这个"脏（有）寒"是和"脏厥"相对比而言，脏寒是指脾胃寒，脏厥是指五脏寒。如338条曰："伤寒脉微而厥，至七八日肤冷，其人躁，无暂安时者，此为脏厥，非蛔厥也。蛔厥者，其人当吐蛔。今病者静，而复时烦者，此为脏寒。"脏有寒者当温之，宜服四逆辈，可酌情与方，如自利不渴手足温者，宜服理中汤；自利不渴手足厥者，宜服理中加附子汤。

● 278. 伤寒脉浮而缓，手足自温者，系在太阴；太阴当发身黄，若小便自利者，不能发黄。至七八日，虽暴烦下利，日十余行，必自止，以脾家实，腐秽当去故也。

伤寒法当脉浮紧，手足热。"伤寒脉浮而缓，手足自温者"，是由脉浮紧变为浮缓，并由手足热自行变为手足温。谓之"系在太阴"，这是表邪传里，湿气蕴结在太阴。表邪传里，故脉由浮紧变为浮缓，如39条"伤寒，脉浮缓，身不疼，但重，乍有轻时"，也是表邪传里。手足自温，是手足由热变温，这是因为脾胃有湿而表热入里，故手足由热变温。系在太阴，是太阳水气入里，湿气蕴结在太阴，太阴主湿，故曰系在太阴。太阴湿郁在里不解者，法当小便不利，身发黄色。若小便自利者，湿有出路，不能郁而发黄。伤寒至七八日，是行其经尽，邪衰正复之期，虽暴烦下利，日十余行，这也是脾家实，胃气来复，正气祛邪的反应，太阴湿郁腐秽之邪当从下利而去，邪气去则下利自止。

系在太阴为太阴湿郁，太阴湿郁，小便不利当发身黄者，法当大便亦不利。如果大便自利者，则湿从大便出，亦不能发黄。

太阴湿郁在里，小便自利者，大便亦不硬。小便自利，至七八日，若暴烦下利日十余行者，为脾家实，腐秽当去；小便自利，至七八日，若大便硬者，则变为胃家实之阳明燥热之证，如187条："伤寒脉浮而缓，手足自温者，是为系在太阴。太阴者，身当发黄；若小便自利者，不能发黄；至七八日，大便硬者，为阳明病也。"

《伤寒论》所谓"脾家实"和"胃家实"，含义相反。脾家实，为脾胃正气复；胃家实，为脾胃邪热盛。

由此条再联系192条，可知中风邪气入里而系在太阳者，若胃气来复，则水不胜谷气，与汗共并，脉紧则愈；伤寒邪气入里而系在太阴者，若胃气来复，则水不胜谷气，与下利共并，脉缓则愈。

● 279. 本太阳病，医反下之，因尔腹满时痛者，属太阴也，桂枝加芍药汤主之；大实痛者，桂枝加大黄汤主之。

本为太阳病证，应以汗解，医反下之，伤损里部血气，导致胃肠血虚，胃肠血虚则不能正常运化水谷，故腹满；血虚亦不能柔润筋脉，而不时出现筋脉瘀滞故腹满时痛。腹满时痛者属太阴，不属阳明。因为太阴腹痛是血虚而时痛，阳明腹痛是血实而持续痛。腹痛者，虚者属太阴脾，实者属阳明胃；虚者当补，实者当攻，这就是鉴别阴阳的意义。太阴腹痛的表现就是腹满时痛，但是太阴虚寒腹痛者必吐利。桂枝加芍药汤证之腹满时痛者为虚热腹痛，必无吐利。大实痛者，为腹痛甚，乃为血瘀甚，故加大黄破血祛瘀。此太阳病证误下之腹满时痛，是因为误下伤里气，里虚故腹满时痛，与阳明病证里实不大便之腹满痛者不同，与太阴虚寒证腹满时痛自利益甚者亦不同。太阴病证自利益甚者是胃气虚寒，芍药、大黄理应忌之。此腹满时痛而不下利的病证实质，应为厥阴血虚，即此腹痛虽有里虚，但无里寒，此腹痛为血虚腹中筋脉挛急疼痛，不是胃中虚寒水渍胃肠腹痛，故加芍药补血缓急，而不用干姜、人参温中补虚。

桂枝加芍药汤方：桂枝 9g，芍药 18g，炙甘草 6g，大枣 4 枚（擘），生姜 9g（切）。

用法：上 5 味，每 3 剂药以水 1400mL，煮取 600mL，去滓，温分 3 服。本云桂枝汤，今加芍药。

桂枝加大黄汤方：桂枝 9g，大黄 6g，芍药 18g，炙甘草 6g，大枣 4 枚（擘），生姜 9g（切）。

用法：上 6 味，每 3 剂药以水 1400mL，煮取 600mL，去滓，温分 3 服。

● 280. 太阴为病，脉弱，其人续自便利，设当行大黄、芍药者，宜减之，以其人胃气弱，易动故也（下利者，先煎芍药三沸）。

"太阴为病"，也就是太阴之为病。"太阴为病"和"太阴病"的词义不同，"太阴为病"，是指疾病的部位和疾病的性质；"太阴病"，是指发病的时间。如果说太阴为病和太阴病都是指太阴病证，那么276条"太阴病，脉浮者，可发汗，宜桂枝汤"就很难理解。因为太阴病证"腹满而吐，食不下，自利益甚，时腹自痛"是里部虚寒，不可发汗。里部虚寒者若兼有脉浮表邪，则法当桂枝人参汤主之，而与桂枝汤发汗则违背了补虚泻实的法则。发汗的方法是温覆取汗，而桂枝人参汤的服法不温覆取汗。

"脉弱"，补充了273条太阴提纲证的脉象。其人续自便利，是太阴病证的特点，如273条"自利益甚"。太阴病证为里部虚寒，太阴里虚故脉弱，里部虚寒故续自便利。假设太阴病证兼血虚腹痛拘急，设当行大黄、芍药者，宜减少之，以其人胃气弱，易动故也。易动，就是易下利。太阴病证本为续自便利，所以太阴病证不可用大黄、芍药。设当行大黄、芍药者，一定是拘急腹痛，也就是腹中拘急或急痛，如100条"腹中急痛"、103条"呕不止心下急"、106条"少腹急结"等，腹中急痛、心下急、少腹弦急等都是用芍药解痛，少腹急结是用大黄开结，这些急痛都无下利，由此可见上条之桂枝加芍药加大黄汤证必无下利。386条之理中汤证腹中痛者加人参而不加芍药，就是其证为虚寒下利。

另，此条说明"太阴为病，胃气弱，易动"与阳明为病胃气强不易动正相反，可见太阴"脾家"、阳明"胃家"的说法，只是为了分别虚实，实际上太阴为脾胃虚寒，阳明为脾胃实热，如经曰：太阴胃气弱（本条），阳明胃气强。

（247条）。

七、辨少阴病脉证并治

傷寒論卷第一

漢　張仲景述　晉　王叔和撰次

宋　林億校正

明　趙開美校刻

沈琳仝校

辨脉法第一　平脉法第二

辨脉法第一

問曰。脉有陰陽。何謂也。荅曰。凡脉大浮數動滑。此名陽也。脉沈濇弱弦微。此名陰也。凡陰病見陽脉

● 281. 少阴之为病，脉微细，但欲寐也。

少阴之为病，就是少阴病证。本条是少阴病证的提纲证。少阴病证是反应在人体中（半表半里）部的虚、寒病证，具有脉微细、但欲寐的特点。

少阴病证为中（半表半里）部的虚寒病证，即中（半表半里）虚、中（半表半里）寒者属少阴。少阴病证简称为少阴证，如39条曰："无少阴证者，大青龙汤发之。"少阴病证为阴阳俱损之证，故脉微细、但欲寐。脉微细是比常规脉象的幅度细小一些，是阴气不足的反应。阴气足者之脉应饱满，不应微细。脉微细之微，是稍微的意思，是脉象有点细。脉微细与脉微缓、脉微弱、脉微数、脉微浮、脉微涩、脉微实等，以及微喘、微烦、微热、微利、微呕等之"微"字的含义相同，是稍微、有点的意思。脉微细，就是脉有点细；脉微缓，就是脉有点缓。脉细不一定微，脉微一定细，所以，脉微细，若是又微又细的意思，就有问题。联系仲景"微"字的一贯用法，"脉微缓""脉微弱"，脉微与脉缓不可能同时出现，所以，"脉微缓"，应是脉小有缓和；脉微与脉弱也不可能同时出现，所以，"脉微弱"，应是脉有点弱。脉微细，应是脉有点细。脉有点细，是血容量不足，故脉微细是阴气虚。但欲寐，是精神萎顿，阳气不足以振奋精神，故但欲寐。阴气弱者，少寐；阳气弱者，少寤；阴阳气俱弱者，少寐亦少寤。但欲寐者，是萎顿欲寐，又睡不踏实，寐时易醒，醒时困顿，严重者，则会精神萎靡，昼夜处于似睡非睡、似醒非醒的状态。

厥阴病证脉缓，太阴病证脉弱，少阴病证脉细，这是正气递减的脉象。三阴病证相比，少阴病证为正气最虚。

"伤寒"少阴证之脉微细、但欲寐，可能是下利导致的。太阴证下利和厥阴证寒邪入里下利，都能发展为少阴证。下利者不一定是脉微细。太阴证下利者是脉弱，如280条："太阴为病，脉弱，其人续自便利。"阳明证下利者是脉平或滑，如《金匮要略》："下利，三部脉皆平，按之心下坚者，急下之，宜大承气汤。""下利脉迟而滑者，实也，利未欲止，急下之，宜大承气汤。"下利者，还会有脉紧，如《金匮要略》："下利脉数，有微热汗出，今自愈；设脉紧，为未解。""脉微细，但欲寐"者，不论有没有下利，都是少阴证。此条结合148、301、305条，可知少阴证其脉必沉，且通常应为沉小。《金匮要略》亦有条文可证："水之为病，其脉沉小，属少阴。"

少阴时辰为子丑寅上，少阴子夜时，天之阳气为日沉地下，人与天应，人之阳（卫）气为气入心中，常人此时外感风寒，则多为心气受阻，表现为脉微细，但欲寐。

● 282.少阴病，欲吐不吐，心烦，但欲寐，五六日自利而渴者，属少阴也，虚故引水自救；若小便色白者，少阴病形悉具，小便白者，以下焦虚有寒，不能制水，故令色白也。

少阴病，胃虚停水，虚寒上逆欲吐，欲吐是正气祛邪的生理反应，但是胃气虚又无力作吐，故欲吐不吐。阴气不足则心烦，阳气不足则但欲寐。五六日邪进正伤，阳气虚衰，胃肠中之水饮不得气化为津，则自下利；下利津亏，故口渴，仲景自注"虚故饮水自救"。下焦虚寒，水液不得阳化故小便色白，少阴病形悉具。悉具，是全有了。少阴病形悉具，是脉沉小，心烦，但欲寐，自利而渴，小便色白，欲吐不吐，这些症状全有了，这些表现与太阴病证不同。太阴病证腹满而吐，是还有能力吐；少阴病证欲吐不吐，是没有能力吐。此欲吐不吐，是虚寒过甚，阴极似阳，故有心烦和口渴，此时的心烦、口渴也是寒极似热，是假热而不是真热，其小便色白就是下焦虚寒不能制水的明证。下焦虚寒，不能化水为津上承口腔故口渴。寒伤阴气，阴气亏虚故心烦、但欲寐。此心烦、但欲寐是阴气亏虚之里寒的表现。阴气亏虚，阳气自然要入里护本，阳气入里则寐，故表现为但欲寐。如果心烦是里热引起的，里有热者，则阴气必然会出外，阴气出外则寤。阴气出外就不会但欲寐，如《黄帝内经》曰："夫卫气者，昼日常行于阳，夜行于阴，故阳气尽则卧，阴气尽则寤。"卫气为津液，如经曰："营在脉中，卫在脉外。"行在脉中的为血液，行在脉外的为津液。行于阳，是卫气（津液）白昼出行于身体表部。表为阳，里为阴。行于阴，是卫气（津液）黑夜入行于身体里部；阳气尽，是卫气于白昼行尽身体表部，行尽身体表部则入里，入里则为阴气，故阳气尽则卧。卧是卧寐。阴气尽则寤。阴气尽是卫气于黑夜行尽身体里部，行尽身体里部则出外，出外则为阳气，故阴气尽则寤。寤是睡醒。此条"欲吐不吐，心烦，但欲寐"是少阴内寒的表现，其心烦是因为寒伤心阴。而黄连阿胶汤证"心中烦、不得卧"是少阳内热的表现，其心烦是因为热伤心阴。300条"少阴病，脉微细沉、但欲卧、汗出不烦、自欲吐，至五六日自利，复烦躁不得卧寐者"，是虚衰之阳气与寒甚之阴邪相争，必死。

从"五六日自利而渴者属少阴也"，可知少阴心肾虚寒可以发展为心肾脾胃皆寒。太阴病证自下利而无心烦、口渴，是太阴病证为脾胃虚寒。少阴病证自下利而有心烦、口渴，是少阴病证为心肾脾胃虚寒。此条"少阴病……五六日自利而渴者属少阴"，也可看出冠名少阴病，不是少阴证。

脉沉小、但欲寐、小便色白，是少阴病证的主症。

● 283. 病人脉阴阳俱紧，反汗出者，亡阳也。此属少阴，法当咽痛而复吐利。

"病人脉阴阳俱紧"，若是阴阳俱强之实证，则不当有汗，而反汗出者，为亡阳也。亡阳之"阳"是指表阳。亡阳是表阳亡失，表阳亡失为表虚，表虚不能固汗，故反汗出，这是阴邪盛于内、格拒阳气外越的表现。"此属少阴"，是界定了此脉证的病性为少阴虚寒。少阴内寒格拒阳气浮郁于上，故"法当咽痛"；内寒停饮，水渍胃肠故"而复吐利"。此条说明，脉阴阳俱紧者，也有少阴邪盛的特殊情况。少阴病证脉沉小者，为常规表现；脉阴阳俱紧者，为反常表现。此病人脉阴阳俱紧，是水气在里的少阴证，与水气在表的太阳证脉阴阳俱紧者截然不同，两者的鉴别点就是有没有汗出。太阳病证脉阴阳俱紧者，若汗出则表郁解，集中在表部脉络中抗邪的血液自然回入里部，脉当变缓；少阴病证脉阴阳俱紧而反汗出者，是阴邪盛于内，格拒阳气于外，阳气不能入内而反外越，故脉阴阳俱紧而反汗出。

"法当咽痛而复吐利"这一论述，是对少阴病证脉阴阳俱紧而反汗出的规律性认识。此证可与甘草干姜汤加附子。甘草主少阴咽痛，甘草、附子主少阴汗出，甘草、干姜主少阴吐利。

● 284. 少阴病，咳而下利、谵语者，被火气劫故也。小便必难，以强责少阴汗也。

少阴病，咳而下利，为虚寒水气入里，寒水上凌胸肺则作咳，下渍大肠则作利。少阴虚寒，不应有谵语，谵语者，被火气劫故也。少阴虚寒本已阳虚，误用火疗法，以火迫劫汗，则阳气内竭，火气扰心则谵语；阳气内竭则膀胱气化无权，小便必难，以强责少阴汗也。

少阴病，咳而下利是少阴本证，而谵语、小便难是火劫发汗的缘故，故曰"以强责少阴汗也"。

● 285.少阴病，脉细沉数，病为在里，不可发汗。

少阴病，脉细沉数，细为血虚，沉为在里，数为发热，里虚发热者不可发汗，若发汗则徒损表部之气，必导致表里俱虚，阴阳气并竭。

● 286.少阴病，脉微，不可发汗，亡阳故也。阳已虚，尺脉弱涩者，复不可下之。

"少阴病"，是在少阴时辰上发病，"脉微"是"亡阳"，也就是"阳已虚"故"不可发汗"。脉微为阳虚者，是寒伤血气；脉微为阴虚者，是热伤血气。此条脉微谓之阳已虚，必为寒伤血气。"阳已虚，尺脉弱涩者，复不可下之"，这个"尺脉弱涩"，是尺脉又微又涩，但是不能说尺脉微涩，因为"脉微涩"是脉稍微涩，此条脉微，是寸关尺皆微，因而不能说尺脉微涩，故曰"尺脉弱涩"。尺脉弱涩者是阴虚，故曰"复不可下之"。此条脉微是阳虚，尺脉弱涩是阴虚，阳虚为表虚，阴虚为里虚，表里两虚者，不可发汗，亦不可攻下。

● 287.少阴病，脉紧，至七八日自下利，脉暴微，手足反温，脉紧反去者，为欲解也，虽烦、下利，必自愈。

少阴病，脉紧，是寒邪在里，法当无汗。脉紧、无汗，主寒湿在里，至七八日自下利，是寒湿从里泄去。脉暴微，是相对于脉紧而言，脉突然不紧了，手足反温，脉紧反去，这是寒湿之邪从里而去，邪气去故脉暴微，此脉暴微反应了邪气微。手足反温，是针对寒湿下利者其手足当厥而言。今手足反温而不厥冷，是阳气来复，阴邪退去的表现，故为欲解也。下利伤阴，阴虚则烦，虽烦、下利，但手足温者，是阳气来复，阴邪退去，故必自愈。

寒湿下利者，若出现手足厥冷而烦躁，是病甚；若出现手足温、烦而不躁者，是阳气来复，下利必自止。如278条："伤寒脉浮而缓，手足自温者，系在太阴。至七八日，虽暴烦下利，日十余行，必自止。以脾家实，腐秽当去故也。"278条脉浮而缓，是湿热，故暴烦下利为脾家实，腐秽当去；此条脉紧，是寒湿，寒湿下利而出现心烦者是阳气来复，寒湿退去，故"脉暴微，手足反温，脉紧反去者，为欲解也"。

● 288. 少阴病，下利，若利自止，恶寒而蜷卧，手足温者，可治。

少阴病，下利，恶寒而蜷卧，这是寒极的表现。寒极于此有两种转归：一种是好转可治，一种是恶化不治。好转可治的表现，如此条"若利自止，手足温"；恶化不治的表现，如295条"若利不止，手足逆冷"。

此条下利，恶寒而蜷卧，若下利自止，手足温者，是胃气尚在，阳气来复，故曰可治；295条恶寒身蜷而下利不止，手足逆冷者，则为胃气殆尽，故曰不治。

此条恶寒而蜷卧，若下利自止，手足温者，可与四逆加人参汤。由此条可知，胃气是人之根本，有胃气则生，无胃气则死。此条胃气尚在，故能下利自止，手足由冷变温。

● 289. 少阴病，恶寒而踡，时自烦，欲去衣被者，可治。

少阴病，恶寒而蜷，这是阴寒过盛的表现。若病人时自烦，欲去身上衣被，这是不恶寒了；时自烦，是时有内热，故欲去衣被，这种表现是阳气增强，阴寒减弱，故曰可治。

《伤寒论》有关"恶寒而蜷"的条文有 4 条，都在少阴篇，其中两条可治，一条不治，一条死，可知少阴病恶寒而蜷是阴邪过盛、阳气过虚之濒危证。

● 290. 少阴中风，脉阳微阴浮者，为欲愈。

少阴中风，脉阳微阴浮者，是指寸脉微、尺脉浮而不微。寸脉微为阳气微，尺脉浮为阴气强。凡中风者法当阳气强而阴气弱，此阳微阴浮者，是阳气弱而阴气强。阳脉为标，阴脉为本，脉阳微阴浮者为标弱本强，标弱为邪气去，本强为正气胜，故为欲愈。

● 291. 少阴病欲解时，从子至寅上。

义同第 9 条。

● 292. 少阴病，吐、利，手足不逆冷，反发热者，不死。脉不至者（至一作足），灸少阴七壮。

少阴病，寒湿上逆则吐，寒湿下注则利，若下利不止而手足逆冷者，是寒盛无阳。今手足不逆冷，而反发热者，是阳气回，胃气尚在，下利必自止，故不死，如 334 条曰："伤寒，先厥后发热，下利必自止。"脉不至者，是吐利伤血过甚所致，可灸少阴（太溪、涌泉穴）七壮，以温里通脉。手足反发热，而脉不至者，不宜与四逆汤，因为脉不至者为阴亏血竭，与四逆汤温里，恐更伤其血，故以灸少阴一法温通血脉。若不灸，勉用汤法，可与四逆汤酌加人参。

● 293. 少阴病，八九日，一身手足尽热者，以热在膀胱，必便血也。

"少阴病，八九日，一身手足尽热者"，是阳回太过，热在下焦，故必便血。"以热在膀胱"之"膀胱"当指下焦，如124条"其人发狂者，以热在下焦，少腹当硬满，小便自利者，下血乃愈"，106条"太阳病不解，热结膀胱，其人如狂，血自下，下者愈"，341条"伤寒发热四日，厥反三日，复热四日。厥少热多者，其病当愈；四日至七日热不除者，必便脓血"。

341条"四日至七日热不除者"，是厥阴病证之厥热胜复过程中，阳胜太过，故必便脓血；此条"八九日一身手足尽热者"，是少阴病证之阳回太过，故必便血也。厥阴病证之状态为人体正气与伤寒邪气相对势均力敌，阳气胜则阴寒退，故阳胜太过者必便脓血，便脓血是血被热蒸，腐败化脓；少阴病证之状态为人体正气虚、伤寒邪气盛，阳气回则阴寒解，故阳回太过者，必便血也。便血是热伤脉络，血从脉络中溢出肠外。由此可见，厥阴病证比少阴病证胃气强，故厥阴病证之阳胜太过者为阳热极甚，热蒸血腐，必变脓血；少阴病证比厥阴病证胃气弱，故少阴病证之阳回太过者为阳热较甚，虽热伤脉络而便血，但不至于热蒸血腐而便脓血。

● 294. 少阴病，但厥，无汗，而强发之，必动其血。未知从何道出，或从口鼻，或从目出者，是名下厥上竭，为难治。

"少阴病，但厥，无汗"，是病者表里气俱虚。表气虚，故无汗；里气虚，不能外达四末，故厥。但厥无汗者法当吐利，吐利伤阴则阴血虚，因而下厥。血虚下厥而强发之，因阳气本虚，而强发其汗，阳虚不能摄阴故必动其血，或从口鼻，或从目出，是为上竭。阴阳俱虚而下厥上竭者，必为难治之证。

● 295. 少阴病，恶寒、身蜷而利、手足逆冷者，不治。

少阴病，恶寒，手足逆冷，为外寒至极，身蜷而利为内寒至极，内外寒极而手足不复温者，为胃气衰竭，回天无力，故曰不治。

● 296. 少阴病，吐、利、躁烦、四逆者，死。

少阴病，寒湿上逆则吐，下注则利，此为虚寒吐利。虚寒吐利而躁烦者，为阴阳气俱虚。外为阳，阳气虚不能外养肢体则肢体躁动；内为阴，阴气虚不能内养心神则心神烦乱。阴阳气俱虚，躁烦不宁、吐利不止并见四逆厥者，为胃气衰竭，阳气不回，故曰死。

此条和 309 条对比，309 条为"少阴病，吐利，手足逆冷，烦躁欲死者，吴茱萸汤主之"。同为"少阴病，吐利，四逆"，为什么躁烦者死、烦躁欲死者不死呢？其实吴茱萸汤证之"烦躁欲死"的"欲"和"欲吐""欲得衣"的"欲"是一个意思，是病人"想要"的意思。"烦躁欲死"的"欲"和"欲愈""欲作固瘕"的"欲"不是一个意思。"欲愈""欲作固瘕"的"欲"，是病机转向、病机变化的意思。烦躁欲死，是心烦的厉害，这个烦是自烦，如 289 条的"自烦"。自烦是有胃气，胃气能与阴邪相争故自烦。"烦躁欲死"的"躁"不是阳虚肢体躁动，而是阴虚心烦而卧起不安；阳虚肢体躁动是不由心神控制的肢体动作，阴虚卧起不安是由心神控制的肢体动作。由此两条对比分析可知，阴虚者，可由热伤阴气而虚，也可由寒伤阴气而虚。凡正虚邪实者，有胃气则生，无胃气则死。

● **297. 少阴病，下利止而头眩，时时自冒者，死。**

少阴病，下利止，为阴气下竭，如385条曰："利止，亡血也。"阴气下竭亡血者，则肠道无动力，肠管不蠕动，故下利止。头眩，是头晕眼花，视物不清，眩是眩晕。下利止而头眩为血虚不能上行于脑，脑部供血不足，故头眩。时时自冒者，是时时头冒金星，眼前发黑，目无所见之状。冒为眩之甚，时时自冒为阴气下竭，虚阳上脱不得下，故时时自冒。此为阴竭阳脱，虚阳无根，故为死证。

● **298. 少阴病，四逆、恶寒而身蜷、脉不至、不烦而躁者，死（一作吐利而躁逆者死）。**

少阴病，四逆，恶寒而身蜷，为阴寒至甚，阳气至虚；脉不至，为阳气欲绝；不烦而躁者，为纯寒之象，其肢体躁动是残阳与盛阴相争，必死。

此条少阴死证之脉证变化次序，反应了阳气由虚变衰变绝的次序。首先为少阴时发病，发展到手足逆冷，这是阳气虚；再发展到恶寒而身蜷，这是阳气虚衰；再发展到脉不至，这是阳气欲绝；再发展到不烦而躁，这是垂死之争，阳绝之兆。从少阴病发病，发展到脉不至，还不是死证，如果由脉不至变为脉还，手足温，则生；如果脉不还，不烦而躁，则死。从此条的脉证变化，可以理解323条"少阴病，脉沉者，急温之，宜四逆汤"。为什么少阴病脉沉者，脉不细、况且无下利就要急温之呢？就是为了防止病情恶化，防止发展为下利、厥逆、无脉的死证。当然，少阴病脉沉者，一定是手足厥冷，才能急温之。如果少阴病脉沉，而手足反发热，则不宜与四逆汤温之。

● **299. 少阴病六七日，息高者，死。**

少阴病六七日，为少阴虚寒六七日。息高，是呼吸的声音高亢，张口耸肩，呼吸困难之状。息高者，为肾不纳气，肾气下竭，肺气上脱，实为阴阳气俱衰竭，故死。

● **300. 少阴病，脉微细沉，但欲卧，汗出不烦，自欲吐，至五六日自利，复烦躁不得卧寐者，死。**

少阴病，脉微细沉，但欲卧，是阴阳俱虚的少阴本证。汗出不烦，为阴证特点。自欲吐，为水停心下，胃气不降而水气上逆。此状态持续至五六日，出现自下利，是胃气虚寒，心下停水不得阳化，以至心下之水下注大肠故自下利。自下利而复烦躁不得卧寐者，是阴衰阳竭的状态，必死。由此可知 323 条"少阴病，脉沉者，急温之"的重要意义。

● **301. 少阴病始得之，反发热，脉沉者，麻黄细辛附子汤主之。**

"少阴病始得之，反发热"，是说手足反发热，因为《伤寒论》是专论伤寒发热病证，六病证皆会发热，不是只有三阳证才会发热，三阴证也一样会发热。发热，是气血郁滞引起的，无论热证、寒证、实证、虚证，都能导致气血郁滞，都能引起发热。三阳证和三阴证的病理机制在根本上都是气血郁滞，所以三阳证和三阴证都会发热。

基于发热的根本机理，不能说少阴病证反发热，只能说少阴病证手足反发热，如292条："少阴病，吐、利，手足不逆冷，反发热者，不死。"292条谓之手足反发热，是说少阴病证手足当逆冷，少阴病证手足不逆冷就是违反少阴病证手足当逆冷的常规表现了。少阴病证手足反发热，身体也一定发热，手足发热是阳热透达四末。麻黄细辛附子汤证的表现是少阴病始得之，手足反发热，脉沉。手足发热，反应了邪气在表；脉沉，反应了里有寒。脉沉，不是脉沉小。脉沉小是少阴虚寒证。此证只是脉沉，而不是脉沉小，是只寒不虚。脉沉者，当责有水，里有水湿，遏制阳气，故脉沉，此脉沉属少阴。但是少阴病证法当手足冷，手足反发热，就是太阳与少阴合证。此条没有少阴虚寒之吐利、厥逆，所以与麻黄细辛附子汤主之。麻黄发太阳，附子温少阴，细辛、附子除少阴之水湿。麻黄细辛附子汤方没有甘草，应该是阴气不虚，阴气虚者法当脉小。

应该注意，301、302、303接连三条，都是以少阴病冠之。301条是"少阴病始得之"，302条是"少阴病得之二三日"，303条是"少阴病得之二三日以上"，而303条明显是少阳证，因为少阴病证为"心烦但欲寐"，不是心烦不得卧。所以，这三条都冠之以少阴病，应当与得病的时辰相关联。此所谓少阴病，显然不能等同于少阴证。也就是说，少阴病始得之，是在少阴时辰上得病，而不是说，冠之以少阴病，其脉证表现就是少阴病证的表现。这三条，都应是在少阴时辰上得病，其各自所表现出来的脉证特点，不能等同于少阴证，301条少阴病始得之，阴气还没有受损，故不是脉小；302条少阴病得之二三日，阴气当受损，法当脉小；303条少阴病得之二三日以上，表现为少阳内热。

麻黄细辛附子汤方：麻黄6g，细辛6g，附子5g（炮，去皮）。

用法：上3味，每3剂药以水2000mL，先煮麻黄，减400mL，去上沫；纳诸药，煮取600mL，去滓，温服200mL，日3服。

● 302. 少阴病,得之二三日,麻黄附子甘草汤微发汗。以二三日无证,故微发汗也。

少阴病,得之二三日,必为有表郁发热,才用麻黄附子甘草汤微发汗。以二三日无证,应为无腹满、下利之里证。常法为伤寒二三日不传里,故曰以二三日无(里)证。若有里证腹满、下利,则不可攻表。少阴病始得之,反发热之麻黄细辛附子汤证脉沉不小,故不用甘草益阴。此证用甘草,乃为得病二三日,法当脉沉小。仲景明言微发汗,必为手足热,手足热为邪气在表,脉沉为里寒,脉小为阴气不足,故与麻黄附子甘草汤温里扶正解表。

麻黄附子甘草汤方:麻黄 6g,炙甘草 6g,附子 5g(炮,去皮)

用法:上 3 味,每 3 剂药以水 1400mL,先煮麻黄一两沸,去上沫;纳诸药,煮取 600mL,去滓,温服 200mL,日 3 服。

● 303. 少阴病,得之二三日以上,心中烦,不得卧,黄连阿胶汤主之。

少阴病,得之二三日以上,若内有虚寒者,精气不足,当表现为但欲寐;若内有实热者,热伤心阴则心中发烦,烦甚故不得卧寐。黄连阿胶汤证,为少阳内热伤损心阴,故心中烦不得卧。黄连阿胶汤方,以黄芩、黄连清少阳心胸之热,以鸡子黄、阿胶补益心阴,芍药益营血以利小便,使内热从尿排出。少阳之热的出路,无非也是从自汗、从自吐、从大小便自利而出,邪气得出,病才能得解。

黄连阿胶汤方:黄连 12g,黄芩 6g,芍药 6g,鸡子黄 0.7 枚,阿胶 9g。

用法:上 5 味,每 3 剂药以水 1200mL,先煮 3 物,取 400mL,去滓;纳胶烊尽,小冷;纳鸡子黄,搅令相得。温服 140mL,日

3 服。

● 304. 少阴病，得之一二日，口中和，其背恶寒者，当灸之，附子汤主之。

少阴病，得之一二日，口中和，为阴证表现。口中和，为口中不燥、不渴。其背恶寒者，为心阳虚。应注意背恶寒与背寒冷如掌大（《金匮要略》），两者为一虚一实，背恶寒为心阳虚，背寒冷如掌大为心阳郁。口中和，为心下有水，与茯苓、白术利水；背恶寒，为心阳虚，与附子温心阳。

背恶寒，亦为外虚，外虚是营气虚。邪气能入少阴，必为营气虚，若营气不虚则邪气不能入少阴，故与芍药益营气。营气虚者，心血必不足，以人参补心血。

附子汤证"口中和，背恶寒"为水气在心下，不是在腹中，法当无下利。

附子汤方：附子 10g（炮），茯苓 9g，人参 6g，白术 12g，芍药 9g。

用法：上 5 味，每 3 剂药以水 1600mL。煮取 600mL，去滓，温服 200mL，日 3 服。

● 305. 少阴病，身体痛，手足寒，骨节痛，脉沉者，附子汤主之。

少阴病，身体痛，为肌表有水气；骨节痛，为水气流注骨节；手足寒、脉沉，为阳虚不达手足；脉沉者，当责有水。身体痛、骨节痛为邪气在表，营气不利，但因其人手足寒、脉沉为阳气虚，不可攻表，故以附子汤主之。附子温阳祛寒，白术、茯苓利水，芍药、附子利营解痛，人参补心血，诸药相合，温补少阴，利水解痛。

此条和301条都是少阴病，脉沉，而301条是麻黄细辛附子主之，其根据就是"手足反发热，脉沉"；此条是附子汤主之，其根据就是"手足寒，脉沉"。

● 306. 少阴病，下利便脓血者，桃花汤主之。

少阴病，下利便脓血者，以桃花汤主之，必为脾胃虚寒。脾胃虚寒则下利，寒滞大肠血脉则化脓血。桃花汤方以干姜温寒行滞，赤石脂温涩大肠，粳米养护脾胃。

桃花汤方：赤石脂24g，干姜3g，粳米20g。

用法：上3味，每3剂药以水1400mL，煮米令熟，去滓。温服140mL，纳赤石脂末8g，日3服。若一服愈，余勿服。

● 307. 少阴病，二三日至四五日，腹痛，小便不利，下利不止，便脓血者，桃花汤主之。

"少阴病，二三日至四五日，腹痛，小便不利，下利不止"，此腹痛为水渍肠道之虚寒腹痛；里虚寒凝，水谷不别，水走谷道故小便不利而下利不止。下利不止而便脓血者，是阴气下脱。便脓血为寒伤血脉，血滞化脓，表现为下利不止，大便稀溏夹有脓血，色泽暗黑、味腥。与桃花汤温里涩肠，固脱止利。此证"腹痛，小便不利，下利不止，便脓血"，必为口不渴、心不烦，方为虚寒桃花汤证。

● 308. 少阴病，下利便脓血者，可刺。

"下利便脓血者，可刺"，应是热伤血脉。《伤寒论》凡病证当刺者，都是泻实，如"当刺期门，随其实而泻之"；而当针者是为补虚，如"若欲作再经者，针足阳明，使经不传则愈"。306条和308条都是少阴病下利便脓血，一为桃花汤主之，一为可刺，可见此少阴病之谓，不是少阴证，而是在少阴时辰上发病。实热便脓血和虚寒便脓血的区别，可从口渴与不渴、心烦与不烦、能食与不能食、便血的颜色鲜亮与晦暗、大便腥臭与腥而不臭等表现上加以鉴别。实热便脓血者可刺泄实热，虚寒便脓血者不可刺泄。

● 309. 少阴病，吐利，手足逆冷，烦躁欲死者，吴茱萸汤主之。

少阴病，吐利伤阴，血虚不能通达手足，故手足逆冷。烦躁欲死是人体之阳气与阴寒邪气相争的反应，如287条："少阴病，脉紧，至七八日自下利，脉暴微，手足反温，脉紧反去者，为欲解也，虽烦、下利，必自愈。"287条少阴病自下利，脉微者，手足当逆冷，为什么手足反温呢？因为心烦、下利，是人体之阳气与阴寒邪气相争，邪不胜正，寒从下利出，自然手足反温。此条"烦躁欲死"比287条"烦"之阳气为虚，故此条有"躁"，287条无"躁"。287条有烦无躁、手足反温，则预示自愈；此条烦躁欲死，手足逆冷，则还没有自愈之机。烦躁欲死是病人烦躁得厉害，是以烦为主，以烦为主才会有欲死的想法。烦躁得厉害，以烦为主，是阳气奋力与阴邪相争，就有手足转温的条件。假如是以躁为主，则如296条"少阴病，吐、利、躁烦、四逆者，死"。此条和296条相同的是"少阴病吐利，手足逆冷（四逆）；不同的是，此条为厥逆、烦躁，以烦为主，以烦为主故有厥逆复温的条件；296条为厥逆、躁烦，以躁为主，以躁为主反应了阳气无力与阴邪相争，已经没有厥逆复温的条件，必死。

需要清楚此条"烦躁欲死"的"躁",是肝脾虚寒导致的情绪失控而引发的肢体躁动,表现为心烦想死,不是296条心肾阳虚导致的肢体不由自主的躁动。阳虚肢体躁动是不可控制的肢体动作,烦躁欲死是情绪失控引发的肢体动作。烦躁欲死是肝气虚寒,心气虚寒则精神萎靡,肾气虚寒则恶寒蜷卧。

吐利是脾胃虚寒,烦躁欲死是肝寒,故与吴茱萸温暖肝脾,人参补虚,生姜、大枣健胃。

吴茱萸汤方:吴茱萸 6g(洗),人参 9g,生姜 18g(切),大枣 4 枚(擘)。

用法:上 4 味,每 3 剂药以水 1400mL,煮取 400mL,去滓,温服 140mL。日 3 服。

● 310. 少阴病,下利、咽痛、胸满、心烦,猪肤汤主之。

少阴病,下利伤阴,虚热上扰,以致咽痛、胸满、心烦,此属少阳。咽痛、胸满、心烦,三者并见,为少阳特征。此证下利是虚热下利,心阴虚则心烦;肾阴虚则下利。故与猪肤滋润心肾,蜂蜜益气润燥,炒白粉养胃和阴,三味药皆为平性,用以养胃气、滋肺肾、解虚热,而止下利。下利止,则咽痛、胸满、心烦等自除。

猪肤汤方:猪肤 144g。

用法:上 1 味,以水 2000mL,煮取 1000mL,去滓,加白蜜 200mL,白米粉(熬香)30g,和令相得,温分六服。

● 311. 少阴病二三日,咽痛者,可与甘草汤;不瘥,与桔梗汤。

此少阴病二三日咽痛者，为津液不足之虚热咽痛。甘草益津液、解虚热而去咽痛。如《神农本草经》曰甘草"味甘，平。主治五脏六腑寒热邪气"。寒热邪气首伤津液，可见甘草汤治咽痛，其作用是益津液、去虚热。与甘草汤不瘥者，为肺气不利，虚热致痹，加桔梗宣肺开痹。

甘草汤方：甘草 10g。

用法：上 1 味，每 2 剂药以水 600mL，煮取 300mL，去滓，温服 140mL，日 2 服。若不瘥，与桔梗汤。

桔梗汤方：桔梗 5g，甘草 10g。

用法：上 2 味，每 2 剂药以水 600mL，煮取 200mL，去滓，分 2 次温服。

● 312. 少阴病，咽中伤、生疮、不能语言、声不出者。苦酒汤主之。

少阴病，咽中伤，为虚火伤咽；生疮，为咽中破溃；虚火攻冲，咽喉腐溃，声带受伤，故不能语言、声音不出。以鸡子清滋阴败火，半夏、苦酒散瘀止痛，去腐生新。

苦酒汤方：半夏 14 枚（洗，破如枣核），鸡子 1 枚（去黄，内上苦酒，着鸡子壳中）

用法：上 2 味，纳半夏（约为 6g），着苦酒中，以鸡子壳置刀环中，安火上，令 3 沸，去滓。少少含咽之；不瘥，更作 3 剂。

● 313. 少阴病，咽中痛，半夏散及汤主之。

少阴病，咽中痛，为虚寒致痹，咽喉部应为暗红。以半夏、桂枝祛寒开痹，炙甘草生津利咽。

半夏散及汤方： 半夏（洗），桂枝（去皮），甘草（炙）。

用法： 上 3 味，等份，各别捣筛已，合治之。白饮和服 6g，日 3 服。若不能散服者，以水 200mL，煎 7 沸，纳散 12g，更煮 3 沸，下火令小冷，少少咽之。半夏有毒，不当散服。

● 314. 少阴病，下利，白通汤主之。

"少阴病，下利，白通汤主之"，法当脉沉、手足热。脉沉、下利为少阴里寒，手足热为太阳表热。白通汤法为攻表与温里并施，葱白攻表，干姜附子温里。如麻黄细辛附子汤，就是攻表与温里并施。白通汤方用葱白攻表而不用桂枝、麻黄，应为少阴下利者胃气虚，葱白归肺胃经，兼能温通胃气，而桂枝、麻黄不归胃经，故用葱白而不用桂枝、麻黄。

根据 285 条"少阴病，脉细沉数，病为在里，不可发汗"，可知白通汤证脉不细。所以，白通汤证应和麻黄细辛附子汤证一样，虽脉沉，但不细，并且手足反发热，为少阴与太阳合证。若下利、手足厥冷，法当与四逆汤急温之，必不可与葱白，或与桂枝、麻黄等一切解表药攻表。

白通汤方： 葱白 2 茎，干姜 4.7g，附子 7g（生，去皮，破八片）。

用法： 上 3 味，每 2 剂药以水 600mL，煮取 200mL，去滓，分温再服。

● 315. 少阴病，下利、脉微者，与白通汤；利不止，厥逆无脉、干呕、烦者，白通加猪胆汁汤主之。服汤，脉暴出者死；微续者生。

　　"少阴病，下利，脉微者，与白通汤"，是误治，如286条曰：
"少阴病，脉微，不可发汗，亡阳故也。"下利、脉微是阳已虚，阳
已虚却与葱白通表，非但下利不止，进而出现厥逆、无脉、干呕、
心烦等津液倍加受损的表现，这和29条"反与桂枝，得之便厥"是
一样的道理，只是此条比29条严重得多。"利不止，厥逆无脉，干
呕，烦者"，此为濒危证，当与通脉四逆加猪胆汁汤。白通加猪胆汁
汤主之，应为传抄之误。此已下利不止、厥逆无脉，岂可再与葱白
伤阳？下利不止、厥逆无脉、干呕、心烦，为阴脱阳绝，命悬一线。
干呕、心烦，是下利不止导致的。下利不止为阴气下脱，导致阳气
外绝则厥逆无脉，此等濒危之证，怎敢与葱白伤正呢？必当与通脉
四逆加猪胆汁汤。以猪胆汁血肉有情之品滋阴潜阳。以附子、干姜
辛热之品逐寒复阳。服汤，脉暴出者，是阳绝于阴之无根之脉，必
死；脉微续出现者，是阳气渐复的有根之脉，故生。

● 316. 少阴病，二三日不已，至四五日，腹痛、小便不利、
四肢沉重疼痛、自下利者，此为有水气。其人或咳，或小便
利，或下利，或呕者，真武汤主之。

　　"少阴病，二三日不已"，是少阴时发病，二三日表证不已，不
已就是不罢。少阴病以二三日无里证，至四五日，出现里证腹痛、
小便不利、自下利，表证四肢沉重疼痛亦不罢，此为有水气。腹痛，
为营血不足，脉络失养，腹内筋脉挛急疼痛，故以芍药益阴通络止
痛；小便不利，为水滞三焦，以茯苓、白术通利三焦之水；自下利，
为寒伤里阳，水饮不化，水渍大肠，故下利，以姜、附温阳化饮；
四肢沉重疼痛，为水气停滞四肢，以附子、白术走皮间以温利水气，
且附子伍芍药充实表气，使水气不能在四肢停留，必然被茯苓白术
渗利出去。其人或咳，为寒饮犯肺，加五味子、细辛、干姜，敛肺

化饮祛寒止咳；或小便利，为下焦阳虚不固津液，故去茯苓渗利伤津；或下利，为胃气虚寒，故去芍药泄胃，加干姜温胃；或呕者，为水气上逆，故去附子升阳上气，加生姜散寒化饮、降逆止呕。

真武汤方：茯苓 9g，芍药 9g，生姜 9g，白术 6g，附子 5g。

用法：上 5 味，每 3 剂药以水 1600mL，煮取 600mL，去滓。温服 140mL，日 3 服。若咳者，加五味子 6g、细辛 3g、干姜 3g；若小便利者，去茯苓；若下利者，去芍药，加干姜 6g；若呕者，去附子，加生姜，足前为 24g。

● 317. 少阴病，下利清谷，里寒外热，手足厥逆，脉微欲绝，身反不恶寒，其人面色赤，或腹痛，或干呕，或咽痛，或利止脉不出者，通脉四逆汤主之。

少阴病，下利清谷、里寒外热、手足厥逆、脉微欲绝者，法当发热恶寒，则为四逆汤主之，如 353 条："大汗出，热不去，内拘急，四肢疼，又下利厥逆而恶寒者，四逆汤主之。"此条身反不恶寒，则为里寒过甚，格阳于外，出现里真寒、外假热的状态。格阳于外，就是格拒外部的血液回入里部，出现外气怫郁面色赤，故身反不恶寒。由此可见，通脉四逆汤证比四逆汤证里寒更甚，故通脉四逆汤方附子、干姜用量加倍。

此条与 315 条对比，此条为"下利清谷，脉微欲绝"；315 条为"下利，脉微"。此条"下利清谷"比 315 条"下利"更寒；"脉微欲绝"比 315 条"脉微"更虚。此条更寒、更虚之证与通脉四逆汤则愈，315 条次寒、次虚之证与白通汤却变成濒死证了，可见误用白通汤后果严重。通脉四逆汤无葱，用于虚寒脉微欲绝、下利清谷者则愈。如果加葱，恐如 315 条白通汤用于虚寒下利、脉微者一样，变成厥逆、无脉之濒死证。

此条与 366 条对比，此条"面色赤"是阴盛格阳的表现；366 条"面少赤"是阳气欲胜出的表现。面色温和（面少赤）才是其面戴阳。虽然两者同为下利清谷，但是病机截然不同。下利清谷、面少赤、手足微厥、脉沉迟者，是阳气欲胜出；下利清谷、面色赤、手足厥逆、脉微欲绝者，是阴盛格阳。后世把阴盛格阳之面色赤亦称为其面戴阳，违背了经义。因为阳气为温和之气，应为面少赤，而面色赤者，不论在什么情况下，都不是温和之色。

通脉四逆汤方：炙甘草 9g，附子 10g（生用，去皮），干姜 14g（强人可 18g）。

用法：上 3 味，每 2 剂药以水 600mL，煮取 240mL，去滓，分温再服，其脉即出者愈。面色赤者，加葱 4 茎；腹中痛者，去葱，加芍药 9g；呕者，加生姜 9g；咽痛者，去芍药，加桔梗 4.5g；利止脉不出者，去桔梗，加人参 9g。病皆与方相应者，乃服之。

● 318. 少阴病，四逆，其人或咳、或悸、或小便不利、或腹中痛、或泄利下重者，四逆散主之。

少阴病，是在少阴时辰上始得病。少阴病四逆，是邪气入内，水停心下，四逆散主之。其人或咳，是水气犯肺，故加干姜温肺化饮，加五味子敛肺止咳；或悸，是水气犯心，故加桂枝通心平悸；或小便不利，是心下之水阻碍津液下行，故加茯苓渗利水饮；或腹中痛，是寒气入腹，故加附子祛寒去痛；或泄利下重，是湿困大肠，气滞不畅，故加薤白温通水湿、行气导滞。

四逆是营血虚，表邪才能入里。表邪入里必为中气（津液）不足，故以炙甘草补中气（津液），甘草佐枳实以行里气而免枳实伤胃，佐柴胡以和中气而免柴胡伤肝，佐芍药以补营气而免芍药泄里。柴胡与甘草等份，就不是解外，而是和中。柴胡解外需重用，如小柴胡汤之柴胡用量是甘草的 2.6 倍。有外热才能解外，此证四逆是没有外热，故不能解外。

大柴胡汤证"呕不止、心下急、郁郁微烦者"，也是病在心下，其方用半夏止呕，用黄芩除烦；四逆散证没有呕和烦，不用半夏、黄芩。大柴胡汤方去半夏、黄芩基本上就是四逆散方，可见四逆散证属少阳。《金匮要略》大柴胡汤证是"按之心下满痛，此为实也"，故加大黄；《伤寒论》大柴胡汤证是"心下急"或"心中痞硬"，没有"按之心下满痛"，故不加大黄。

四逆散方： 炙甘草 23g（炙），枳实 23g（破，水渍，炙干），柴胡 23g，芍药 23g。

用法： 上 4 味，捣筛，白饮和服 6g，日 3 服。咳者，加五味子、干姜各 11.5g，并主下利；悸者，加桂枝 11.5g；小便不利者，加茯苓 11.5g；腹中痛者，加附子 10g（炮令坼）；泄利下重者，先以水 1000mL，煮薤白 150g，煮取 600mL，去滓，以散 18g，纳汤中，煮取 300mL，分温再服。

四逆散证之厥逆属于肝郁气滞，不是水湿困脾，故用柴胡、枳实疏肝行气，而不用茯苓、白术健脾利水。肝郁多热，脾困多寒；肝郁者通常没有小便不利，脾困者通常有小便不利。

从其或然证或咳、或悸、或小便不利，所加之药都是主方的二分之一用量，可见其主证是肝气实。肝气实则气上逆，故水气上犯，此条小便不利也应是气上逆造成的，那么此条小便不利就不是水蓄下焦，而是水停心下，如 28 条"心下满微痛、小便不利"就是水停心下。40 条"小便不利、少腹满"才是水蓄下焦。96 条"或心下悸、小便不利"也是水停心下，如《金匮要略》曰："凡食少饮多，水停心下，甚者则悸，微者短气。"

● 319. 少阴病，下利六七日，咳而呕、渴，心烦、不得眠者，猪苓汤主之。

少阴病，指在少阴时发病。下利六七日，咳而呕，为水气犯肺并入内犯胃；渴，为水热互结，阳气不能化水为津以上承口腔；心烦、不得眠者，为邪热扰心；水热互结，必小便不利，此为少阳结热，若为阳明结热，则当小便自利。此证为病系肺、心、胃、膀胱、三焦之位。方以阿胶利血以利清热，滑石清利湿热，猪苓、茯苓、泽泻通利三焦之水。

223 条是阳明时辰上发病，卫气下行腹中，与邪气相搏，表现为下焦结热，其热在肾，肾热属少阳，故以猪苓汤育阴利尿泄肾。319 条是少阴时辰上发病，卫气退入五脏，与邪气相搏，表现为三焦湿热，但因为下利是下焦邪甚，故仍以猪苓汤育阴利尿泄肾。

猪苓汤方：猪苓 3g（去皮），茯苓 3g，泽泻 3g，阿胶 3g，滑石 3g（碎）。

用法：上 5 味，每 3 剂药以水 800mL，先煮 4 味，取 400mL，去滓；纳阿胶烊尽。温服 140mL，日 3 服。

● 320. 少阴病，得之二三日，口燥咽干者，急下之，宜大承气汤。

少阴病得之二三日，口燥为热伤津液，咽干为津液亏虚。口燥、咽干为阳明里热伤津而无太阳证；有太阳证则阳气怫郁在上，法不当口燥咽干。故宜大承气汤急下里热，以存津液。

少阴病，得之二三日即口燥、咽干，津液亏虚，为伤寒表热迅速传里，乃热盛津亏之状，务必急下热邪以存津液。如果延误时机，则会发展为 212 条之状"脉弦者生，涩者死"。

口燥、咽干不一定是阳明里热，如29条甘草干姜汤证为少阴虚寒，也有咽干。但是少阴虚寒者必然手足冷，阳明实热者必然手足热。

● 321. 少阴病，自利清水、色纯青，心下必痛，口干燥者，可下之，宜大承气汤（一法用大柴胡）。

少阴病，自利清水，自利清水之"清"，是动词，排出的意思，同清谷之"清"、清血之"清"是一个意思。色纯青，是青绿色或青黑色水样便，此因燥屎结滞而水液旁流。燥屎结滞而胃气不通，则气结于心下，故心下必痛。口干燥者，是辨证要点，自利、口中和者为阴寒，自利、口干燥者为阳热。此条口干燥为阳热伤津，阳热伤津反而自利清水，必有燥屎，故可下之，宜大承气汤。少阴证也有自利、口干的情况，但少阴证是自利清谷，水泻中有完谷不化，因为少阴虚寒不能化谷；阳明证自利清水，不会清谷，因为阳明实热必能化谷。

此条口干燥，与上条口燥、咽干相比，此条没有咽干，即没有少阳津亏；上条口燥咽干为阳明、少阳热盛伤津，热势急迫。此条口干燥为阳明热盛伤津，未涉及少阳心肾。假如阳明、少阳皆亢热，邪热暴伤心肾，心肾亏竭就会出现"循衣摸床，惕而不安"的濒危之状。故上条口燥咽干者曰急下之，此条口干燥者曰可下之。

口干燥是热伤脾胃津液，脾胃关系紧密，如《黄帝内经》曰："脾胃者，仓廪之官。""脾气热，则胃干而渴。"可见脾胃不分家。脾气热则胃干而渴，故此条口干燥者为阳明脾胃热盛伤津。脾开窍于口，故口干燥者，为脾胃津伤。《伤寒论》也有脾胃关系密切的描述，如398条："病人脉已解，而日暮微烦。以病新瘥，人强与谷，脾胃气尚弱，不能消谷，故令微烦；损谷则愈。"398条曰"脾胃气尚弱"，是指脾胃津液尚不足，故令微烦。"以病新瘥，而日暮微烦"必为大便硬，如203条曰："病已瘥，尚微烦不了了者，此必大便硬故也。"可见热伤脾胃津液者必大便硬。

● 322. 少阴病，六七日，腹胀、不大便者，急下之，宜大承气汤。

"少阴病，六七日，腹胀、不大便者"，这是阳明实热，必大便燥结，故当急下之，宜大承气汤。六七日腹胀、不大便，不可等闲，若延误时机，致使津液损伤过多，必然导致阴阳俱虚竭，发展为手足躁扰、捻衣摸床的危证。

此条曰少阴病，是在少阴时辰上发病为伤寒发热，如284、285、286条，也是在少阴时辰上发病为伤寒发热。如果不是伤寒发热，那么284条就没有理由"强责少阴汗"，285、286条也没有理由强调"不可发汗"。此条如果不是发热六七日，那么腹胀、不大便者，就没有急下之的理由，如《金匮要略》曰："腹满不减，减不足言，当须下之，宜大承气汤。"

● 323. 少阴病，脉沉者，急温之，宜四逆汤。

少阴病，是在少阴时辰上发病为伤寒发热，脉沉者，法当手足厥，此为里寒血少，血液不能温达四末，宜四逆汤急温之。如果疏忽大意，不温里或反攻表，则会更伤阳气，里寒更甚，导致吐利、脉微的危重病证。

脉浮为阳气强，为阳气升浮于外而戍卫；脉沉为阳气弱，为阳气沉降于里而护本。此条脉沉者法当手足厥。如果此条不是手足厥，而是反发热，则如301、302条，法当助阳解表，因为手足发热是热在太阳，而反脉沉，是寒在少阴（寒在太阴者必吐利）。如果此条不是身体发热，手足厥冷，而只是脉沉，则没有急温之的凭据。

四逆汤方：炙甘草 9g，干姜 7g，附子 7g（生用，去皮）。

用法：上 3 味，每 2 剂药以水 600mL，煮取 240mL，去滓，分温再服（强人可大附子一枚约为 10g，干姜三两约为 14g）。

● 324. 少阴病，饮食入口则吐；心中温温欲吐，复不能吐。始得之，手足寒、脉弦迟者，此胸中实，不可下也，当吐之；若膈上有寒饮，干呕者，不可吐也，当温之，宜四逆汤。

"少阴病，饮食入口则吐"，这是心中有热。"心中温温欲吐"，温温之"温"同煴、愠，是闷热、烦热的意思，心中烦热故温温欲吐，如 355 条瓜蒂散证"心下满而烦，饥不能食"，烦是心中热，食则吐，故饥不能食。复不能吐，是病在胸膈，病在胃脘则能吐。"始得之，手足寒，脉弦迟者"，为弦迟有力、端直以长；"此胸中实"，为胸中有热饮，病位在上焦，故"不可下也，当吐之"。脉弦和脉紧都主气郁，如"结胸热实，脉沉而紧"。"若膈上有寒饮，干呕者"，为膈上寒饮扰动胃脘，故干呕。干呕为寒饮在膈上而不在胃中，如果寒饮在胃中，则当呕吐。寒饮在膈上则为虚寒，故"不可吐也，当温之"，宜用四逆汤温化膈上之寒饮。

此条为病在胸膈的两种病状，一为胸中有热饮，饮食入口则吐，温温欲吐，复不能吐者，法当吐之；一为膈上有寒饮，干呕者，法当温之。两种病状皆为手足寒。胸中热饮手足寒者，是胸中实热阻碍血液运行到手足；膈上寒饮手足寒者，是膈上虚寒血液不足而难以运行到手足。

● 325.少阴病，下利，脉微涩，呕而汗出，必数更衣，反少者，当温其上，灸之（《脉经》云，灸厥阴可五十壮）。

"少阴病，下利，脉微涩"，为虚寒下利。下利、脉微涩，为阴气虚，因为下利、脉滑者为阴气实。呕而汗出为阳虚不能固表，阳气虚而阴邪入里者必吐下不止。"必数更衣"即为下利不止。下利反少者，为阴气将涸，此为阴阳俱虚竭，当温其上，宜艾灸温通胃气，如《黄帝内经》曰："胃不实则诸脉虚。"

伤寒论卷第一

漢　張仲景述

晋　王叔和撰次

宋　林億校正

明　趙開美校刻

沈　琳仝校

辨脉法第一　平脉法第二

辨脉法第一

問曰。脉有陰陽。何謂也答曰凡脉大浮數動滑。此名陽也脉沈濇弱弦微此名陰也凡陰病見陽脉

● 326. 厥阴之为病，消渴，气上撞心，心中疼热，饥而不欲食，食则吐蛔，下之利不止。

厥阴之为病，就是厥阴病证。本条是厥阴病证的提纲证。厥阴病证是反应在人体表部的虚、寒病证，具有脾弱胃强、厥热胜复、寒热虚实多变的特点。

厥阴病证为表部的虚证、寒证，即表虚、表寒者属厥阴。厥阴病证简称厥阴证。厥阴证消渴，为脾胃不和不能化水为津上承口腔。水气在心则里气上冲撞心，抵抗水气入里。气上撞心，为表邪入心，故心中疼热。心中疼热是心阳强，心阴弱。饥而不欲食，食则吐蛔，是因为里气上冲之故。若误以此"食则吐"为里实而下之，则徒伤胃气，引水气入里，故下之利不止。

厥阴病寒热错杂，或虚实夹杂之证，其实是厥阴病之变证。常人在厥阴时感受风寒，发病为无热恶寒之表寒证，表寒之所以不能传里，是因为厥阴时辰，天之阳气始升，人与天应，人之阳（卫）气入肝，其气亦为始升，阳气始升则阴寒不能犯里，表现为表寒证。这是常人在厥阴时外感风寒而得病的一般表现。如 327 条："厥阴中风，脉微浮为欲愈；不浮为未愈。"假如阳气渐胜，阴邪渐衰，则六日自愈。假如阳气衰退，阴邪入里，则变为阳虚阴盛的少阴证下利清谷、厥利不止。其实厥阴病初得病时，常见的是阴弱阳强的状态。和太阳证相比，太阳证传里易化为里热，厥阴证传里易化为里寒。

上热下寒是厥阴病常见的变证。厥阴表寒胜，阳气退里，则表寒进里，表现为里寒厥利；阳气胜，则阴寒退表，表现为利止，手足热。

厥阴病若变为寒热错杂证，则也可由寒热错杂变为但热不寒的少阳热证。如白头翁汤证之热利，就是阳胜太过，由寒热错杂，变为少阳但热无寒之热利。

● 327. 厥阴中风，脉微浮为欲愈，不浮为未愈。

厥阴中风，脉微浮之"微"，是稍微的意思，不是脉微欲绝之"微"。若是脉微欲绝之微，则是内外俱虚之证，内外俱虚者，脉必无力浮起，所以此条"脉微浮"，应是稍微浮起的意思。此脉微浮是阳气胜复、阴邪欲去的脉象，故为欲愈；不浮则为阳气受制于阴邪，阳气不胜则阴邪不去，故为未愈。

此条"脉微浮为欲愈"和 23 条"脉微缓为欲愈"相比，此条脉微浮为阴病阳胜，23 条脉微缓为阳病邪衰，故皆为欲愈。

● 328. 厥阴病欲解时，从丑至卯上。

义同第 9 条。

● 329. 厥阴病，渴欲饮水者，少少与之愈。

厥阴病证，病家脾弱胃强，故渴欲饮水者，当少少与饮之，令胃气和则愈。若饮水多，必水停心下，出现 326 条的"消渴"。

厥阴病证出现消渴，是饮水多引起的。厥阴病证脾气弱，若饮水多则不能化水为津而水停心下，水停心下则气上冲心、心中疼热，变为胸中郁热、胃中虚寒之状。胸中郁热伤耗津液则渴，胃中虚寒不能将饮水消化吸收变为津液上承口腔，故出现消渴。所以，厥阴病证渴欲饮水者，当少少与饮之，不可多饮。

● 330. 诸四逆厥者，不可下之，虚家亦然。

诸四逆厥者，是指诸虚厥和寒厥，即气血不足之厥，如347条之血虚而厥以及一切寒厥者，皆不可下之。335条曰："厥应下之，而反发汗者，必口伤烂赤。"其"厥应下之"是说实热之厥应下之。

"虚家亦然"，虚家是指气血虚者，如233条之津液内竭者，286条之阴阳两虚者，亦不可下之。

● 331. 伤寒先厥后发热而利者，必自止，见厥复利。

伤寒先厥，是胃气不足，胃气不足则阳气不能通达手足故厥。伤寒先厥后发热，是手足先厥冷而后手足发热。手足先厥冷，是伤寒阴邪进，人体阳气退；阴邪进入里部则水渍大肠故下利。先厥后发热，是由手足先厥冷后又变为手足发热，这是阳气进、阴邪退，阳气进入表部则由手足厥冷变为手足发热。阳气进入表部，则阴邪必为退回表部，故下利必自止。见厥，为阳气退、阴邪进，故见厥复利。

怎么知道先厥后发热是手足先厥冷而后手足发热呢？从后句"见厥复利"可知。如果不是先手足厥冷而后手足发热，而是仍然手足厥冷，那么见厥复利就无从说起了。

● 332. 伤寒，始发热六日，厥反九日而利。凡厥利者，当不能食；今反能食者，恐为除中（一云消中），食以索饼。不发热者，知胃气尚在，必愈。恐暴热来出而复去也。后日脉之，其热续在者，期之旦日夜半愈。所以然者，本发热六日，厥反九日，复发热三日，并前六日，亦为九日，热与厥相应，故期之旦日夜半愈。后三日脉之，而脉数，其热不罢者，此为热气有余，必发痈脓也。

"伤寒，始发热六日，厥反九日而利"，是说伤寒发热九日中，初始发热六日，六日中手足发热和手足厥冷先后出现，七八九日手足厥冷反而不退，九日又出现下利。按常规表现，伤寒手足先发热而后手足厥冷者，次日当手足复发热。此条"始发热六日"，就是发热前六日每天都是手足先发热而后手足厥冷。七八九日反而手足不复发热，故曰"厥反九日"。七八九日手足但厥不热，九日又出现下利。"凡厥利者"，是胃中虚寒，胃中虚寒者当不能食，今反能食者，恐为除中。"除中"之"中"，是中气的意思，"除中"之意为胃中之气消除。"恐为除中"欲知之法，"食以索饼，不发热者，知胃气尚在，必愈"，此"不发热者"之"不"字，恐为误抄，因为不发热者，是厥多热少，厥多热少为阴邪没有消退，怎能必愈呢？当为"若"发热者，知胃气尚在，必愈。胃气尚在者，则能将入胃之素饼消化吸收而变为热能，手足厥冷必然变为手足发热，手足发热为阳气胜，阴邪退，故知胃气尚在。恐突然发热而复热去也。手足厥冷突然变为手足发热，就是"暴热来出"。"暴热来出"若不能持续发热，就不是"热与厥相应"，而是厥多热少。厥多热少而下利者，法当不能食，此厥利而反能食，则为除中，故曰"恐暴热来出而复去也"。暴热来出而复去者，是残阳暴出，必热去人亡。

"后日脉之，其热续在者"证明是手热续在，因为"脉之"是按脉在手腕上，感觉到手热续在。后日脉之，是指"食以索饼"的后日脉之，其热持续存在者，可预期旦日夜半愈。"食以索饼"是在十日，十日的后日是十二日，十二日的旦日是十三日。旦日是明日，是第二日。"后日脉之，其热续在者，期之旦日夜半愈"，就是期之十二日的旦日夜半愈，也就是期之十三日夜半愈。"所以然者，本发热六日，厥反九日"，是九日其中的前六日本为手足先发热而后手足厥冷，九日其中的后三日手足但厥冷而不复发热。九日食以索饼后，又有三日手足持续发热而不厥，合并前六日手足先发热，亦为九日，热与厥相应，故期之后日的第二日夜半愈。后日的第二日夜半愈，则是手足发热比手足厥冷多一日，如341条曰："厥少热多者，其病当愈。"故此条曰："后日脉之，其热续在者，期之旦日夜半愈。"

"后三日脉之"，是十三至十五日脉之，"而脉数"也是"脉之而脉数"，这和"后日脉之，其热续在"是一个意思，都是脉之感觉到手热，故"后三日脉之，而脉数，其热不罢者"也是手热不罢。十三日至十五日其热不罢者，是手足发热比手足厥冷多了三日。手足发热比手足厥冷多三日者，为阳胜太过，热气有余，必发痈脓。

"本发热六日，厥反九日"，是说在九天的时间里，前六天本来是手足先发热而后手足厥冷，第七、八、九天是手足厥冷不退，故曰"厥反九日"。也就是说，按照前六日先发热而后厥的规律，第七、八、九日，也应该先发热而后厥。然而第七、八、九日反而出现了连续厥逆、厥逆不退的情况，故曰"厥反九日"。"厥反九日"之"反"字，是与"本发热六日"之"本"字前后呼应的，若不是这样的话，那么"本"字与"反"字，在这里就没有意义了。"复发热三日"，是说在第十、十一、十二日，也就是九日以后的三日复发热而没有厥，那么这第十、十一、十二日的三日，与前六日相加，亦为九日。也就是说，在这十二日里，前六日是手足先发热而后手足厥冷，第七、八、九日是手足厥冷不退，那么九日之中是手足厥比手足热多了三日。第十、十一、十二日是但热不厥，这三日并前六日，亦为九日，而这个九日是手足热比手足厥多了三日。那么在这十二日里，前后相比，热与厥相应，故"期之旦日夜半愈"。旦日夜半是十二日的旦日夜半，也就是十三日夜半，这是手足发热比手足厥冷多了一日，经曰："厥少热多者，其病当愈。"

"始发热六日，厥反九日而利。凡厥利者，当不能食；今反能食者，恐为除中，食以索饼。不发热者，知胃气尚在……"这个情况是，始发热六日，厥反九日而利，那么食以索饼，不发热者，就是厥九日，热六日，厥比热多三日，这是厥多热少，是"阳气退，其病为进"。不发热者必为其病为进，其病为进才会有阴寒下利，也就是"厥反九日而利"。那么不发热者怎么会"必愈"呢？"食以索饼"的"后日脉之，其热续在"，也说明了是在食以索饼之日发热，后日脉之其热续在，故知胃气尚在，必愈。

由此条"胃气尚在"则手足发热，可知阳明证必无手足厥，因为阳明证为胃气实热。

● 333.伤寒脉迟六七日，而反与黄芩汤彻其热。脉迟为寒，今与黄芩汤复除其热，腹中应冷，当不能食；今反能食，此名除中，必死。

伤寒脉迟为里寒，如225条"脉浮而迟，表热里寒，下利清谷者，四逆汤主之"。伤寒脉迟六七日，而反与黄芩汤彻除其热。脉迟为里寒，里寒为胃气寒，当先救其胃。胃气是生命之本，胃气寒不能消化饮食，则生命无以养。脉迟胃寒，反而与黄芩汤彻除其热，则腹中应冷，当不能食。今反而能食，此病名为除中，是胃中之气消除。胃中之气消除反而能食，这是残灯复明，必亡。

● 334.伤寒，先厥后发热，下利必自止。而反汗出，咽中痛者，其喉为痹。发热无汗，而利必自止；若不止，必便脓血。便脓血者，其喉不痹。

"伤寒，先厥后发热，下利必自止"，是进一步论述表阴病之厥热胜复的病机。先厥为阳气不胜阴邪，阳气退里则厥，阴邪进里则下利。后发热，为阴邪不胜阳气，阳气进表则手足发热，阴邪退表则下利必自止。表阴病阳气进者通常不应汗出，而反汗出者，是阳进太过，迫津液外泄，此阳进太过为火热炎上，故咽中痛。咽中痛者，其喉为痹，此为热痹。手足发热无汗，是阳气进，阴邪退，阴邪不胜阳气，而下利必自止。若下利不止，也是阳进太过，是胃气过热，必热腐胃络而便脓血。便脓血者，是阳热下行而不上炎，所以其喉不痹。

先厥后发热，一定是手足发热，手足发热才是胃气复热，胃气复热者阴寒下利必自止。

● 335.伤寒一二日至四五日厥者，必发热；前热者，后必厥。厥深者热亦深，厥微者热亦微。厥应下之，而反发汗者，必口伤烂赤。

"伤寒一二日至四五日厥者，必发热"，发热而厥是表热入里。"前热者，后必厥"，是说伤寒一二日至四五日期间，前为身体发热者，后必手足厥冷，身体发热和手足厥冷的表现为一前一后。"厥深者热亦深，厥微者热亦微"，是说手足厥冷甚者身体发热亦甚，手足厥冷轻者身体发热亦轻"。"厥应下之"，此厥为少阳实热之厥。若为厥阴虚寒之厥，则连续厥逆二日者为阳气退，阴邪进，如 342 条；连续厥逆三日者必下利，如 332 条。此条连续厥逆四五日，却不下利，就不是表阴病阴寒入里之厥，而是少阳内热之厥，故曰"厥应下之"，当如大柴胡汤法下之。"而反发汗者，必口伤烂赤"，而反发汗，是不顺应气机向里之势而下之，反而发汗，则徒伤外气，引少阳之热上行，导致火热熏灼口腔，而发生口伤烂赤之变。阳明证而反发汗，则为大便难，不会口伤烂赤，如 218 条。阳明证脉实，为阴气不弱，故不会口伤烂赤。少阳证脉弦数，为阴气弱，火热上熏才会口伤烂赤。

此条佐证了第3条"太阳病，或已发热，或未发热，必恶寒、体痛、呕逆、脉阴阳俱紧者，名为伤寒"之"或已发热"的"已"字当为"巳"字。因为太阳伤寒必发热，发热重者恶寒亦重，发热轻者恶寒亦轻，这与"前热者，后必厥，厥深者热亦深"是一个道理。太阳伤寒为表阳病，表阳病必发热。表阳病发热是有表郁，表郁影响气血在身体表部运行，则身体表部得不到正常气血温养故恶寒。伤寒发热，是因为有邪气存在。邪气存在的强弱程度，此条反应在"厥"上，故"前热者，后必厥。厥深者热亦深，厥微者热亦微"。太阳伤寒之邪气存在的强弱程度反应在"恶寒"上，故亦应为前发热者后必恶寒；发热甚则恶寒甚，发热微则恶寒微。这也就佐证了"太阳病欲解时"的病时概念。太阳病的时辰是"从巳至未上"，或巳发热，或未发热，都是太阳病；或巳发热，或未发热，必恶寒，也就是120条"太阳病，当恶寒、发热"。"从巳至未上"得病为伤寒发热，即为太阳病发热。"太阳病欲解时"之义，是需要解说太阳病的时辰。"太阳病欲解时"之"欲"的意思是需要，"解"的意思是解说。"欲解"之"解"和"欲解时"之"解"概念不一样。欲解之"解"是解除，欲解时之"解"是解说。就像"太阳之为病"的"太阳"和"太阳病"的"太阳"不同一样，"太阳之为病"的"太阳"是病位，"太阳病"的"太阳"是病时。"太阳病欲解时"，不是太阳病欲解除时。因为太阳病"从巳至未上"欲解除，没有人能证明这个规律性，《伤寒论》原文也不能证明这个规律性，反而有在"欲解时"的时辰上发病的条文，如240条就有阳明证在阳明时辰上发热。

● 336. 伤寒病，厥五日，热亦五日，设六日当复厥；不厥者自愈。厥终不过五日，以热五日，故知自愈。

"伤寒病，厥五日，热亦五日"，是伤寒病五日中阴邪与阳气在表部分争，每日都是手足先厥冷而后手足发热。"设六日当复厥"，是按此规律假设，六日手足当复厥。"不厥者自愈"，是六日不复厥者自愈。六日不复厥者，是阴邪不胜阳气，邪不胜正，法当阴阳气自和，则其病当自愈。"厥五日，热亦五日"，是厥与热胜复五日，不是十日。如果说"厥五日，热亦五日"是十日，那就应是设十一日当复厥，不应是"设六日当复厥"。表阴病手足厥冷和手足发热相应出现，为热与厥相应。"厥五日，热亦五日，设六日当复厥，不厥者自愈，厥终不过五日"，是说明表阴病之厥热胜复的一般规律为"厥终不过五日"；六日不复厥者自愈，应为六日行表部经尽，与"发于阴者六日愈"相吻合，这个一般规律也佐证了表阴病为厥阴证。阴病并不是不会发热，里阴病、中（半表半里）阴病会发热，表阴病也会发热。鉴别表阴病和表阳病的根本点是在脉上，即厥阴之为病，脉不浮；太阳之为病，脉浮。鉴别里阴病和中（半表半里）阴病的根本点也在脉上，即太阴之为病，脉不沉；少阴之为病，脉沉。

此条之厥和上条之厥不同。此条之厥是表寒入里之厥，上条之厥是郁热在里之厥。

此条曰"伤寒病"，应和"太阳病"等"六病"一样，应是从发病的时辰上命名。伤寒病时辰应为冬至时节之酉戌时辰，此时天已黑，不能叫阳明病，因为阳明病应为天亮时；也不能叫太阴病，因为太阴病时辰还没有到。此为特殊时令，既不能叫阳明病，也不能叫太阴病，因而叫伤寒病。假如是太阳伤寒，厥五日，热亦五日，就离谱了，太阳伤寒者无厥。

● 337. 凡厥者，阴阳气不相顺接，便为厥。厥者，手足逆冷者是也。

凡厥，是所有的厥。厥逆有寒有热、有虚有实。比如少阴寒厥之四逆汤证、少阳热厥之白虎汤证、厥阴虚厥之当归四逆汤证、少阳实厥之四逆散证等。凡厥，都是阴阳气不相顺接，便成为厥。厥者，手足逆冷者是也，定义"厥"为手足逆冷。

为什么说"手足逆冷"？说"手足冷"不是更简明吗？联系"观其脉证，知犯何逆，随证治之"，便能体会这个"逆"。"逆"为逆反，逆与顺相悖。此"逆"指阴阳气运行方向逆反，阴气当出外时而不能出外，阳气当入里时而不能入里。阴气为里气，阳气为外气，里外气运行方向逆反，阴阳气不相顺接，血液就不能顺利运行到手足，则手足逆冷。

● 338. 伤寒脉微而厥，至七八日肤冷，其人躁，无暂安时者，此为脏厥，非蛔厥也。蛔厥者，其人当吐蛔。今病者静，而复时烦者，此为脏寒。蛔上入其膈，故烦，须臾复止；得食而呕，又烦者，蛔闻食臭出，其人常自吐蛔。蛔厥者，乌梅丸主之。又主久利。

"伤寒脉微而厥"，是阳气虚；"至七八日肤冷"，不只是手足厥冷，全身皮肤亦冷，其人躁动，无暂安时者，为阳气虚竭之象，"此为脏厥"。"脏厥"应为胃气衰败，联系下文"脏寒"可知，此"脏"指肠胃。"蛔厥者，其人当吐蛔，今病者静，而复时烦者，此为脏寒"。脏寒是肠胃寒，蛔虫上入其膈，病人受蛔虫扰动，故烦。"须臾复止"，须臾是一小会儿，复止是烦止复静，这是须臾蛔虫不动了，病人也安静不烦了。"得食而呕"，是病人一吃食物，蛔虫嗅到食物的味道就往上爬出，故其人常自吐蛔。脏厥无治法，"蛔厥者，乌梅丸主之。又主久利"。寒热夹杂之久利，乌梅丸可以祛寒、清热、养胃气、和阴阳而主久利。

乌梅丸证可以由厥阴病证引起，但不是厥阴证。厥阴病证为表寒，不是肠胃寒，肠胃寒者必下利，法当与干姜、人参温补肠胃，而厥阴病证没有干姜、人参证。厥阴证表寒入里才会出现里寒之下利。厥阴证渴欲饮水者，少少与之愈，若饮水多，则出现水停心下之消渴，而不是出现水渍胃肠之下利。

乌梅丸方：乌梅（三百枚），细辛54g，干姜90g，黄连144g，当归36g，附子54g，（炮，去皮），蜀椒36g（出汗），桂枝54g（去皮），人参54g，黄柏54g。

用法：上10味，异捣筛，合治之。以苦酒渍乌梅一宿，去核，蒸之五斗米下，饭熟捣成泥，和药令相得。纳臼中，与蜜杵2000下，丸如梧桐子大。先食饮服10丸，日3服，稍加至20丸。禁生冷、滑物、臭食等。

● **339. 伤寒热少微厥，指（一作稍）头寒，嘿嘿不欲食，烦躁，数日小便利、色白者，此热除也，欲得食，其病为愈；若厥而呕，胸胁烦满者，其后必便血。**

"伤寒热少微厥，指头寒"，是"厥微者热亦微"的意思，热微者指头寒，热深者手足寒；"嘿嘿不欲食"，与柴胡证"嘿嘿不欲饮食"相比，只有不欲食，而没有不欲饮，也就是能饮，能饮乃为心下热；"烦躁"，为内热伤阴；"数日小便利、色白者，此热除也，欲得食，其病为愈"，此以正邪相搏数日，邪不胜正，小便利、色白，证明邪热从小便去，故曰"此热除也"，从"嘿嘿不欲食"变为"欲得食"，其病为愈，即热除欲得食者为病愈。那么此前"嘿嘿不欲食，烦躁"就是表热入内之少阳证，法当小便不利、色黄。"若厥而呕，胸胁烦满者"，是从"微厥"变为"厥"，是"厥深热亦深"，故出现了"呕"和"胸胁烦满"。这个呕，是肝热扰胃之呕，这是正邪相搏数日，正不胜邪，少阳之热又加深了，故出现"厥而呕，胸胁烦满"，此为肝胆郁热加重，深入到胃，热伤胃络，其后必便血。

联系335条"厥深者热亦深，厥微者热亦微。厥应下之"，可知厥深者热亦深，是厥和热相应加深；厥微者为"指头寒"，厥深者为"手足寒"。此条"若厥而呕，胸胁烦满者"，是由"微厥，嘿嘿不欲食"之厥微热亦微，变为"厥而呕，胸胁烦满"之厥深热亦深，可与大柴胡汤去半夏、生姜、大枣，加石膏、炙甘草。这个"厥而呕"不是柴胡证肝强脾弱之呕。柴胡证之呕是脾胃虚，水饮停，必不会其后便血。

联系99条"伤寒四五日，身热、恶风、颈项强、胁下满、手足温而渴者，小柴胡汤主之"，可知99条"手足温而渴者"必无"呕"，其"渴"是邪犯少阳，没有犯阳明，其"手足温"是外热还未向里深入，故法当无呕。以小柴胡汤加减法，99条应去半夏加人参、栝楼根。此条"热少微厥，指头寒，嘿嘿不欲食，烦躁"，是邪气进，比99条病深。99条"颈项强、手足温"，没有嘿嘿不欲食，为病位偏于表，所以小柴胡汤主之；此条"微厥、嘿嘿不欲食、烦躁"，为病位偏于里，可与大柴胡汤去半夏、生姜、大枣。凡外热入里、气机向里之厥，不论厥深厥微，原则都是"厥应下之"。那么148条之"手足冷"为什么可与小柴胡汤呢？这样一对比，就又证明了148条之"阳微结"是太阳表热微结，而不是阳明里热微结。若是阳明里热微结者，则可与大柴胡汤下之；太阳表热微结者，则可与小柴胡汤解外。一个头汗出的症状，既区分了其脉沉不得为少阴病证，又区分了其手足冷不得为表热入里的大柴胡证。

● 340. 病者手足厥冷，言我不结胸，小腹满，按之痛者，此冷结在膀胱关元也。

"病者手足厥冷，言我不结胸"，为上部无病，没有胸胁满、心下满。"小腹满，按之痛者，此冷结在膀胱关元也"，膀胱关元是指病位，冷结在膀胱关元是谓病在下焦，为内有久寒。如果不是内有久寒，则不能伤寒始得病，就冷结在膀胱关元。此当以温通法治之，可与当归四逆加吴茱萸生姜汤。

此条为厥阴寒厥，即表寒之厥。表寒之厥无下利。厥而下利者为表寒入里，如 331、332 条都是表寒入里，故厥而下利者已不是厥阴证。

热证之厥属少阳，即半表半里（中）部热郁之厥，如 335、339条。热证之厥不属厥阴，厥阴没有里热。张仲景把脏厥、蛔厥及热证之厥和厥阴之厥放在一起，是相互对比，以作鉴别。

● 341. 伤寒发热四日，厥反三日，复热四日。厥少热多者，其病当愈；四日至七日热不除者，必便脓血。

"伤寒发热四日，厥反三日"，是说伤寒前三日每日都是手足先发热而后手足厥冷；"复热四日"，是指第四日手足复发热而后没有手足厥冷，这是厥少一日，也就是"厥少热多者，其病当愈"。"四日至七日热不除者"，为四日至七日连续手足发热而不复手足厥冷，此为阳胜太过。阳胜太过则为阳邪，阳邪在里则热腐胃络，故"必便脓血"。

复热四日，是主谓倒置，是强调第四日复发热而无厥，这是张仲景惯用语法。按语序"复热四日"应为"四日复热"，即第四日手足复发热而后没有手足厥冷。如果说"复热四日"是指后四日发热，前三日厥逆，就与"四日至七日热不除者，必便脓血"相矛盾了。因为如果是后四日发热，前三日厥逆，这是发热比厥逆多一天，那么"厥少热多者，其病当愈"，怎么又是"必便脓血"了呢？再者，如果是后四日发热，前三日厥逆，这就已经是七日了，也就是"四日至七日热不除者"了，那么"厥少热多者，其病当愈"又怎么解呢？所以，"伤寒发热四日，厥反三日"，一定是伤寒前三日手足发热和手足厥冷先后出现，第四日手足复发热而后无手足厥冷，才是厥反三日，即手足厥冷少一日，也是手足发热多一日，即"厥少热多者，其病当愈"。

331 条有厥有热有下利，341 条也有厥有热，怎么没有下利呢？331 条为手足先厥，手足先厥是阴邪先胜，阴邪先胜者表寒才能入里，故先厥者有下利；341 条为手足先发热，手足先发热是阳气先胜，阳气先胜者则表寒不能入里，故手足先热者不下利。

● 342. 伤寒，厥四日，热反三日，复厥五日，其病为进。寒多热少，阳气退，故为进也。

"伤寒，厥四日，热反三日"，是说伤寒病四日中，前三日是手足先厥冷而后手足发热，第四日手足但厥冷而不复发热，故曰"热反三日"。第五日复厥逆不退，其病为进，即"寒多热少，阳气退，故为（病）进也"。"复厥五日"，是厥比热多二日，是其病为进。而"厥四日，热反三日"，厥比热多一日者，是表寒为胜，但不是"其病为进"，因为有可能五日复发热。若五日复发热而不复厥者，则为热与厥相应，其后则为设六日当复厥，不厥者自愈。此条"复厥五日"，为五日不复发热而复厥，手足厥冷比手足发热多二日，是表寒向里深入，故曰"其病为进"。

"复厥五日"是倒装句，是为了强调"复厥"，故把"五日"置后，按常规语序，应为"五日复厥"。若认为"伤寒厥四日，热反三日，复厥五日"是先厥四日，又热三日，相加是七日，再加"复厥五日"，就是十二日。这样认为的话，那么十二日里，厥是九日，热是三日，怎么一定要等到厥满九日，才能知道寒多热少呢？这是不合情理的。

● 343.伤寒六七日，脉微，手足厥冷，烦躁，灸厥阴。厥不还者，死。

此条"伤寒六七日脉微"，是接上条"复厥五日，其病为进"。上条复厥五日，是表寒向里深入，至此条六七日，病情严重了，脉象变微了。脉微而手足厥冷，是阳气过虚，此属少阴；脉微手足厥冷而烦躁，这是阴盛阳衰之濒危证。烦为阴气虚，躁为阳气虚，阴盛阳衰者不怕烦，就怕躁。阴盛阳衰者宜灸不宜针。灸厥阴，若手足转温，是胃气尚在，阳气来复，尚还可治；若厥不还者，为胃气已绝，故为死证。

此条与338条"伤寒脉微而厥，至七八日肤冷，其人躁，无暂安时者，此为脏厥"相对比，可知"伤寒脉微而厥"者，六七日和七八日的病情就不一样，多一日厥冷，就多一分死证。伤寒六七日脉微而厥，还没有出现肤冷，至七八日出现肤冷，其人躁无暂安时者，此为脏厥，必死。

此条与332条联系，"伤寒，始发热六日，厥反九日而利。凡厥利者，当不能食；今反能食者，恐为除中"，可知伤寒连续三日手足厥冷又出现下利而不复手足发热者，或伤寒连续三日脉微而厥且不复手足发热者，就濒临死亡。332条"除中"是连续三日手足厥冷又出现下利而不复手足发热；338条"脏厥"是连续三日脉微而厥且不复发热；343条"厥不还者死"也是连续三日脉微而厥且厥不还温。这样前后联系条文，就能明白323条"少阴病，脉沉者，急温之"的重大意义。伤寒发热、手足厥冷而脉沉者，若不急温之，病情发展就会出现下利，由脉沉发展为脉微，这样连续三日手足不复温者，一个鲜活的生命就会倏然失去。

● 344. 伤寒发热，下利、厥逆、躁不得卧者，死。

此"伤寒发热"是身体发热，不是手足发热，因为伤寒手足发热者，下利必自止。"下利、厥逆"不止，"躁不得卧者"，是阴寒极盛，阳气极虚，胃气败绝之候。若胃气尚在，当能手足转温，下利停止。今厥利不止，躁动不宁，不得卧寐，是胃气已败，阳气不复。躁为阳气虚，不得卧寐是阴气虚，此"伤寒发热"是阳气残存于外，"下利、厥逆"是阴邪极盛于里，"躁不得卧者"是残存在外的阳气和极盛在里的阴邪相争，必死。

联系 91 条"伤寒，医下之，续得下利清谷不止，身疼痛者，急当救里"，为什么急当救里呢？如果不急救其里，反与桂枝攻表，必如 29 条"得之便厥"，如果再出现下利、躁不得卧，就是死证了。由此可知，先救里虚是根本原则。

● 345. 伤寒发热，下利至甚，厥不止者，死。

"伤寒发热，下利至甚，厥不止者"，是手足先厥冷不止，不是手足先厥冷而后手足复发热。手足先厥冷而后手足复发热者，是正邪在表部分争，不会有下利。此先厥不止，下利至甚者，是表寒入里，阴邪至甚，与上条相类。下利至甚、厥不止者，是胃气败绝，故曰"死"。若厥止复温，则不死，如 288、368 条。

此条可以确证，331、334 条"伤寒先厥后发热，下利必自止，见厥复利"之"后发热"，是手足发热。

● 346.伤寒六七日不利，便发热而利，其人汗出不止者，死，有阴无阳故也。

"伤寒六七日不利"，是表邪没有入里。伤寒六七日便发热而利，是表邪入里，里寒下利。"便发热"之"便"是"就"的意思，"便发热而利"是接着前句"伤寒六七日"，也就是"伤寒六七日便发热而利"。《伤寒论》是广论伤寒发热病证的，伤寒是发热的广义词，如57条"伤寒发汗已解"，是说发热已解；161条"伤寒发汗、若吐、若下，解后"，也是说发热解后。再如168条："伤寒若吐若下后，七八日不解，热结在里。""七八日不解"也是说发热不解；333条"伤寒脉迟六七日，而反与黄芩汤彻其热"，也是说伤寒脉迟发热六七日。故此条"便发热"不是伤寒六七日的时候才发热。

发热而利，是身体发热，手足亦发热。伤寒六七日便发热而利，是厥阴表邪入里之里寒下利。里寒下利其人汗出不止者，是有里气（津液）而无表气（津液）。里气为阴，表气为阳，有里气而无表气，故曰"有阴无阳"。厥阴病下利，是表邪入里，阳（卫）气亦入里抗邪，阳（卫）气入里则为阴，故"有阴无阳"是有里部津液而无表部津液。无表部津液则不能固汗，故其人汗出不止。其人手足发热而下利，汗出不止，是有阴无阳，乃为阴阳离决，必死。

"发热而利"不是死证。发热而利、厥逆、躁不得卧者死；发热而利，厥不止者死；发热而利，汗出不止者死；发热、烦躁、厥不还者死。总之，"发热而利"之"厥逆躁不得卧者""厥不止者""汗出不止者"，以及发热、烦躁、厥不还者等，都是阳气离决，胃气衰败。胃气衰败者必然手足厥冷，故厥阴发热之死证，必然为手足厥冷，表邪入里，阳气不还，厥不止者。如果手足发热却下利，并且汗出不止者，亦死。因为阳气还者法当手足温，下利止，汗出亦止。阳气还者必能利止而固汗。此发热，下利，而汗出不止者，就不是阳气还，而是阳气决别。

阴弱阳强者也会汗出，如桂枝汤证，但不是汗出不止。阴弱阳强者汗自出，是自身调理阴阳，汗自出则使阳不强，阳不强则汗自止，故阴弱阳强而汗自出者，不会汗出不止。阴弱阳强者也不会发热而利。发热而利、汗出不止者，必为阳气诀别。"有阴无阳"之"有阴"，是有下利。下利是因为有阴气下行，则阴邪才能下走，如果手足厥冷不止，而下利止，这是亡血，也就是阴气亡绝，没有阴气下行了，故水气也不能下走了，所以"利止"为"亡血"。亡血即为阴气亡绝，阴气亡绝者下利必断绝。所以，下利虽然会亡失阴气，但是有下利，就是有阴气；而汗出不止者为无阳，无阳就是无表部津液。卫气行在脉外且行在表部为阳，卫气行在表部脉外，就是有阳。有阳就能固汗。此"有阴无阳"，即"人生有两死而无两生"（《黄帝内经》），有阴无阳，则无生还之望。

● 347. 伤寒五六日，不结胸，腹濡，脉虚，复厥者，不可下，此亡血，下之死。

伤寒五六日，为厥阴表邪传里之期。不结胸、腹濡，为胸腹无邪；脉虚、复厥者，是血虚之厥。脉实为血实，脉虚为血虚。血虚之厥为虚寒，与"厥应下之"之实热之厥迥然有别。"厥应下之"为传里实热之厥，必为胸腹结硬、脉实。此不结胸、腹濡、脉虚、复厥者，为亡血之厥，即使不大便或大便硬，也不可下，下之死。因为厥为表虚，亡血为里虚，表里两虚者，不堪攻下。此条为当归四逆汤证。阳虚而厥者，为先手足厥冷而后脉虚；血虚而厥者，为先脉虚而后复手足厥冷。

● 348. 发热而厥，七日下利者，为难治。

发热而厥，为正邪在表部分争，七日已行表部经尽，若发热无厥，七日不利，为正胜邪却，其病当愈。今发热而厥，七日下利者，为正不胜邪，表寒入里，故曰难治。由343、344、345条的死证，就可知此条"发热而厥，七日下利者"为难治。

"发热而厥"，是伤寒病先手足发热而后手足厥冷。七日下利，为胃气虚衰。重点是"七日下利"，也就是此伤寒病七日中，每天都是先手足发热而后手足厥冷，但是前六日没有下利，第七日出现下利，这是胃气虚衰的表现。因为常法是手足厥冷比手足发热多两日才是"其病为进"，如342条。"其病为进"是阳气退里，表寒跟进。表寒进里才会有下利。此条难治就是因为下利过早，手足厥冷比手足发热没有多两日的过程，这是胃气虚衰的表现，故为难治。

从331条至348条，阐释了伤寒厥阴病证先手足厥逆而后手足发热，或先手足发热而后手足厥逆的一般规律和病机转向。伤寒厥阴病证先手足厥逆而后手足发热，手足厥逆和手足发热在一日中先后出现，这是正邪在表部分争的表现，也就是厥阴病证的表现。

厥阴病，手足厥逆是表寒胜，手足发热是阳气胜。这种表现有两种情况：

一种情况是，先手足厥冷而后手足发热，这种情况的一般规律为六日自愈，即手足厥冷不过五日，六日不复手足厥冷者自愈，如336条。如果连续两日手足厥冷不止而不复手足发热者，就是阳气退，表寒为进，如342条。如果连续三日手足厥冷不止者，就会出现表寒入里之里寒下利，如332条。连续三日手足厥冷不止者，多为胃气虚衰之濒危证。如果下利后复手足发热者，下利必自止；下利自止后，若又见手足厥逆则又复下利，如331条。如果下利后手足复发热，下利当止而不止者，必便脓血，如334条。

另一种情况是，先手足发热而后手足厥冷，这种情况的一般规律为手足发热比手足厥冷多一日者，其病当愈；若手足连续发热四日者，必便脓血，如 341 条。

● 349. 伤寒脉促，手足厥逆，可灸之（促，一作纵）。

伤寒脉促为表未解，脉促而手足厥逆为表寒入里，法当先温其里，可灸之。此灸法类同 325 条，都是温通胃气。脉促怎么会表寒入里呢？因为脉促为胃气弱，表寒则容易乘弱而入里。

由此条可知，伤寒表未解而手足厥逆者是有里寒，21 条桂枝去芍药汤证和 34 条葛根黄芩黄连汤证之脉促者，必无手足厥逆；301 条麻黄细辛附子汤证和 302 条麻黄附子甘草汤证亦必无手足厥逆；桂枝新加汤证脉沉迟，也没有手足厥逆。脉沉迟手足厥逆者法当与四逆汤。

● 350. 伤寒脉滑而厥者，里有热，白虎汤主之。

"伤寒脉滑而厥者，里有热"，是和上条伤寒脉促而厥者相对比。伤寒脉促，手足厥逆者，是里有寒；伤寒脉滑，手足厥逆者，是里有热。里部有寒，胃气虚寒则气血不能外达四末，手足则厥冷；里部有热，少阳邪热郁结于里，阻遏气血向外运行，导致气血也不能外达四肢末端，手足亦厥冷。脉促而厥，为里寒表实，法当先温里，故可灸之；脉滑而厥，为里热表虚，故白虎汤主之，不可下之。335 条"厥应下之"，是伤寒一二日至四五日连续厥逆四五日而不复温，这是少阳热郁，气机向里，故应顺应郁热向里之势而下之，如大柴胡汤法、柴胡加芒硝汤法等。此条"伤寒脉滑而厥者"，没有气机向里的信息，却有气机向外的条件，因为脉滑为实热，有热盛脉浮的条件，如 176 条"伤寒脉浮滑……白虎汤主之"，故不可下之，以免逆气机之动，变生他证。

伤寒脉滑而厥，是表邪入里，即水气入里。水气入里脉滑则为热，热则滑利，寒则紧弦，如《金匮要略》曰"胁下偏痛，发热，其脉紧弦，此寒也"。脉滑而厥者不是阳明证，阳明证脉滑者不会手足厥冷，因为阳明证为胃气实热，必然手足发热。

● 351. 手足厥寒，脉细欲绝者，当归四逆汤主之。

手足厥寒，脉细欲绝者，是血虚厥寒而不是阳虚厥寒，故曰"当归四逆"。阳虚厥寒脉细欲绝者必然下利清谷。血虚厥寒脉细欲绝者必然不大便或大便硬。如 347 条："伤寒五六日，不结胸，腹濡，脉虚，复厥者，不可下，此亡血，下之死。" 347 条就是血虚复厥，为血虚内寒，须与 335 条"厥应下之"的内热之厥相鉴别。内热而厥者脉细有力（弦实），内寒而厥者脉细无力（虚细）。血虚厥寒者"脉细欲绝"，不同于阳虚厥寒者"脉微欲绝"。

当归四逆汤方以细辛搜内寒，佐桂枝通阳去厥。桂枝通常是用于手足热，如小建中汤证之手足烦热就是桂枝药证。此方，桂枝与细辛为伍，是去寒通阳，细辛用量为三两，一次用量约 9g。如果以"细辛不过钱（3g）"，对此证来说恐去厥之力不足。阳虚厥寒下利者，禁用辛桂等耗散之药。

此条和 349、350 条对比，三条都是手足厥：349 条脉促而厥，是里寒表实，法当先温其里，不可先攻其表；350 条脉滑而厥，是内热表虚，法当清热，不可攻下；此条脉细而厥，是血虚内寒，治法为补血通阳。

当归四逆汤方：当归 9g，桂枝 9g，芍药 9g，细辛 9g，炙甘草 6g，通草 6g，大枣 8 枚（一法 4 枚）。

用法：上 7 味，每 3 剂药以水 1600mL，煮取 600mL，去滓，温服 200mL，日 3 服。

● 352. 若其人内有久寒者，宜当归四逆加吴茱萸生姜汤。

此条承上条厥阴血虚证，若其人内有久寒者，是其人中（半表半里）部有久寒，也就是久有水气，素来手足冷，故加吴茱萸、生姜温内散水。

当归四逆加吴茱萸生姜汤方： 当归5.4g，芍药5.4g，炙甘草3.6g，通草3.6g，桂枝5.4g（去皮），细辛5.4g，生姜14.4g（切），吴茱萸6g，大枣5枚（擘）。

用法： 上9味，每5剂药以水1200mL和清酒1200mL，煮取1000mL，去滓，温分五服（一方，酒水各四升）。

● 353. 大汗出，热不去，内拘急，四肢疼，又下利厥逆而恶寒者，四逆汤主之。

"大汗出，热不去"，是外热不去，因为"下利厥逆"是阴寒入内，此为内寒外热。"内拘急"，是腹内筋脉拘急，这是腹内血液虚，不能濡养腹内筋脉，故内拘急。"四肢疼"，是外证不解，乃为内虚无力解外。"又下利厥逆而恶寒者"，为又有内虚寒，法当先救内虚寒。此条没有脉沉，四逆汤主之的依据是"下利厥逆"，下利厥逆为阴邪入里，此属少阴，法当四逆汤主之。

● 354. 大汗，若大下利而厥冷者，四逆汤主之。

此条"大汗"和上条相同，"若大下利而厥冷者"，也和上一条类同，是若有里部虚寒者，四逆汤主之。大下利而厥冷者是阳虚腹中冷，必当温里复阳。

● 355. 病人手足厥冷，脉乍紧者，邪结在胸中，心下满而烦，饥不能食者，病在胸中，当须吐之，宜瓜蒂散。

"病人手足厥冷"，为表邪入内；"脉乍紧者，邪结在胸中"；手足厥冷而脉乍紧者，为邪气结在胸中。"心下满而烦，饥不能食者，病在胸中"，说明了邪结在胸中的脉证为"脉乍紧，心下满而烦，饥不能食"。脉紧为有水气，心下满而烦不是水气在胃中，水气在胃中则不饥，知饥则为胸中有热，烦亦为热，故此"病在胸中"不是胸中寒，而是胸中热。脉乍紧为实，此脉证表现为痰热结在胸中，当须吐之，宜瓜蒂散。此条与324条结合，其病状和病理性质就更清晰了。324条："少阴病，饮食入口则吐；心中温温欲吐，复不能吐。始得之，手足寒、脉弦迟者，此胸中实，不可下也，当吐之；若膈上有寒饮，干呕者，不可吐也，当温之，宜四逆汤。"324条"饮食入口则吐"，就是"饥不能食"；"心中温温欲吐"，就是"心下满而烦"；手足寒、脉弦迟者"就是瓜蒂散证；"心中温温"是心中烦热，这是膈上有痰热，为胸中实。如果是膈上有寒饮，就不是心中"温温欲吐"，而是"干呕"，脉弦迟而干呕者，为胸中虚寒。

瓜蒂散方：瓜蒂 2.3g（熬黄），赤小豆 2.3g。

用法：上2味，各别捣筛，为散已，合治之。取1.8g，以香豉5g，用热汤140mL煮作稀糜，去滓，取汁和散，温顿服之。不吐者，少少加；得快吐乃止。诸亡血、虚家，不可与瓜蒂散。

● 356. 伤寒厥而心下悸，宜先治水，当服茯苓甘草汤，却治其厥，不尔，水渍入胃，必作利也。

"伤寒厥而心下悸"，是水停心下，如《金匮要略》曰："凡食少饮多，水停心下，甚者则悸，微者短气。"水停心下，"宜先治水，当服茯苓甘草汤"。"却治其厥"是倒插句，正常语序应为"不尔，却治其厥"。"不尔"，不这样，"却治其厥，水渍入胃，必作利也"。伤寒厥而心下悸，为表部水气入内。厥而心下悸者为阳气强而非阳气弱。水气入内，阳气强者必上冲抗邪，则水停心下而为阳郁。阳气弱者则不能上冲抗邪，必水寒下渍而作利，如331条。此"厥而心下悸"，宜先治水，不先治水"却治其厥"，就是却治其阳郁，阳郁去则水益甚，心下之水必下渍入胃而作利也。

此条心下悸，应与四逆散加桂之悸相鉴别。四逆散加桂，用于治疗厥而心悸，是水气较轻，阳郁较重，以手足厥为主症；茯苓甘草汤用于治疗厥而心下悸，是水气较重，阳郁较轻，以心下悸为主症。四逆散方"悸者加桂枝"，应为心中悸，心中位置偏上，故心中悸者水气较轻，阳郁较重，则以柴胡、桂枝宣通上焦以求外解水气，而不用茯苓向里渗利；茯苓甘草汤证为心下悸，心下位置偏下，故心下悸者水气较重，阳郁较轻，则以生姜、茯苓化饮利水。如果用四逆散加桂枝治疗此条"厥而心下悸"，方以柴胡、枳实、芍药损伤胃气，就会出现"水渍入胃必作利"的情况。

茯苓甘草汤方：茯苓 6g，炙甘草 3g，生姜 9g，桂枝 6g。

用法：上 4 味，每 3 剂药以水 800mL，煮取 400mL，去滓，分温 3 服。

● 357. 伤寒六七日，大下后，寸脉沉而迟，手足厥逆，下部脉不至，喉咽不利，唾脓血，泄利不止者，为难治。麻黄升麻汤主之。

麻黄升麻汤方：麻黄（去节）二两半（23.4g），升麻一两一分（11.7g），当归一两一分（11.7g），知母十八铢（7g），黄芩十八铢（7g），葳蕤（一作菖蒲）十八铢（7g），芍药六铢（2.3g），天门冬

（去心）六铢（2.3g），桂枝（去皮）六铢（2.3g），茯苓六铢（2.3g），甘草（炙）六铢（2.3g），石膏（碎，绵裹）六铢（2.3g），白术六铢（2.3g），干姜六铢（2.3g）。

用法： 上 14 味，以水 2000mL，先煮麻黄一两沸，去上沫，纳诸药，煮取 600mL，去滓，分温 3 服。相去如炊三斗米顷，令尽，汗出愈。

"伤寒六七日"，为表邪传里之期，"大下后"，阴气大受损伤，故为"寸脉沉而迟，手足厥逆，下部脉不至"。阴气大损则阳气亏虚，寸脉沉为阳虚，迟为血虚，阳气虚则手足厥逆，阴气竭则下部脉不至。寸脉沉而迟为表虚，如桂枝新加汤证之脉沉迟。新加汤证为发汗伤表，此为大下伤里，里大虚而导致表亦虚。"咽喉不利，唾脓血"，为表虚热郁，实为上竭；"泄利不止"是脾胃气虚，实为下厥。此为大下后伤血损气所导致的虚实寒热混杂之下厥上竭之证，故为难治。

此证表里俱虚，正虚邪实。麻黄升麻汤方以攻邪为主，恐不合法。《伤寒论》凡曰难治者，皆为阴阳俱虚、正虚邪实的状态，故皆无方，如 153、178、214、294、348、377 条（377 条有方是温里复阳）等。

● **358.伤寒四五日，腹中痛，若转气下趣少腹者。此欲自利也。**

"伤寒四五日，腹中痛"，是表邪入里，"若转气下趋少腹者"，此属太阴虚寒，故"此欲自利也"。腹中痛若为厥阴之阴弱阳强，则应表现为气上冲抗邪，不会转气下趋少腹；腹中痛若为阳明气实，则应表现为腹满不通，也不会转气下趋少腹；腹中痛若转气下趋少腹者，则为太阴虚寒，无力上冲抗邪，也不能实满积聚，故转气下趋少腹。转气下趋少腹，则水气一并下走，必作利也。

● **359.** **伤寒本自寒下，医复吐下之，寒格，更逆吐下；若食入口即吐，干姜黄芩黄连人参汤主之。**

"伤寒本自寒下"，是里有虚寒；"医复吐下之，寒格，更逆吐下"，这种情况本是上热下寒。上热则吐，下寒则下利。医复吐下之，出现寒格，为下寒格拒上热，则下寒更寒，上热更热，故更逆吐下，呕吐、下利加重。"若食入口即吐"，就是上热，上热则知饥，知饥则进食，下寒则胃中停水而腹满不受食，故食入口即吐，干姜黄芩黄连人参汤主之。黄芩、黄连清上热，干姜温下寒，人参补虚。

干姜黄芩黄连人参汤方：干姜 14g，黄芩 14g，黄连 14g，人参 14g。

用法：上 4 味，每 2 剂药以水 1200mL，煮取 400mL，去滓，分温再服。

● **360.** **下利有微热而渴，脉弱者，今自愈。**

"下利有微热而渴"，此下利为寒利，如上条"伤寒本自寒下"；有微热而渴，是胃气来复，必为手足微热；脉弱者，是邪气衰。胃气来复，邪气衰弱，必自愈。

若下利、手足发热而渴、脉弱者，则是邪热在里，如 334 条；若下利、手足厥冷而渴、脉弱者，则是阳气虚，如 282 条。

● **361.** **下利脉数，有微热汗出，今自愈；设复紧，为未解（一云设脉浮复紧）。**

　　"下利脉数"，此下利为寒利，脉数为热象，寒利见热象为胃气尚在，"有微热汗出"必为手足微热，则为阳气来复。胃气尚在而阳气来复者，必自愈。阳气来复者法当脉缓，故曰"设复紧，为未解"。脉复紧者为寒气复盛，寒气复盛者病必不愈，如287条："少阴病，脉紧，至七八日自下利，脉暴微，手足反温，脉紧反去者，为欲解也，虽烦、下利，必自愈。"若脉紧不去，则为未解。

● 362. 下利、手足厥冷、无脉者，灸之不温，若脉不还，反微喘者，死；少阴负趺阳者，为顺也。

　　"下利、手足厥冷"，为邪入少阴之虚寒证；"无脉者"，为虚寒至极，必为下利过甚导致。灸之手足不复温，为阳气不复，若脉不还，为阳气绝失。反微喘者，为正衰邪实。喘为邪气实，如"咳有微喘"的小青龙汤证，"下之微喘"的桂枝加厚朴杏子汤证，此下利厥冷而无脉，且灸之不温，为阳气衰竭，而反微喘者，若温阳则喘甚，若平喘则阳绝，故死。若少阴脉负于趺阳脉者，为肾水负于胃土，是胃气尚在，有胃气则有生机，故为顺。

● 363. 下利，寸脉反浮数，尺中自涩者，必清脓血。

　　厥阴证出现下利，为表寒入里，里部虚寒。里部虚寒者，法不当寸脉浮数，寸脉浮数主表热。寸脉候表，尺脉候里，如245条曰："阳脉实，因发其汗，出多者，亦为太过。"阳脉为寸脉，寸脉实为表实，因而发其汗；再如49条曰："尺中脉微，此里虚。"尺脉候里，故尺中脉微为里虚。今寸脉反浮数，是寸脉不应浮数，反而浮数，这不是表热，而是内热过甚，里热外趋。尺中自涩者，为热甚伤里，热毒腐败里部血络，必清脓血。

● 364. 下利清谷, 不可攻表; 汗出必胀满。

厥阴病证, 见下利清谷, 是脾胃虚寒, 表寒入里, 若表未解者, 也当先温其里, 得清便自调, 乃可攻表。若先攻其表, 汗出伤阳, 脾胃更虚, 升降失职, 必胀满不能食。

● 365. 下利, 脉沉弦者, 下重也; 脉大者, 为未止; 脉微弱数者, 为欲自止, 虽发热不死。

厥阴下利为阴邪入里, 脉沉弦者, 为有寒饮, 沉弦为寒, 如《金匮要略》曰: "脉得诸沉, 当则有水", "脉双弦者, 寒也。皆大下后里虚。脉偏弦者, 饮也。" 水饮入里则下利, 湿气重者则下重, 下重即里急后重。脉大者是弦而见大, 大为邪气进, 故为下利未止, 如 361 条 "设复紧, 为未解"; 脉微弱者, 是弦而见微弱, 微弱为邪气退, 微弱数者为寒退热复, 故为下利欲自止。下利脉沉弦者为阴病, 沉弦变为微弱数者为阳复阴却, 病当自愈。假若阳复太过, 下利不止而便脓血, 但可清热败毒, 虽发热不死。

● 366. 下利脉沉而迟, 其人面少赤、身有微热、下利清谷者, 必郁冒汗出而解, 病人必微厥, 所以然者, 其面戴阳, 下虚故也。

"下利脉沉而迟", 为少阴虚寒; "其人面少赤", 为阴邪不胜阳气, 故 "身有微热"。"下利清谷" 为阴寒内盛, "必郁冒汗出而解" 是倒装句, 此句按语序应在此段最后, 即 "下虚故也, 必郁冒汗出而解", 将此句前置, 是强调下利清谷者也有自愈机能。"病人必微厥", 是阳气欲胜出, 故不是手足厥冷, 而是手足微厥。"所以然者,其面戴阳,下虚故也",是对此病证的病机阐释。其面戴阳是上实,下利清谷是下虚,郁冒汗出则上实得去,津液则得以下行,下虚则得以平和,其病则得以解除。郁冒汗出是阳气胜阴邪,从而阴阳自和,阴阳自和者必自愈。

此条"下利清谷,其人面少赤、身有微热、(手足)微厥",是阳气欲胜出的表现,这和317条通脉四逆汤证不同。317条通脉四逆汤证"下利清谷,里寒外热,手足厥逆,脉微欲绝,身反不恶寒,其人面色赤"是阴盛格阳的表现。两者脉证截然不同,一为脉沉迟、身微热、手足微厥、面少赤;一为脉微欲绝、身热、手足厥逆、面色赤。虽然两者同为下利清谷,但是病机截然不同。下利清谷、面少赤、手足微厥、脉沉迟者,是阳气欲胜出;下利清谷、面色赤、手足厥逆、脉微欲绝者,是阴盛格阳。

● 367. 下利、脉数而渴者,今自愈;设不瘥,必清脓血,以有热故也。

厥阴病证出现下利,为表寒入里;脉数为热象,下利、脉数者为胃气尚在;下利、脉数而渴者,为胃气来复,法当自愈;设不瘥,则为胃复太过,变为胃热,热伤血络则腐血为脓,必清脓血。

● 368. 下利后,脉绝,手足厥冷,晬时脉还,手足温者生;脉不还者死。

"下利后",是下利过去以后,不下利了,如384条"下利后,当便硬";"脉绝",是没有脉了,脉绝是阴气绝;"手足厥冷",是里寒甚;"晬时脉还",晬时即周时,指一昼夜,"脉还"是脉复,一昼夜脉还,手足转温者,为阳气来复,胃气尚存,主生;若晬时脉不还、手足仍厥，为阴阳俱虚竭，胃气已绝，主死。

● 369. 伤寒下利日十余行，脉反实者，死。

伤寒下利日十余行，阴气必受损，脉当虚，而反实者，是邪气盛，下利必不止，如361条"下利脉数，设复紧为未解"、365条"下利，脉大为未止"。下利日十余行，脉反实，为正虚邪盛利不止。正虚邪盛，攻补两难，若攻邪则正气不支，若扶正则更助邪气，故曰死。

● 370. 下利清谷，里寒外热，汗出而厥者，通脉四逆汤主之。

下利清谷，里寒外热，法当与四逆汤温里救虚，如225条。此条和225条都是下利清谷，但是225条没有汗出而厥，其表热就是真表热；此条有汗出而厥，此外热就是假外热。此条汗出而厥，是里寒过盛，阴盛格阳，四逆汤已不堪此用，须加重干姜、附子的药量以复阳救逆，故以通脉四逆汤主之。此条与225条的区别，主要是下利清谷有没有汗出而厥，没有汗出而厥者，四逆汤主之，而有汗出而厥者，通脉四逆汤主之。

为什么225条没有汗出而厥呢？因为225条脉浮而迟，脉浮是阳气怫郁，阳气怫郁者法不当汗出而厥，如98条"得病六七日，脉迟浮弱、恶风寒、手足温"。225条虽然不是手足厥，但也不是手足热。手足热者为阳胜阴却，下利必自止。

● 371. 热利下重者，白头翁汤主之。

热利下重者，是湿热。湿性重着，阻遏气机，故大便有下重感，下重是里急后重，欲下不下。不论湿热、寒湿，凡下利里急后重者，若迁延不愈，必便脓血。热利下重者，白头翁汤主之。

白头翁汤方： 白头翁 9g，黄柏 14g，黄连 14g，秦皮 14g。

用法： 上 4 味，每 2 剂药以水 1400mL，煮取 400mL，去滓；温服 200mL；不愈，更服 200mL。

● 372. 下利、腹胀满，身体疼痛者，先温其里，乃攻其表；温里宜四逆汤，攻表宜桂枝汤。

下利、腹胀满，是虚寒下利，若为实热，下利邪去，腹胀满当缓解。虚寒下利，越利越虚，至虚有盛候，故下利、腹胀满。身体疼痛者，为表有邪气，此为里虚表实，当先温里。得清便自调，乃可攻表，如 91 条。若先攻表，必累及胃气，胃气越虚，下利越甚，腹胀满越甚。下利、腹胀满，是腹中不转失气，也就是不放屁，这是胃气虚寒，胃肠道蠕动无力，故不放屁。只有温里扶正，才能促进胃肠道蠕动，从而解除腹胀满。

● 373. 下利欲饮水者，以有热故也，白头翁汤主之。

此条补充 371 条之白头翁汤证候。热利下重，热伤胃津则渴欲饮水。若为太阴下利，则为自利不渴；若为少阴自利而渴者，则为小便色白。可知热利者，必为小便黄赤。

● 374. 下利、谵语者，有燥屎也，宜小承气汤。大黄（酒洗）四两（18g），枳实（炙）三枚（12g），厚朴（去皮，炙）二两（9g）。上 3 味，以水四升（800mL），煮取一升二合

（240mL），去滓，分二服。初一服谵语止，若更衣者，停后服；不尔，尽服之。

下利、谵语者，为里有燥屎。通常下利者为邪有出路，不应当有谵语，今下利、谵语者，必为里部燥热成实，实则谵语，其下利为热结旁流。下利、谵语者，为阴气不足，故宜小承气汤小攻里热，而不宜大承气汤大下伤阴。

● 375. 下利后更烦，按之心下濡者，为虚烦也，宜栀子豉汤。

下利后，若邪热从里出，不应当有烦，下利后更烦者，是水湿去而火热留，故曰虚烦。鉴别虚烦还是实烦，可按心下。若按之心下濡者，为没有水与热结之虚烦，宜栀子豉汤清火除烦；若按之心下硬者，为有水与热结之实烦，宜大柴胡汤下之。

栀子豉汤方：栀子18g，香豉9g。

用法：上2味，每2剂药以水800mL，先煮栀子，得500mL，纳豉，更煮取300mL，去滓，分为2服，温进一服，得吐者，止后服。

● 376. 呕家有痈脓者，不可治呕，脓尽自愈。

"呕家"，指以呕吐为主症的患者。若呕吐而内有痈脓者，不可治呕，当治其痈脓，脓毒排尽则自愈。

厥阴病证有厥热胜复、寒热虚实多变的特点。若阳胜太过，则变为胃肠实热，实热郁结可成热痈，热腐血败则成脓，脓成则痈溃，脓液流出，呕吐即为人体排脓的自愈机能，脓尽自愈；脓不尽则呕不止。如果单纯治呕，则脓毒留在胃中，必生他变。

● 377. 呕而脉弱，小便复利，身有微热，见厥者，难治，四逆汤主之。

"呕而脉弱"，是脾胃气弱，表邪入里。此呕是虚不是实，实者不应呕而脉弱。寒、热、虚、实都可以致呕。脉弱可以是邪气衰，也可以是正气弱。"小便复利"，可以为正气复，也可以为邪气进。此小便复利为邪气进，因为正气复者不应"见厥"。此"身有微热，见厥者"是寒证之厥。若是热证之厥，当为热微者厥亦微，不应是热微者厥反深。故此"呕而脉弱，小便复利，身有微热，见厥者"是厥阴病证阳气退、阴邪进，阳气不抵阴邪，故曰难治。此"脉弱"是阳气弱，"小便复利"是肾气虚寒。若为胃气虚寒，不能消化水液，则水蓄胃中，应表现为小便不利。肾气虚寒，不能控制小便，则表现为小便利。"身有微热，见厥"，为"但见一证便是"，根据"身有微热，见厥"这一证，就可以确定此病为虚寒，故为四逆汤主之。

由此条也可知"呕而发热者，小柴胡汤主之"的小柴胡汤证，脉不当弱，小便亦不当利。

此条和 348 条都是"难治"，为什么此条有方，而 348 条无方呢？348 条厥七日而下利是胃气虚衰，此条见厥而未下利，则为胃气比 348 条尚强，故有方。

● 378. 干呕吐涎沫，头痛者，吴茱萸汤主之。吴茱萸（汤洗七遍）一升（18g），人参三两（27g），大枣（擘）十二枚，生姜（切）六两（54g）。上 4 味，以水七升（1400mL），煮取二升（400mL），去滓，温服七合（140mL），日 3 服。

"干呕吐涎沫"，为肝气虚寒，寒气上逆则干呕、头痛。胃气虚寒是呕吐，不是干呕。干呕吐涎沫，是先为干呕，后为吐涎沫。吐涎沫是上焦有寒，如《金匮要略》曰："水在肺，吐涎沫。""上焦有寒，其口多涎。"吴茱萸汤主之。吴茱萸暖肝，以平肝寒气逆而止干呕，生姜温肺胃去水气，以辅佐吴茱萸而止干呕吐涎沫，人参、大枣补虚。干呕止则头痛止。

● 379. 呕而发热者，小柴胡汤主之。

呕而发热者，是邪气欲入里，里气上冲抗邪，拒邪入里，故呕而发热。此条与 377 条对比：此条呕而发热为肝气强，法当脉弦；彼条呕而见厥为胃气弱，因而脉弱。呕而发热是里热出外，属少阳，故以小柴胡汤解外；呕而见厥、身有微热，是表寒入里，属少阴，故以四逆汤温里。此条呕而发热者，必为手足发热，才是气机向外的小柴胡汤证。

此条与 148 条对比，148 条是手足冷，可与小柴胡汤，为什么说此条是手足发热呢？小柴胡汤是解外热的，如 104 条曰"先宜服小柴胡汤以解外"。解外就要有外热证，148 条的外热证是头汗出，虽然其手足冷是表邪入内，但是有头汗出的外热证，就是气机向外，故可与小柴胡汤解外。此条没有头汗出，而以小柴胡汤主之，一定是气机向外。单凭呕吐，不能确定为气机向外，如 123 条调胃承气汤证也有呕吐，半夏泻心汤证、理中汤证、四逆汤证等也都会有呕吐。所以此条单凭呕吐，不能确定有外热，那就是手足发热为外热的证据。四逆汤证手足发热是不是也是有外热呢？当然也是，如 92 条"病发热、头痛，脉反沉，若不瘥，身体疼痛，当救其里，四逆汤方"。92 条"若不瘥"，是攻表不瘥，攻表必为手足热，手足厥者不可攻表。手足热而脉反沉，攻表不瘥，就是里有虚寒，故当以四逆汤救之。

● 380. 伤寒，大吐、大下之，极虚，复极汗者，其人外气怫郁，复与之水以发其汗，因得哕。所以然者，胃中寒冷故也。

"伤寒，大吐、大下之"，导致胃中极虚。"复极汗者"，是因为胃中极虚，里虚外实，阴不敛阳，则表现为外气怫郁。外气怫郁，即其人缘缘面赤。医者见其外气怫郁，以为应当解表，"复与之水以发其汗"，复与之热水温覆取汗。但是因其人经大吐、大下后，胃中极虚，复与之水以发其汗，就是复极汗者。极汗之"极"是极端、尽头的意思。极汗，是表部尚存的阳气被发出来了。胃中极虚者，复发其汗，就是复极汗。复极汗者，更损胃气，因而得哕。"所以然者，胃中寒冷故也"，所以会出现哕，是因为复极汗者，导致胃中寒冷的缘故。此可与理中丸，如386条曰："寒多不用水者，理中丸主之。"

● 381. 伤寒哕而腹满，视其前后，知何部不利，利之即愈。

伤寒哕而腹满，乃胃气不通，必有停食或停水之证，当视其前后，知是大便不利，还是小便不利，利之即愈。二便通利，气机乃升降正常，哕逆、腹满即愈。

此条"哕而腹满"是实证，与232条"不尿，腹满加哕"之胃气衰败的不治之证迥然不同，这是实证小便不利与脏腑衰竭不尿的区别。

哕，是吐出东西没有声音。干哕，是恶心想吐，或有吐东西的动作，但却没有吐出东西。呕，是吐出东西有声音。干呕，是恶心想吐，有呕吐的声音和动作，但却没有吐出东西。简述：无声有物谓之哕，无声无物谓之干哕；有声有物谓之呕，有声无物谓之干呕。

九、辨霍乱病脉证并治

傷寒論卷第一

漢　張仲景述

晋　王叔和撰次

宋　林億校正

明　趙開美校刻

　　沈琳仝校

辨脉法第一

平脉法第二

辨脉法第一

問曰。脉有陰陽。何謂也答曰凡脉大浮數動滑此

名陽也。脉沈濇弱弦微此名陰也。凡陰病見陽脉

者生。陽病見陰脉者死。

● 382. 问曰：病有霍乱者何？答曰：呕吐而利，此名霍乱。

● 383. 问曰：病发热、头痛、身疼、恶寒、吐利者，此属何病？答曰：此名霍乱。霍乱自吐下，又利止，复更发热也。

● 384. 伤寒，其脉微涩者，本是霍乱，今是伤寒，却四五日，至阴经上，转入阴必利。本呕、下利者，不可治也；欲似大便，而反失气，仍不利者，此属阳明也，便必硬，十三日愈，所以然者，经尽故也。下利后，当便硬，硬则能食者愈。今反不能食，到后经中，颇能食，复过一经能食，过之一日当愈；不愈者，不属阳明也。

"伤寒，其脉微涩者"，是因为本是霍乱病，吐利并作，阴气受损，今吐利止而阴气已伤，故脉微涩，今是伤寒病的表现了。"却四五日"，是往前退四五日，不是后四五日，如103条："太阳病，过经十余日，反二三下之。后四五日，柴胡证仍在者，先与小柴胡。"103条之"后四五日"，是往后的四五日，此条之"却四五日"，是往前的四五日。此"却"是"退回"的意思。"却四五日，至阴经上"，就是往前退四五日，是至阴经上之日。"转入阴必利"，是说伤寒由太阳转入厥阴必下利。"本呕下利者，不可治也"，本呕下利者，是初得病时就呕吐下利，这是霍乱，不可以伤寒的方法治也。今转入阴四五日，"欲似大便，而反失气，仍不利者，此属阳明也"。欲似大便，而反失气，是感觉像要大便，而反只是放屁，仍不下利者，大便必由溏转硬，此属阳明胃气来复也。"十三日愈"，是由行太阳经界七日加上行厥阴经界六日，合为十三日，故曰"所以然者，经尽故也"。太阴和少阴不是表部，没有行六日经尽的规律性，厥阴为表阴，才有行六日经尽的规律性，所以说转入阴，是转入厥阴。转入厥阴，下利自止者，则是阳明胃气来复。厥阴呕利是正邪在表部分争，邪气迫阳气退里，则呕利；阳气逼邪气退表，则呕利止。关键是转入阴四五日，是邪气将要行表阴经尽，脉必不沉，只是稍微涩，故仍为邪气在表。若为邪入少阴，其脉必沉。

"下利后，当便硬，硬则能食者愈"，下利后，阴邪去，其大便当由溏转硬，硬则能食者，是阳明胃气来复，阴阳自和，故曰硬则能食者愈。十三日，是由太阳经界转入厥阴经界上的经尽之期，是伤寒病一般规律的当愈之期，是经过正气渐复、邪气渐衰的日期，邪行经尽，正复邪却，其病必愈。

"下利后，当便硬，硬则能食者愈"，进一步阐释了厥阴病证下利者，若阳明胃气来复，则大便由溏转硬，硬则能食，其病则愈的一般规律。

"今反不能食，到后经中，颇能食，复过一经能食，过之一日当愈；不愈者，不属阳明也"。今下利止，大便由溏转硬，反不能食，其病不愈者，不属阳明胃气来复，如341条："伤寒发热四日，厥反三日，复热四日。厥少热多者，其病当愈；四日至七日热不除者，必便脓血。""到后经中，颇能食"，就是"复过一经能食"，也就是行太阳经尽复行厥阴经尽能食，复行厥阴经尽就是"复过一经"。过之一日当愈，则属阳明胃气来复。过之一日不愈者，则不属阳明胃气来复。

"今反不能食"是倒装句，按语序应为"到后经中，颇能食，复过一经能食，过之一日当愈；今反不能食，不愈者，不属阳明也"。"到后经中，颇能食"，就是"复过一经能食"，也就是转入阴经上的四五日后颇能食。"颇"是很、相当的意思。颇能食，是很能食、相当能食。"到后经中，颇能食"，是说在前一经中不能食，到后经中，"复过一经能食"，也就是转入阴经上四五日后，行表阴经尽时能食。"复过一经"，就是先过太阳经界，复过厥阴经界，复过厥阴经界谓之"复过一经"。"过之一日当愈"，是至阴经上四五日，又过之一日当愈，也就是六日行其经尽当愈。"复过一经"是六日，加上前一经七日，合十三日，也就是先行太阳经界七日，加上"到后经中"行厥阴经界四五日，过之一日就是十三日，就是太阳经界七日加厥阴经界六日，合为十三日。十三日当愈，"所以然者，经尽故也"。十三日经尽者当能食，今十三日经尽反不能食，不愈者，则不属阳明胃气来复也。

从"欲似大便，而反失气，仍不利者，此属阳明也，便必硬，十三日愈，所以然者，经尽故也"，可以证明，这个经尽故也，是复行表阴经尽故也。因为转入阴，十三日经尽，必然是表阳七日加表阴六日合十三日经尽，即十三日经尽则愈。又从"太阳病，头痛至七日以上自愈者，以行其经尽故也"可知七日行其经尽，是行太阳经尽。行太阳经尽，若阴阳自和者，必自愈。而转入阴经上，必是先行太阳经正邪分争七日，表邪未衰，营卫未和，营气虚弱，邪气才能转入阴经上。

转入阴经上六日经尽，必是转入表阴经界六日经尽，行表阴经界者，邪未入里，是里阳未伤，故六日阳明胃气来复者，必自愈。若是转入太阴，则里阳已伤，就没有"下利后，当便硬"的病理基础。太阴病证也没有六日愈的一般规律。尤其是，太阴里寒，没有阳复太过而便脓血的病理基础。

所以，十三日为行其经尽之期，正复邪却，阴阳自和者，其病当愈，其人当利止、便硬而能食。"便必硬"，是说阳明胃气来复者，其大便必由溏转硬，而不是大便结硬难解。今若利止便硬而反不能食者，是邪热未去。邪热之气，不能消化水谷，不属阳明胃气，故曰：今反不能食，不愈者，不属阳明也。

时间的变化，其一般规律对于人体疾病的发生、发展、变化和痊愈所具有的指导意义，不可忽视。如此条转入阴经上四五日，欲似大便，而反失气，若不了解表阴病的变化规律，而在胃气来复时却温里治呕利，就可能出现"今反不能食"之胃气过热的表现。《伤寒论》有关时间医学论述，较突出的还有日晡所发热的证候。日晡所发热者，其病变有大便结硬的大承气汤证、热与水互结在心下的大陷胸汤证、热与湿抟结在胁下的小柴胡汤证、营弱卫强的桂枝汤证等。

还有六病欲解时，与发病的关系及病证特点，有待深入研究。

● **385. 恶寒、脉微而复利，利止，亡血也，四逆加人参汤主之。**

"恶寒，脉微"是阳气虚，"而复利"是少阴下利，"利止"是亡血，即阴血亡竭。此条"脉微而复利，利止"和上条"脉微涩，转入阴必利，欲似大便，而反失气，仍不利者（利止），此属阳明也"不同。上条脉稍微涩、利止（仍不利），不恶寒者，为厥阴证阳气来复；此条脉微、利止而恶寒者，是少阴证阴血亡竭。阴血亡竭则胃肠道无动力，胃中有水也不得泻出，故下利止。恶寒、脉微而复利，是邪入少阴，阳虚阴盛，法当与四逆汤；脉微而利止，是阴血亡竭，四逆加人参汤主之，酌加人参以补血。

应注意鉴别脉微者为阳气虚还是阴气虚。阳虚者气下陷，故阳气虚脉微者必下利，法当与四逆汤救之；阴虚者气上升，故阴气虚脉微者不下利，如大出血导致的手足逆冷、冷汗淋沥、脉微欲绝者，通常不下利，法当与独参汤救之。

四逆加人参汤方：炙甘草 9g，附子 7g（生，去皮），干姜 7g，人参 4.7g。

用法：上 4 味，每 2 剂药以水 600mL，煮取 240mL，去滓，分温再服。

四逆汤方：炙甘草 9g，干姜 7g，附子 7g（生用，去皮）。

● 386.霍乱，头痛、发热、身疼痛、热多欲饮水者，五苓散主之；寒多不用水者，理中丸主之……若脐上筑者，肾气动也，去术加桂四两；吐多者，去术加生姜三两；下多者还用术；悸者，加茯苓二两；渴欲得水者，加术，足前成四两半；腹中痛者，加人参，足前成四两半；寒者，加干姜，足前成四两半；腹满者，去术，加附子一枚。服汤后，如食顷，饮热粥一升许，微自温，勿发揭衣被。

"霍乱（吐利），头痛、发热、身疼痛、热多欲饮水者"，是内热多，饮水过多则水停心下，必有小便不利，以五苓散主之利水去热；寒多不用水者，是里寒多，不欲饮水，以理中丸主之温里去寒。

"若脐上筑者，肾气动也"，肾气动是里气不得透表而脐上筑动，白术可致气壅，故去术，加桂以解脐上之筑动；吐多者，去术，仍是因为术能壅气而致吐，不宜用于吐多者，加生姜散水气而止吐；下多者还用术，下多者是脾虚湿多，故还用术健脾去湿；悸者，为水气凌心，茯苓利水气故加之；渴欲得水者，为脾虚不得上承津液，故加术健脾以促使津液上承口腔而止渴；腹中痛者，为营血不足，脉络急痛，但是霍乱下利不止，不能加芍药，故加人参补血止痛；腹中寒冷者，加干姜温里祛寒；腹满者，为阴寒过盛，阳气大虚，故去术以免利水伤阳，加附子温阳固本。

需注意"悸者加茯苓二两"，常法为加茯苓三两或四两，此证加茯苓二两，是因为虚寒呕吐、下利者阴气已虚，茯苓利尿必然损阴气，故酌减茯苓用量，以免伤阴。心悸者法当加桂枝，此虚寒吐利而悸者不加桂枝，是因为桂枝损阳气。桂枝人参汤证有表热，所以可用桂枝解表。以桂枝平悸者，是表部水气入里压迫心脏出现的心悸，该悸为阴弱阳强，如小建中汤证之"心中悸"就是阴虚阳强。此"寒多不用水者"是阳虚胃中冷，所以不得用桂枝损阳。

理中丸方：人参 9g，干姜 9g，炙甘草 9g，白术 9g。

用法：上 4 味，捣筛，蜜和为丸，如鸡子黄许大。以沸汤数合，和一丸，研碎，温服之，日三四、夜二服；腹中未热，益至三四丸，然不及汤。汤法：以四物依两数切，每 3 剂药用水 1600mL，煮取 600mL，去滓，温服 200mL，日 3 服。若脐上筑者，肾气动也，去术，加桂 12g；吐多者，去术，加生姜 9g；下多者还用术；悸者，加茯苓 6g；渴欲得水者，加术，足前成 14g；腹中痛者，加人参，足前成 14g；寒者，加干姜，足前成 14g；腹满者，去术，加附子 5g。服汤后，如食顷，饮热粥一升许，微自温，勿发揭衣被。

● **387.** 吐利止而身痛不休者，当消息和解其外，宜桂枝汤小和之。桂枝（去皮）三两（27g），芍药三两（27g），生姜三两（27g），甘草（炙）二两（18g），大枣（擘）十二枚。上 5 味，以水七升（1400mL），煮取三升（600mL），去滓，温服一升（200mL）。

吐利止而身痛不休者，这是继上条服理中丸后，吐利止，里部已和，而表部未和，故曰"当消息和解其外"。消息，是观察其变的意思，消息和解其外，是和解其外时，须随时观察其外和解的情况，中病即止，不必尽剂。宜桂枝汤小和之，是宜用桂枝汤，还要注意小和之，不要过量，因为吐利后，胃气已损，若解外失当，恐再伤胃气。《伤寒论》凡用桂枝汤，都是看服汤后的情况将息调之，没有不看服汤后的情况而连续服用桂枝汤的。

● **388.** 吐利汗出，发热恶寒，四肢拘急，手足厥冷者，四逆汤主之。

"吐利汗出，发热恶寒"，是虚寒发热，阳虚阴盛。"四肢拘急"，为四肢津液不足，拘急不能屈伸。"手足厥冷者"，为阳虚气血不能通达手足。四逆汤主之，温里逐寒，回阳救逆。

此条霍乱吐利比 386 条为重，386 条"寒多不用水者"没有手足厥冷，是太阴虚寒证；此条是太阴与少阴合证，吐利属太阴，汗出、四肢拘急、手足厥冷属少阴。

● 389. 既吐且利，小便复利而大汗出，下利清谷，内寒外热，脉微欲绝者，四逆汤主之。

既吐且利，小便由不利而复利，且大汗出，下利清谷，这是内寒外热。既吐且利、下利清谷是内寒；大汗出是外热。小便复利是阳虚不能制阴、阴气下脱，下利清谷、脉微欲绝者是阳气虚甚。阳气虚甚者法当与通脉四逆汤，但是小便复利而大汗出者是阴阳两虚之弱人，故不与通脉四逆汤而与四逆汤主之。如四逆汤法"强人可大附子一枚、干姜三两"；再如 69 条"发汗，若下之，病仍不解，烦躁者，茯苓四逆汤主之"，茯苓四逆汤证"发汗若下之烦躁者"就是阴阳两虚之弱人，故其法没有"强人可大附子一枚，干姜三两"一说。

此条大汗出是虚阳外越，其外热是假热。

● 390. 吐已下断，汗出而厥，四肢拘急不解，脉微欲绝者，通脉四逆加猪胆汁汤主之。

吐已，是不吐了；下断，是不下利了。吐已下断，若是阳复阴却之象，当手足转温，四肢拘急缓解。今汗出而厥，四肢拘急不解，此"吐已下断"就不是阳复阴却之病情好转的征象，而是阴气亡竭，胃肠失去动力，胃肠道不能蠕动，因而"吐已下断"。汗出而厥为阳虚，四肢拘急不解为四肢津液亏竭，脉微欲绝为阳气虚甚。方以通脉四逆汤救其阳气虚甚，加猪胆汁救其吐已下断之阴气亡竭。猪胆汁为动物之血肉有情之品，其救虚之力非草木金石之品可比。胆汁苦寒，苦入心，寒益阴，以猪胆汁益心阴而反佐附子复阳通脉。

此条加猪胆汁的证据是"吐已下断"。通脉四逆汤证有317、370、390等3条，其中只有390条加猪胆汁。317、370条没有加猪胆汁，这2条中的脉证表现也就没有猪胆汁证。也就是说317条的"下利清谷，里寒外热，手足厥逆，脉微欲绝"和370条的"汗出而厥"不是猪胆汁证。把390条的"汗出而厥，脉微欲绝"排除，还有"吐已下断，四肢拘急"，猪胆汁证只能在这两点上。而388条有四肢拘急，没有加猪胆汁，这就只剩下了"吐已下断"，所以说"吐已下断"是猪胆汁证。

通脉四逆加猪胆汁方：炙甘草9g，干姜14g（强人可18g），附子10g（生，去皮），猪胆汁5mL。

用法：上4味，每2剂药以水600mL，煮取240mL，去滓；纳猪胆汁，分温再服，其脉即来。无猪胆，以羊胆代之。

● 391. 吐、利、发汗，脉平，小烦者，以新虚不胜谷气故也。

"吐、利、发汗"，是经过了吐、利、发汗等情况。"脉平，小烦"，是现在脉平，小烦。脉平（和）是病瘥；小烦，是稍微有点烦。"以新虚不胜谷气故也"，是解释小烦的原因。"新虚"，是说病刚好，脾胃气还弱；"不胜谷气"是消化不良。此条与398条互看，则自明了。

傷寒論卷第一

漢　張仲景述　晉　王叔和撰次

宋　林億校正

明　趙開美校刻

沈　琳仝校

辨脉法第一　平脉法第二

辨脉法第一

問曰。脉有陰陽。何謂也荅曰凡脉大浮數動滑。此
名陽也脉沈濇弱弦微此名陰也凡陰病見陽脉
者生。陽病見陰脉者死。

● 392.伤寒阴阳易之为病，其人身体重，少气，少腹里急，或引阴中拘挛，热上冲胸，头重不欲举，眼中生花（花一作眵），膝胫拘急者，烧裈散主之。方一。妇人中裈，近隐处，取烧作灰。上一味，水服方寸匕（1g），日3服，小便即利，阴头微肿，此为愈矣。妇人病取男子裈烧服。

"伤寒阴阳易之为病"，是把伤寒阴阳易独立列为一个病种，可见此病的特殊性。伤寒阴阳易，是伤寒病男女交媾，发生了男病传于不病女或女病传于不病男的情况，男病传于不病女，叫"阳易"，女病传于不病男，叫"阴易"。

"其人身体重、少气"，是身体停留湿气，故身体重；湿伤阳气，故少气无力。"少腹里急，或引阴中拘挛"，是少腹血气不足，筋脉不得濡养；"热上冲胸"，是阴气不足，阳热上冲；"头重不欲举"，是头部停留湿气，阻遏阳气运通，故无力举头；"眼中生花"，是虚热上冲引起；"膝胫拘急"，是阴气亏虚，邪犯膝胫。此病证表现为表、里、上、下俱受邪，不宜用伤寒外感六淫之邪的常规治法，还是从感受邪气之途径中求之。此邪气是感于伤寒阴阳易之部，不是感于伤寒表部，故取病人下体泌出之浊物，烧灰存性，以同气相求之法，籍邪气由此而来，还求邪气由此而去。"小便利，阴头微肿，此为愈矣"，小便利是邪气从小便出，阴头微肿是易病之邪气从阴头出，邪气出，则为愈。男子受病，取妇人中裈；妇人受病，取男子中裈。

● 393.大病瘥后劳复者，枳实栀子豉汤主之。枳实（炙）三枚（18g），栀子（擘）十四个（18g），豉（绵裹）一升（45g）。

大病初愈，因强力劳作，而复烦热者，叫作劳复。劳复之烦热，是病人体内本有余邪，因劳作伤正，而使余邪得势，阻碍气血运行，导致胸腹烦满，郁而发热。劳复烦热者是邪气在内，故不宜用解外法，而以枳实栀子豉汤行滞和内，清热除烦。

枳实栀子豉汤方：炙枳实9g，栀子9g（擘），豉22.5g（绵裹）。

用法：上3味，每2剂药以清浆水1400mL，空煮取800mL；纳枳实、栀子，煮取400mL；下豉，更煮五六沸，去滓，温分再服，覆令微似汗。若有宿食者，纳大黄如博棋子6g，服之愈。

煮药用清浆水，是浆线用水，即小麦面团用清水反复漂洗而成。空煮清浆水，有健胃之利，无腻胃之弊，有利于解郁除烦。覆令微似汗，则气血得行，郁滞得开，烦热得解。若有宿食者，酌加大黄以利之。

● 394. 伤寒瘥以后更发热，小柴胡汤主之；脉浮者，以汗解之；脉沉实（一作紧）者，以下解之。柴胡八两（72g），人参二两（18g），黄芩二两（18g），甘草（炙）二两（18g），生姜二两（18g），半夏（洗）半升（24g），大枣（擘）十二枚。

伤寒瘥以后更发热，小柴胡汤主之，可见小柴胡汤可以治疗伤寒瘥以后更发热之脉象不浮，也不沉实者。脉浮发热者，为表部不和，当以汗解之，宜桂枝汤；脉沉实发热者，为里部不和，当以下解之，宜大柴胡汤；脉不浮也不沉实发热者，为中部不和，不可汗下，小柴胡汤主之。

此条伤寒瘥以后更发热，多为食复。因为伤寒新瘥，脾胃气尚弱，若不注意节食，就容易进食过量，进食过量则难以消化，必然造成胃气郁滞，郁而发热。

小柴胡汤方：柴胡24g，人参6g，黄芩6g，炙甘草6g，生姜

6g，半夏 8g，大枣 4 枚（擘）。

用法： 上 7 味，每 3 剂药用水 2400mL，煮取 1200mL，去渣，再煎取 600mL，温服 200mL，日 3 服。

此条方药中人参、黄芩、炙甘草、生姜的用量均减少了三分之一，可见此证为食郁发热。食郁为胃中实，故减少人参、甘草之补胃、黄芩之清肺、生姜之止呕。此条扩展了小柴胡汤的用途。

● 395. 大病瘥后，从腰以下有水气者，牡蛎泽泻散主之。

大病瘥后，湿热余邪不尽，郁滞下焦，导致小便不利，出现腰以下肿胀者，牡蛎泽泻散主之，以清利湿热，小便利则水气去。

腰以下肿胀，为水气郁滞在下焦，法当利小便以疏通下焦；腰以上肿胀，为水气郁滞在上焦，法当发汗以疏通上焦。水气为病，有寒湿和湿热的不同。寒湿者当温利小便，如甘草附子汤；湿热者当清利小便，如猪苓汤。寒湿者，口不渴、不欲饮水；湿热者，口渴、欲饮水。本方有栝楼根、牡蛎，则本证一定口渴欲饮水，如《金匮要略》栝楼牡蛎散方证为百合病渴不瘥。

牡蛎泽泻散方： 牡蛎（熬）、泽泻、蜀漆（暖水洗去腥）、葶苈子（熬）、商陆根（熬）、海藻（洗去咸）、栝楼根各等份。

用法： 上 7 味，异捣，下筛为散；更于臼中治之，白饮和服 6g，日 3 服。小便利，止后服。

● 396. 大病瘥后，喜唾，久不了了，胸上有寒，当以丸药温之，宜理中丸。人参、白术、甘草（炙）、干姜各三两（27g）。上 4 味，捣筛，蜜和为丸，如鸡子黄许大，以沸汤数合，和一丸，研碎，温服之，日 3 服。

大病瘥后，喜唾，是口水多；久不了了者，必为胸中有水气，属于正虚邪微，宜用丸剂缓图。此证属太阴虚寒，水气上泛口中，故口中上泛唾液较多。"胸上有寒"之"寒"，是水气的意思，如139条："心下必结，脉微弱者，此本有寒分也。"166条："胸中痞硬、气上冲喉咽不得息者，此为胸有寒也。"139条"本有寒分"之"寒"和166条"胸有寒"之"寒"，与本条"胸上有寒"之"寒"，都是有水气的意思。胸中有水气，乃脾虚不化饮，故不想将唾液咽入胃中，而表现为喜唾。宜理中丸健脾去寒。

吴茱萸汤证和甘草干姜汤证都会有口吐涎沫之症，其不同点是，吴茱萸汤证之吐涎沫，为肝气虚寒，多伴有干呕、头痛；甘草干姜汤证之吐涎沫，为脾肺虚寒，多伴有上虚不能制下之遗尿、小便数。理中丸证只是口中唾液多，并无吴茱萸汤证的干呕和甘草干姜汤证的小便数。

● 397. 伤寒解后，虚羸少气，气逆欲吐，竹叶石膏汤主之。竹叶二把（36g），石膏一斤（144g），半夏（洗）半升（24g），麦门冬（去心）一升（72g），人参二两（18g），甘草（炙）二两（18g），粳米半升（30g）。

伤寒解后，是伤寒发热病解了，但其人阴阳气还未平复，虚羸少气，是病人瘦弱、少气无力，其病机为热伤阴气、虚热上逆，故气逆欲吐。竹叶石膏汤主之，清心胃之热，滋心胃之阴，扶正祛邪，以平气逆。胃气虚寒与虚热均可致呕逆，本证是少阳郁热伤耗胃阴，胃阴不足而气逆欲吐，故重用石膏、麦冬清热滋阴，以平复胃气。

此条与上条对比，一论虚寒，一论虚热，上下互参互证，可知上条虚寒喜唾者法当心不烦，此条虚热气逆者法当心烦。

竹叶石膏汤方：竹叶12g，石膏48g，半夏8g（洗），麦门冬

24g（去心），人参 6g，炙甘草 6g，粳米 10g。

用法：上 7 味，以水 2000mL，煮取 1200mL，去滓；纳粳米，煮米熟，汤成去米，温服 200mL，日 3 服。

● 398. 病人脉已解，而日暮微烦，以病新瘥，人强与谷，脾胃气尚弱，不能消谷，故令微烦；损谷则愈。

"病人脉已解"，脉已解是说病脉已解，就是脉平，是邪气已去。"而日暮微烦"，微烦是小烦，烦是烦热，日暮属于日晡所，是太阳快落山的时候。日晡所小有烦热者，属于阳明胃热，是胃中小有实邪。"以病新瘥"是说病刚愈，"人强与谷"是说亲人勉强病人多吃，但因病刚愈，"脾胃气尚弱，不能消谷"，是消化能力还弱，吃得多了就不能消化。不能消化就有食郁，有食郁就有烦热。微烦，是微有食郁，故曰"损谷则愈"，少吃点就好了。

此条"脾胃气尚弱"，是脾胃阴气弱，不能消谷，故令微烦；280 条"胃气弱"，是脾胃阳气弱，不能消水，故易动。

此条不能消谷，不是有宿食，有宿食者当有病脉或不欲食，如《金匮要略》曰："脉数而滑者，实也，此有宿食。""下利不欲食者，有宿食也。"此条病人脉已解，没有病脉，也没有不欲食，所以不是有宿食。此条与 391 条合参，可知病人脉已解就是"脉平"。